Nives Gobo

Mondschön

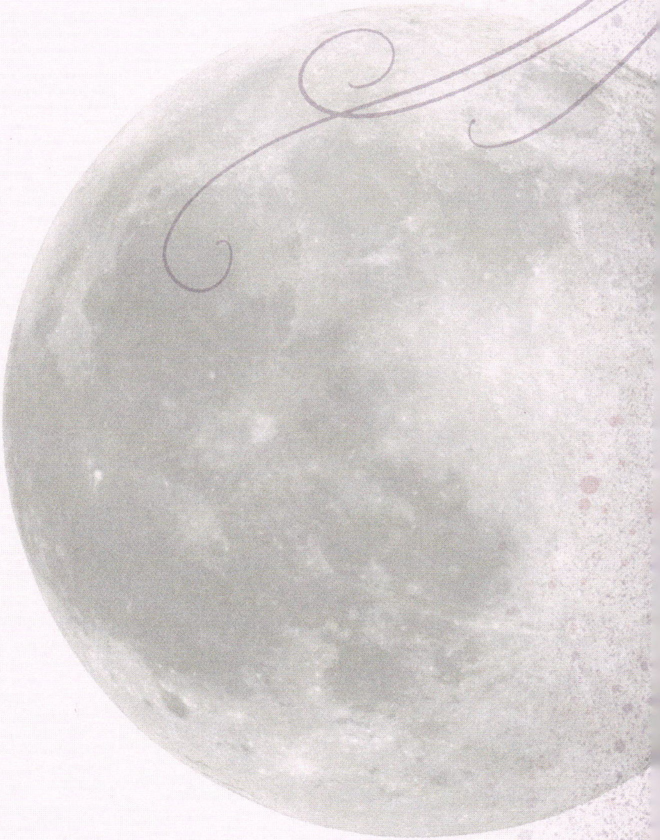

Nives Gobo

Mondschön

Ein Kurs in Weiblichkeit

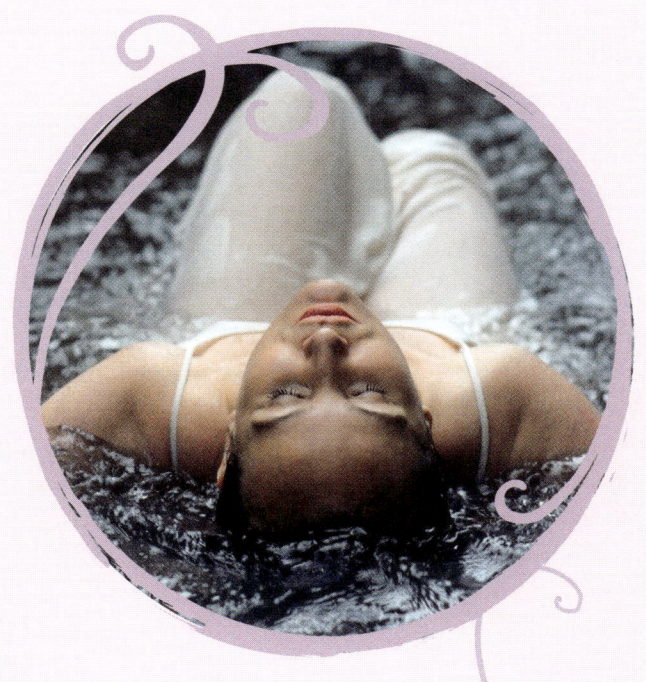

Kösel

Ich widme dieses Buch meiner Mutter. Durch ihre Liebe und ihr Vertrauen in mich konnte ich meinen Weg der Weiblichkeit finden. Ich widme dieses Buch auch all meinen weiblichen Ahninnen und allen Frauen, die durch mich nach mir kommen. All den wunderschönen weiblichen Wesen, die in meinem Leben sind und jenen, deren Füße diese Erde berühren. Möge die weibliche Kraft in diesem Buch die Welt erhellen und heilen. Denn es ist das Weibliche, das die Essenz des Lebens in sich trägt und immer und immer wieder Leben aus sich heraus hervorbringt.

Mögen wir als Frauen in unserer Urkraft erwachen und lernen, uns selbst zu lieben.
Aus der Tiefe unseres Seins.
Und der liebevollen Selbstumarmung unseres Herzens.

Wilde Frau. Frei. Mit sich. In sich selbst verankert. Wissend. Vertrauend. Sich selbst erfüllend. Ihre Wahrheit sprechend. Verbunden – mit ihrer Seele. Sich selbst liebend. Spirituell und geerdet. Sie weiß, woher sie kommt und wohin sie geht. Sie ist viele Frauen in einer. Alles und nichts. Sie steht zu sich, sie liebt sich und ist stark. Und sie übernimmt dabei die Verantwortung für alles, was sie umgibt, und alle, die in ihrem Leben sind. Sie kennt ihre Schwächen und liebt auch diese. Sie ist eingetaucht in das Mysterium des Lebens und hat ihren eigenen Weg gefunden. Eine wilde Frau ist frei. In allem, was sie denkt, tut und ist. Sie betrachtet ihren Körper als Tempel ihrer Seele und das Leben auf der Erde als das Feld ihres Tanzes. Ewig drehend bis zur Auflösung. Sie ist Geburt und Tod und alles, was dazwischen ist. Sie liebt Mutter Erde und öffnet ihre Arme, um den Himmel zu umarmen. Sie kennt ihren Zyklus, denn es ist der Zyklus des Lebens, der in ihr schwingt.

Sie weiß, dass sie das Leben selbst ist.

Dieses Buch ist für die Wilde in dir.

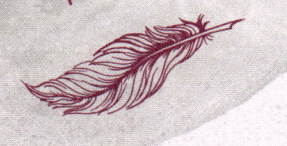

Inhalt

Prolog

Ich bin Nives – Frau, Mama, Yoga-lehrerin, Ayurveda-Inspirateuse, Seelen-autorin und Mentorin. Tief. Bewegt. Ich liebe mein Frau-Sein. Ich lebe meine Intuition. Ich bin viele Frauen in einer. Immer anders. Und doch immer ich. Der Weg hinein in meine weibliche Kraft war ein langer – mit Höhen und Tiefen, Trä-nen, Erkenntnissen, Freuden, Momenten der Hingabe und des tiefen Verstehens. Im Laufe der Jahre und mit dem bewuss-ten und achtsamen Praktizieren des Yoga und Ayurveda wurde das Thema Weiblich-keit und weibliche Urkraft immer zentra-ler in meinem Leben. Denn ich verstand, dass Frauen ihren ganz eigenen Zugang zum Leben haben, auf besondere Art und Weise das Leben erleben, fühlen, erfahren. Dieses besondere weibliche Sein gilt es zu entdecken und zu verstehen.

Schon als kleines Mädchen hatte ich die Gabe, tiefer zu blicken – ja, es war mir sogar ein Bedürfnis, die Welten hinter der Welt zu erforschen, denn dort konnte ich meine Fantasie und Kreativität aus-leben. Mit dem Erwachen meiner Weib-lichkeit in der Zeit der Pubertät und des Fruchtbarwerdens geriet ich jedoch wie so viele junge Frauen in einen Strudel von Selbstzweifeln, ich konnte mich nicht verstehen, nicht annehmen, nicht lieben. Niemand hatte mir gezeigt, was es wirk-lich bedeutet, Frau zu werden. Es fehlte das Ritual der Initiation, das früher, in den alten Kulturen, die Mädchen zu Frauen machte, sobald die erste Blutung in ihr Leben kam. Es fehlten elterliche und mediale weibliche Rollenbilder, nach denen ich mich in der Tiefe sehnte und die ich im Außen nicht finden konnte. Denn dort gab es nur Frauen, die ihre Kraft versteckten, verdeckten, verfälsch-ten – um anderen zu gefallen und sich den weiblichen Rollenbildern einer zu-tiefst patriarchal dominierten Gesellschaft anzupassen.

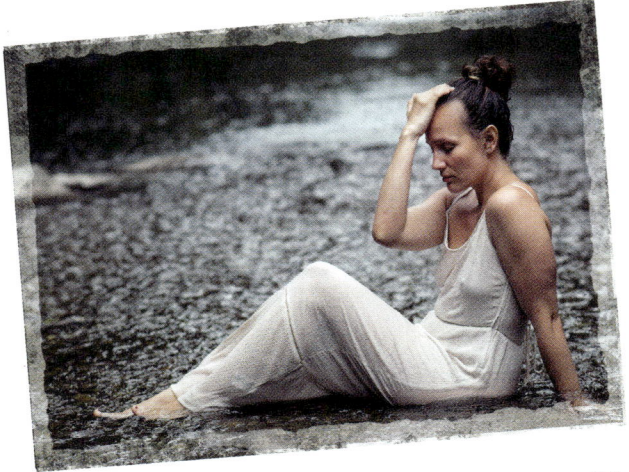

Und so wuchs ich als junge Frau sehr orientierungslos auf. Ich schlitterte von einer unglücklichen Beziehung in die nächste. Vergoss literweise Tränen, weil Männer mich, so wie ich war, nicht wollten – bis ich endlich erkannte, dass ich zuerst lernen musste, mich selbst zu lieben, bevor ein Mann in mein Leben kommen konnte. Ich irrte umher auf der Suche nach mir selbst und war dabei nicht einmal in Liebe mit meinem Körper verbunden – wie sollte ich da meine Seele finden? Ich war unglücklich, denn ich spürte, dass mir etwas fehlte: die Verbindung zu meinem Frausein, das Verständnis, was es bedeutet, ein Leben als Frau zu führen – fernab von gesellschaftlichen Rollenbildern. Um mich selbst zu verwirklichen, musste ich zuerst meine Identität als Frau annehmen und versuchen zu verstehen, was genau mich zur Frau macht: nämlich die Weiblichkeit in ihrer wilden, ursprünglichen, magischen und mystischen Bedeutung.

Je mehr ich mit Yoga und Ayurveda zunächst durch meinen Körper mit mir selbst in Berührung kam, desto mehr wurde ich zur Suchenden – und Findenden – von wilden Geschichten über Zauberinnen, Kräuter, den Wald … Je mehr ich mir erlaubte, alle Hoffnungen, Wünsche und Ängste in meinem Innersten zu betrachten, desto besser verstand ich mein Sein in Zyklen und Rhythmen und spiegelte mich so im Sein des Mondes. Je mehr ich verstand, was es bedeutete, Frau zu sein und welche Kraft dem weiblichen Körper innewohnt, desto tiefer tauchte ich in die alten Mysterien des Weiblichen ein, beschäftigte mich ausführlich mit Göttinnen, Erdritualen, Wasserzeremonien und dem Leben mit den Naturkräften.

Dieses Wissen bringe ich heute über meinen Blog, meine Onlineprogramme, meine Yogakurse und weltweite Seminarreisen in die Welt und berühre damit die Herzen vieler Frauen.

Ich schreibe dieses Buch in einer Zeit, in welcher Frauen zu erwachen beginnen. Aus einem langen Traum, in dem sie durch patriarchale Strukturen von Religion, Politik und Gesellschaft gefangen gehalten wurden. Aus einem Traum, der sie glauben ließ, nicht gut genug zu sein, nicht schön genug, nicht schlank genug, nicht intelligent genug und vor allem nicht wertvoll genug, um einfach nur Frau zu sein. Ich möchte mit diesem Buch einer inneren Stimme in mir Ausdruck verleihen, die sagt: *Frau, du bist heilig, denn deine Kraft bringt Leben hervor. Frau, du bist wunderschön, denn dein Tanz schenkt der Welt Freude. Frau, du bist in dir ganz, und nur aus dir heraus hast du alle Antworten, um dir die Fragen deiner tiefsten Sehnsüchte zu beantworten.*

In den langen Nächten und einsamen Stunden des Recherchierens und Schreibens an diesem Buch ist in mir und mit mir etwas passiert. Ich habe zurückgeblickt auf die Jahrtausende weiblicher Unterdrückung durch Religion und Gesellschaft. Auf die Folter und Feuer der Hexenverfolgungen. Auf die ersten feministischen Bewegungen, die uns aus dem Kokon des »nur« Ehefrau- und Mutterseins befreiten und uns zu arbeitenden Frauen machten, die uns Intelligenz zugestanden haben und unser Recht erkämpften, wählen zu gehen. Ich bin von den Urbildern der weiblichen göttlichen Kraft in vielen Kulturen über ihre totale Eliminierung in allen Religionen hin zum dem Bild gereist, das der Frau in der heutigen Gesellschaft zugeschrieben wird. Und ich habe mich gefragt, ob es das »Ideal der befreiten Frau«, mit dem wir uns hier im Westen schmücken und mit dem wir uns gerne über andere Gesellschaften erheben, denn überhaupt gibt.

Ich schreibe dieses Buch in einer Zeit, in der die überwiegende Mehrheit der Frauen in der westlichen Welt ihren Körper hasst. Den Körper, der sie täglich durch das Leben trägt, mit dem sie atmen, essen, sich bewegen, umarmen, lieben können.

Den Körper, der ihr Zuhause ist und der Tempel ihrer Seele.

Immer wieder frage ich mich: Zu welchem Zeitpunkt der weiblichen Geschichte auf Erden wurden wir zu Körpern, obwohl wir doch beseelte Wesen mit Gefühlen sind? Wann wurden wir zu Sexobjekten, zu Schmuckstücken, zu Objekten, die Magazincover, Kosmetikwerbungen und Modefotostrecken zieren? Zu seelenlosen Vorlagen für Kleider, Schuhe und Taschen? Gab es jemals eine echte weibliche Emanzipation? Hat die feministische Bewegung Frauen wirklich befreien können? Wurden wir dieser Befreiung nicht beraubt, gleich nach den ersten feministischen Wellen, als im Zuge der industriellen Revolution plötzlich attraktive Models von den Covers der neu aufkommenden Magazine strahlten und ein Bild von Weiblichkeit prägten, das uns bis heute unserer Selbstliebe beraubt und uns unfrei macht? Sind Frauen denn wirklich in ihrer Kraft? Von innen heraus? Aus dem Innersten dessen, was sie sind? Sind wir wirklich frei, die zu sein, die wir sind?

Wo ist die Natürlichkeit unserer Weiblichkeit geblieben?

Das einfach nur *Sein*, ohne irgendwelchen Vorstellungen anderer entsprechen zu wollen. Ohne Make-up und ohne die ständige Zurschaustellung unserer weiblichen Reize. Lieben wir uns jetzt, in diesem Moment? Genau jetzt, in der Vollkommenheit unseres »nicht perfekten« Körpers? Oder hören wir immer und immer wieder unsere innere Kritikerin, die sagt: Du bist nicht gut genug?

Für mich hat die weibliche Revolution noch nicht angefangen. Denn so lange wir Frauen nicht erkennen, dass die wahre Revolution mit der Achtung, der Selbstliebe, der Selbstannahme und dem Respekt gegenüber uns selbst beginnt, kann es keine freie Frau auf dieser Welt geben. Egal, in welchem Land. Egal, mit welchen gesellschaftlichen, politischen und kulturellen Werten. Als Mensch und Kulturwissenschaftlerin macht es für mich keinen Unterschied, ob Frauen einen Schleier tragen, mit dem ihre weibliche Kraft verhüllt wird, oder ob sie zu puren Sexobjekten degradiert werden, die vermeintlich nur dann erfolgreich und glücklich im Leben sein können, wenn sie dem gängigen Schönheitsideal entsprechen. Es geht um die Symbole, die dahinterstehen, hinter dem Schleier, der Spitzenunterwäsche und dem roten Lippenstift. Es sind Symbole einer in ihrer Struktur zutiefst patriarchalen Gesellschaft, die Frauen ihrer wahren weiblichen Kraft beraubt, sie bewusst oder unbewusst gefügig macht. Sie den Idealen (welche auch immer das sein mögen) von Männern anpasst, um sie ja nicht zu groß in ihrer Kraft werden zu lassen – einer Kraft, die seit vielen Jahrtausenden gefürchtet wird.

Für mich ist die Frau etwas Besonderes und Einzigartiges. Die Geburt meines Sohnes und das Betreten des Pfades der Mutterschaft haben mir gezeigt, wie stark ich bin. Wie viel ich tragen kann. Wozu mein Körper fähig ist – nämlich, ein Leben in diese Welt zu bringen. Ich habe ihn dabei beobachtet, wie er sich aus den Trümmern der Geburt langsam, aber sicher regeneriert hat. Ihn gesund genährt, damit er mein Kind fast zwei Jahre ernähren konnte. Ihn genossen, als ich zehn Kilo mehr wog, denn ich wusste, dass diese Extraportion Fett rund um Bauch und Hüften nicht nur gute Muttermilch produzierte, sondern mir auch emotionale und psychische Stabilität verlieh, wenn ich an schlaflosen Nächten, schreiendem Kind, zu viel Stress und zu wenig Freiraum litt. Durch das Mutterwerden lernte ich, meinen Körper zu lieben. Ihn zu umarmen, so wie er nun mal war, mit all seinen Ecken und Kanten und Dellen. Durch und mit ihm gehe ich durch die Welt und erlebe das Leben. Täglich. Mache meine Erfahrungen, fühle, weine, lache, liebe, bin. Mensch. Frau.

Ich bin zutiefst dankbar dafür, dieses Buch als Frau des 21. Jahrhunderts schreiben zu können – in einer Zeit, in welcher viele Frauen aus alten Rollenmodellen erwachen, ganz werden, heil werden. Ein Buch dieser Art wäre vor hundert Jahren noch nicht möglich gewesen. Auch wenn wir als Frauen der westlichen Welt viel erreicht haben, liegt aber ein wesentlicher Schritt noch vor uns: *die tägliche Praxis einer bewussten, sinnlichen, uns in der Tiefe nährenden und berührenden Selbstliebe.* Auf allen Ebenen unseres Seins. Körper, Geist und Seele.

Denn die weibliche Kraft strahlt durch und mit uns – dann, wenn wir uns in dieser Kraft verankern. Von innen heraus.

Wenn wir auf die Geschichte der Weiblichkeit in dieser Welt zurückblicken und die Gegenwart bewusst betrachten, dann ist es Zeit für eine neue Weiblichkeit. Eine Weiblichkeit der tiefen Selbstliebe, der Verankerung, des Vertrauens und der Hingabe. Wir sind noch nicht angekommen im Ideal der befreiten Weiblichkeit. Denn in einer Welt, in der es immer noch gewaltvolle Genitalverstümmelungen gibt, in der Frauen sich freiwillig gewaltvollen Schönheitsoperationen unterziehen, um künstlich erschaffenen Schönheitsidealen zu entsprechen, liegt der Weg der wahren Befreiung noch vor uns. Und diese Befreiung beginnt im Stillen. Bei jeder Einzelnen von uns. Sie beginnt bei dir und bei mir.

Ich habe dieses Buch für dich geschrieben, Frau. Für deine Weiblichkeit, die tief in dir liegt, verwurzelt mit der Erde, verankert in deiner Mitte und sichtbar mit deinem Herzen. Es ist ein Buch für die innere Schönheit deiner Weiblichkeit, die sich in der bewussten und achtsamen Auseinandersetzung mit deiner Ernährung, deiner Schönheitspflege, deinem täglichen Bewegungskonzept und deinen stillen Reisen zu dir selbst ausdrückt. Es ist ein Buch, das dir zeigen soll, wie du dich lieben und annehmen kannst, so wie du bist, wie du dich selbst umarmen kannst, zurückfindest in deine Selbstliebe, weil du erkennst, dass nur sie dich in deiner Schönheit verankern wird. In einer Frauenwelt, wo Schönheit an äußeren Impulsen und Reizen gemessen wird, habe ich versucht, ein Buch zu schreiben, das dich nach innen führt. Denn dich schön zu fühlen ist letztlich ein innerer Zustand: Wohlbefinden. Verankert sein in deinem Körper. Dich spüren in der Kraft deiner Mitte. Ja zu dir selbst zu sagen, auch an den Tagen, wo du am liebsten Nein schreien würdest. Ja zu dir selbst zu sagen, gerade dann, wenn alles im Außen Nein zu dir schreit.

Es gibt keine, die so ist wie du. Das ist Schönheit in der Vielfalt. Dieses Buch ist ein Buch für die ursprüngliche Schönheit in dir. Für die Natürlichkeit, die Urkraft deiner inneren Frau, die nur darauf wartet, gesehen, erweckt, gelebt zu werden.

Denn jede Frau ist schön, in ihrem ganz individuellen Glanz.

Und wenn du lernst, dich selbst wirklich zu lieben und deine Schönheit zu erkennen, wirst du dich vor der Schönheit jeder Frau, die dir begegnet, verneigen. Denn dort, wo Selbstliebe und Selbstannahme ist, gibt es keine Konkurrenz. Wir müssen nicht darum wetteifern, wer die Schönste im ganzen Land ist – denn es ist nicht das, was dich am Ende des Tages erfolgreich, glücklich und zufrieden macht. Es ist die Art und Weise, mit welchen Gedanken und Gefühlen du deinen Alltag und deinen Weiblichkeit nährst. Die Art und Weise, wie du dir selbst und dadurch anderen begegnest. Es ist das ehrliche Lachen, das du mit einer Freundin teilst,

ohne dich ständig mit ihr und ihrem Leben zu vergleichen. Das, was dich glücklich und in Frieden schlafen gehen lässt, ist die Erkenntnis, dass du ein Wunder des Lebens bist – einzigartig und wunderschön.

Ich bin tief in die jahrtausendealten Tempelgeheimnisse der weiblichen Schönheit eingetaucht und habe dieses Buch für all jene Frauen geschrieben, die sich mehr von ihrem Sein als Frau in dieser Welt wünschen. Die ihre weibliche Kraft tief in sich entdecken wollen, fernab von dem vermeintlichen Selbstwert, den schicke Kleider, tolles Make-up und modische Accessoires oberflächlich versprechen. Verstehe mich nicht falsch: Auch ich liebe es, mich schön zu machen, meine Augen mit Wimperntusche und Kajal zu betonen, schöne (sportliche) Schuhe zu tragen und Kleidung, in der ich mich wohlfühle. Doch die Frage ist: *Wer bist du als Frau ohne diese Masken? Kannst du deine Kraft entdecken, wenn du nackt vor dem Spiegel stehst und dich selbst in deinem Körper lieben sollst? Nimmst du deine Schönheit auf einer tieferen Ebene wahr?*

Dieses Buch zeigt dir den Weg zu deiner kraftvollen Schönheit als Frau, die tief in dir verankert liegt. Der Mond, das Symbol des weiblichen Monatszyklus, begegnet dir auf dieser Reise. Denn um in dein wahres Potenzial als Frau zu tauchen und in den weiblichen Rhythmus der Natur zurückzukehren, ist es essenziell, dass du dich in deinem Zyklus verankerst. Dass du dich selbst als die Schöpferin deines Lebens erkennst, dein Blut jeden Monat aufs Neue bewusst loslässt und dadurch in die Mysterien der Weiblichkeit eintauchst. Der Mond erinnert dich daran, dass auch du ein zyklisches Wesen bist.

In unserer Gesellschaft haben wir gelernt, dass vieles, was mit weiblichem Sein zu tun hat, nicht in die Schnelllebigkeit des modernen Hochglanzlebens passt. So auch das weibliche Blut, das uns jeden Monat besucht. Sein erdiger Geruch soll durch parfümierte Tampons und Binden überlagert, sein natürlicher Rhythmus mit künstlichen Hormonen verändert, ja sogar eliminiert werden.

Was ist der Preis für die *»künstliche Weiblichkeit«*, die unsere Gesellschaft täglich erschafft, propagiert, verkauft? Die Millionen von Frauen in der westlichen Welt verunsichert, sie ihres Selbstwertes beraubt, sie in Modepuppen einer oberflächlichen Welt verwandelt, die anderen (Männern) gefallen sollen, bevor sie sich selbst gefallen? Dieser Preis ist zu hoch, viel zu hoch. Noch nie haben Frauen einen so geringen Selbstwert gehabt, trotz mehrerer Wellen der Frauenbewegung. Noch nie war sexuelle Diskriminierung am Arbeitsplatz so ausgeprägt – denn sie fängt bereits dort an, wo Frauen laut dem gesellschaftlichen Credo möglichst attraktiv sein sollten, um dabei zu sein und ganz nach oben zu kommen. Mit diesem Buch darfst du erkennen, dass die Schönheit deiner Weiblichkeit ganz

woanders liegt. Dass du die Kraft hast, als selbstbewusste, starke Frau durch dein Leben zu gehen. Du darfst erfahren, wer du wirklich bist und was dein Dharma auf dieser Welt ist. Deine Seelenmission. Deine Aufgabe, die dich erfüllt. Du darfst dich selbst erfüllen, wenn du wahrlich glücklich sein möchtest. Dir selbst die Ganzheit schenken, nach der du dich im Außen sehnst. Dir selbst genug sein, denn in dir, Frau, liegt das Geheimnis des Lebens.

Dieses Buch soll dich zu deiner urweiblichen Kraft zurückführen. Dich daran erinnern, wie es sich anfühlt, dich in der Tiefe mit dir selbst zu versöhnen, Frieden zu finden, dich zu lieben in deiner unverwechselbaren, einzigartigen Schönheit. Es soll dich auf deinem Weg hin zu einer Kraft zu begleiten, die immer da sein wird. Das Buch soll dich daran erinnern, welche Kräfte in dir wirken, die dich schon alleine, weil du Frau bist, wunderschön und einzigartig machen.

Komm mit mir auf eine Reise zurück zu dir selbst.

Nähre deine Weiblichkeit mit sinnlichen Rezepten aus der Beautyküche und genussvollen Schönheitsritualen.

Dieses Buch nimmt dich mit auf eine Reise zu mehr Weiblichkeit. Im Kapitel »Frauenwelten und Mondwelten« erforschen wir die ursprüngliche Verbindung des Weiblichen zum Mond. Mit »Frau im Schönheitsglanz« tauchen wir in natürliche Konzepte und sinnliche Rituale über weibliche Schönheit ein. Mit »Ernährungsweisheit« ergründen wir, wieso es so essenziell ist, dass du deine eigene Ernährungsform findest, und reisen in den letzten beiden Kapiteln »Reise nach innen« und »Der weibliche Weg der Kraft« mit Yoga, Meditation und Mondzeremonien hinein in dein Innerstes. Dazwischen findest du Momente der Inspiration. Sinnliche Rezepte, die dich in der Tiefe deiner Weiblichkeit nähren. Beautyrituale für die ganze Frau in dir. Über Generationen gehütetes Wissen zu Frauenkräutern. Inspirationen für stille Meditationen. Erläuterungen zum Rhythmus des Mondes und Erklärungen, wieso du als Frau ganz wirst, wenn du in deinem einzigartigen rhythmischen Tanz durchs Leben gehst. Immer wieder aufs Neue. Jeden Monat ein Kreis, um ihn dann zu wiederholen. Den Kreis und den Tanz. Dieses Buch soll dich berühren. In Herz und Seele. Es soll dich daran erinnern, dass deine weibliche Kraft sich nur im Inneren verankern kann und erst dann ins Außen strahlt. Dass deine wahre Schönheit dann erblühen kann, wenn du wieder lernst, dich selbst zu lieben.

Dieses Buch ist für das Menschsein in dir. Und für diese zerbrechliche, unwiderstehliche und umwerfende Schönheit, die das Menschsein aus dir macht. Denn das, was du am Ende deines Lebens mitnehmen wirst, sind nicht die Taschen, die Kleider oder die Schuhe. Es ist die Schönheit, die du durch die Erfahrung des Lebens in deinem Herzen trägst. Die Momente, als du geliebt hast und geliebt wurdest. Als das Leben dich in die Tiefe geführt hat: durch die Geburt eines Kindes oder den Tod eines geliebten Menschen. Es sind die Augenblicke, als du dir selbst am nächsten warst und eine tiefe Zufriedenheit mit dem, was ist, gespürt hast. Die Momente, in denen du einen Hauch dessen erfühlt hast, was die Großartigkeit der menschlichen Seele ausmacht. Jene Sekunden, in denen du gespürt hast, dass dein Leben als Frau das Wunder der Schöpfung in sich trägt.

Das ist die Schönheit, die dieses Buch in dir nähren soll. Erinnere dich daran, was es bedeutet, Frau zu sein – viel Freude auf dieser Reise! Scheine so wie der Mond während des Tages. Nicht in der Nacht, so wie es sich gehört. Sondern während des Tages, im Glanze der Sonne. Individuell und einzigartig. Anders, als dich die Gesellschaft haben möchte. Rebellisch. Wild und frei. Lebe deine Wahrheit und dein Bild von Schönheit – egal, wie es aussieht. Aber bleib dir treu. Dir und den Träumen deiner Seele.

In Liebe, tiefstem Respekt und unsagbarer Dankbarkeit für dieses Buch.

Love
Deine Nives

Frauenzelt –
mein Gedicht

Dich zu kennen heißt, mit dir
verbunden zu sein.

Frau. Du bist heilig.

Durch dich fließen die Kräfte des
Lebens und des Todes.
Du bist ein Zyklus in sich. Ganz. Eins.
Mit dir und der Schöpfung.
Du fließt von Monat zu Monat
zwischen Leben und Tod.
Zwischen neuem Leben und
Loslassen.
Zwischen Fruchtbarkeit und
Reinigung.

Wenn du dich selbst kennst,
hast du die Macht über dein Leben.
Denn dieses Leben ist heilig.
Und es gehört nur dir.
Du bist die Schöpferin deiner
Träume.
Du gebärst dich selbst in das
Leben hinein.
Täglich, mit allem, was du tust,
denkst, bist.
Du hast die Macht, deine Träume
ins Leben zu holen.
Doch dafür musst du dich kennen.
In all deinen Aspekten.
An den guten und nicht so guten
Tagen.
In deinem Licht und deinem
Schatten.
Du musst bereit sein,

tief hinabzutauchen in alles,
was du bist, fühlst, denkst.
Um dich im Spiegel deiner Selbst
selbst zu erkennen.

Wenn du deinen Zyklus kennst, Frau,
dann bist du ganz.
Ganz du. Ganz in dir. Ganz mit der
Welt. Ganz – in deinem Leben.

Du wirst nicht mehr danach suchen,
dich im Außen zu befriedigen,
sondern danach streben, dich im
Inneren zu erfüllen. Weil du gelernt
hast, dich selbst in all deinen
Facetten zu verstehen. Dich selbst zu
lieben. Dich selbst mit dem zu
nähren, was dich berührt, erfreut, in
deine Mitte bringt und tief verankert
in deinem weiblichen Sein.

Dein Zyklus Frau – ist der Urzyklus
des Lebens.
Des Werdens und Vergehens.
Des Lebens.
Des Lebens.
Du bist dir selbst dein Zelt, Frau.
Dein eigenes Zuhause.
In dir ist alles Wissen, das du
brauchst, um die Meisterin deines
Lebens zu sein.
Lerne deine Zyklen zu verstehen
und du wirst das Geheimnis des
Lebens entschlüsseln, das alle
Schöpfung umgibt.

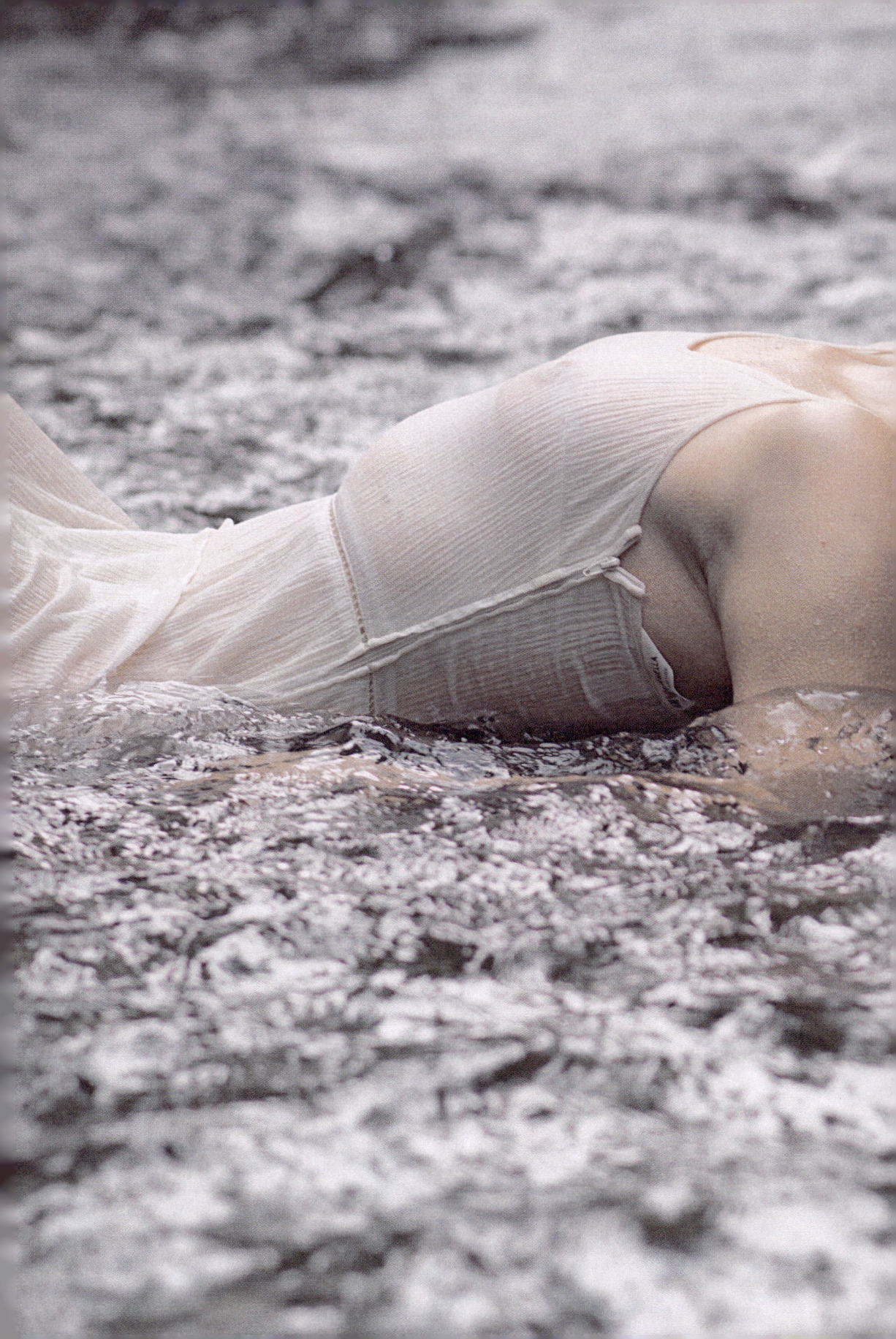

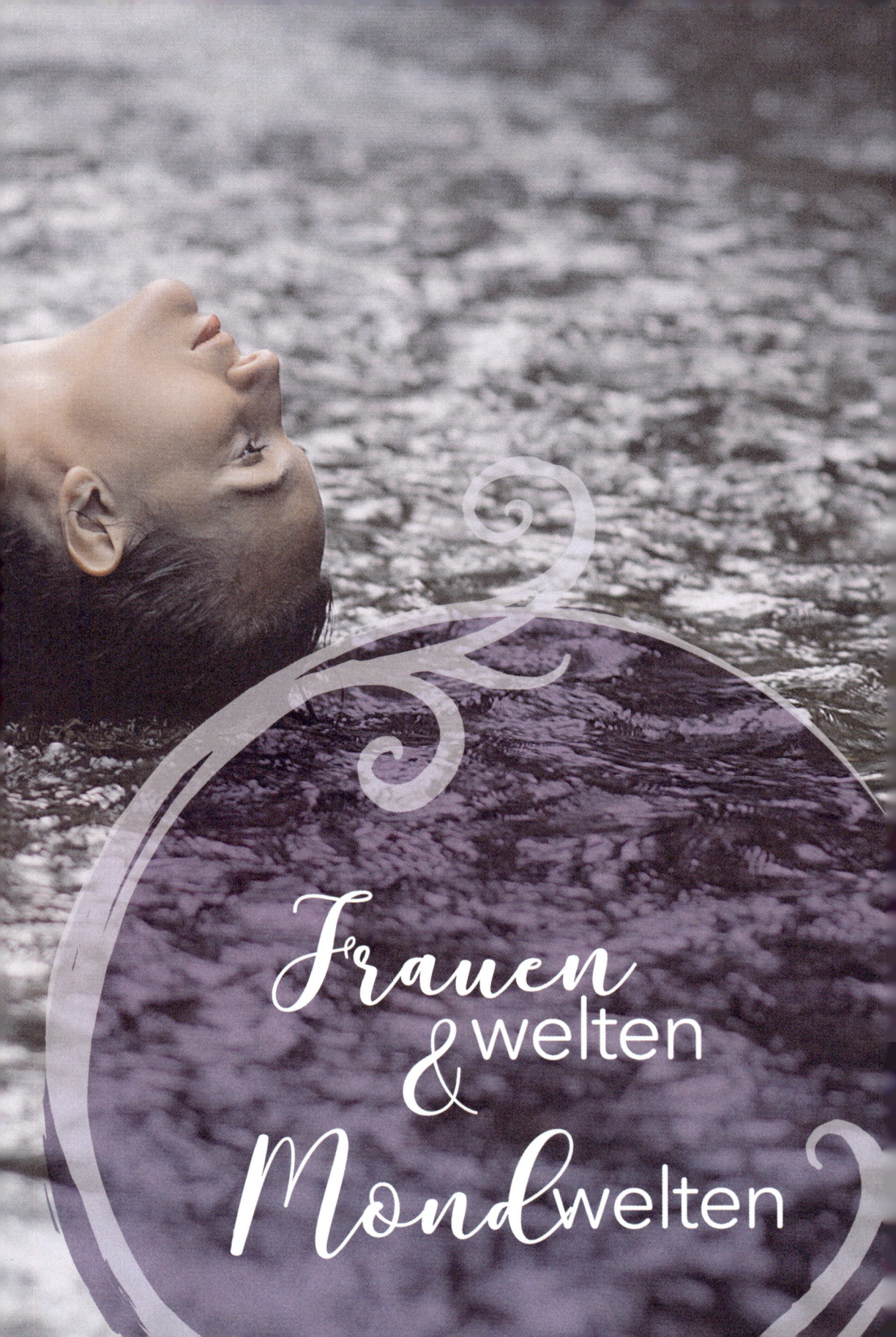

Frauen welten & Mondwelten

Der Zyklus von Frau und *Mond*

Jedes Mal, wenn wir zum Himmel blicken, verzaubert uns der Mond mit seiner mystischen Schönheit. Er ist strahlend, einzigartig, geheimnisvoll. Mit seiner Kraft bewegt er die Gewässer der Erde und die Emotionen der Menschen. Schon seit vielen Jahrtausenden wird der Mond dem weiblichen Prinzip der Schöpfung zugeordnet. Denn so, wie er sich in seinem Prozess des Werdens und Vergehens in Zyklen bewegt, so reist die Frau zwischen Menstruation und Eisprung, zwischen dem Prinzip der Fruchtbarkeit und des Loslassens, jeden Monat aufs Neue hin zu ihrer Essenz.

Die Frau ist ein zyklisches Wesen und der Mond erinnert sie daran. Jeden Monat aufs Neue. Die Frau kennt die Geheimnisse des Lebens. Intuitiv und aus dem Bauch heraus. Sie ist vielschichtig und in dieser Vielschichtigkeit und Kreativität erlebt sie das Leben auf einer tieferen Ebene. Sie braucht Zeit, um aktiv zu sein, nach außen zu gehen und sich zu zeigen. Zeit, um strahlender Vollmond zu sein,

der ganz und gar für alle Menschen sichtbar ist. In ihrer Vollmondkraft ist die Frau fruchtbar, glanzvoll und stark. Sie tanzt ihren Tanz durch das Leben, selbstbewusst und glücklich.

Doch da, wo viel Licht ist, gibt es auch Momente des Schattens. So wie der Mond sich hinter dem Licht der Sonne versteckt und uns seinen Neumondaspekt zeigt, so braucht auch die Frau bewusste Momente der Einkehr. Tage, an denen sie Geborgenheit und Schutz sucht, um das Leben neu zu ordnen, etwas abzuschließen, um sich aus eigener Kraft heraus zu ihrer ganzheitlichen Entwicklung hinzubewegen. In ihrem Neumondaspekt ist es ihre Heilung, nach innen zu reisen, sich zurückzuziehen, allein zu sein und ihre tief in ihr verborgene regenerative und erneuernde Kraft zu entdecken, die Dunkelheit zu umarmen und darin ihr Licht zu erkennen.

Eines ist gewiss: So, wie der Mond sich von Monat zu Monat in Zyklen bewegt, so bewegt auch die Frau sich in Zyklen zwischen Körperzuständen, Bewusstseinsmomenten und Gefühlsebenen. Sie ist immer anders – und deswegen nicht greifbar. Es gibt Tage, an denen sie sich selbst nicht versteht – denn so wie der Mond mystisch und unergründlich ist, ist auch sie in der Tiefe ihrer Gefühle und Gedanken mystisch und unergründlich. Vielleicht hat man(n) deswegen versucht, sie zu domestizieren, gefügig zu machen, sie in Korsette zu stecken – um die Größe ihres tiefen Seins zu mindern? Vielleicht wurde das Weibliche deswegen so oft in so vielen Religionen eliminiert, erniedrigt, weggeschrieben und ausgegrenzt, weil man(n) es in seiner sinnlichen Komplexität weder ergründen noch jemals verstehen konnte?

Ich möchte dich einladen, Raum und Zeit für die Begegnung mit deiner inneren Frau zu schaffen. Dich im Zyklus des Mondes selbst zu erkennen. Dich an Vollmond genussvoll in die Badewanne zu legen und beim Feuer einer Kerze zu meditieren. Bewusst in das sich von Monat zu Monat immer wieder verändernde Licht des Mondes zu blicken, seine Strahlen aufzunehmen und dich mit deinen Qualitäten der Intuition, der Kreativität, des Empfangens, der Stille, der Reflexion und der Vision zu verbinden. Genieße deine Weiblichkeit im Strahlen und im

Dunkel des Mondes. Jeden Monat aufs Neue. Wenn du diese Rituale in deinen Alltag integrierst, werden sie dich in deiner weiblichen Kraft berühren, erheben und stärken, in deinem ganzheitlichen Frausein verankern. Sie eröffnen dir den Zugang zu deiner Weiblichkeit, deiner Schönheit, dem einzigartigen Strahlen in deinen Augen, deiner Selbstliebe. Genieße diese Reise zurück zu deiner Sinnlichkeit. Sie ist einzigartig und gehört nur dir. Wenn du dich selbst in deiner Schönheit erkennst, wirst du die Schönheit jeder Frau, der du begegnest, als einzigartig empfinden und dich in Liebe vor ihr verneigen. Denn so wie der Mond uns seine tausend Gesichter zeigt, zeigt die

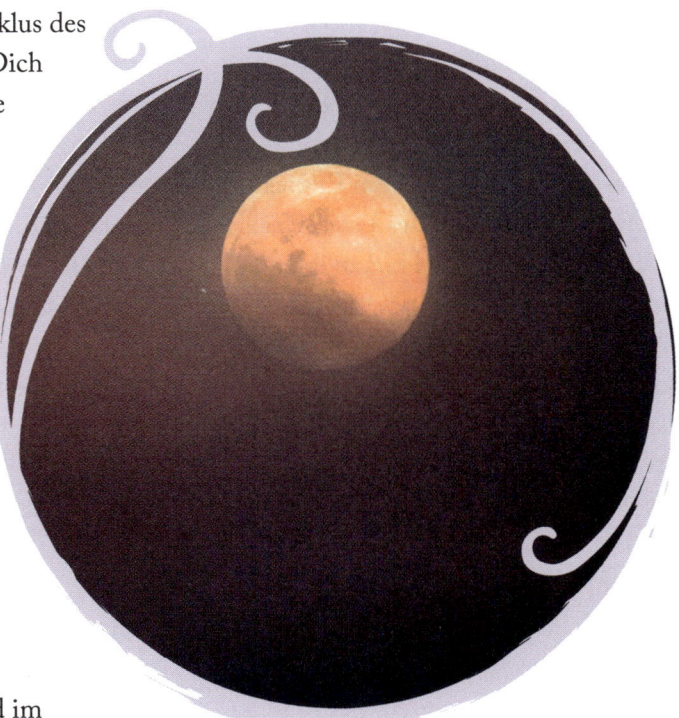

weibliche Kraft sich in den unzähligen Frauen, die diese Erde mit ihren Füßen berühren. Es ist ein Geschenk, Frau zu sein. Ganz rund, ganz in dir verankert. Ganz du. Ganz strahlend. So wie der Mond.

Der Mond hat einen direkten Einfluss auf das weibliche Sein. Unsere Gefühle, unser Wasserhaushalt, unsere Nahrungsverwertung, die Konsistenz unseres weiblichen Blutes, unsere Intuition, die Kraft unserer feinfühligen Wahrnehmung, die Art und Weise, wie wir Heilkräuter in uns aufnehmen und absorbieren, all das wird vom Mond beeinflusst – so steht es in den alten Schriften der Veden geschrieben. Wenn du beginnst, mit dem Werden und Vergehen des Mondes zu leben und genau zu beobachten, was dieser urnatürliche Zyklus in dir bewirkt, kannst du einen bewussten Zugang zu dir selbst schaffen. Der Mond unterstützt dich dabei, dich an die weiblichen Werte des Seins zu erinnern, die in unserer Gesellschaft von vielen Frauen nicht mehr gelebt werden. Viele Frauen sind weit weg von dem Weiblichen in ihrem Leben und deswegen unglücklich, leer, traurig, deprimiert und kraftlos. Auch wenn viele glauben, dass diese innere Leere durch Impulse im Außen befriedigt und gestopft werden kann, bleibt die oberflächliche Suche ohne Erfüllung. Vielmehr ist es eine Verbindung mit deiner tief in dir liegenden schöpferischen weiblichen Kraft, die dir Frieden, Schönheit und Selbstliebe schenkt.

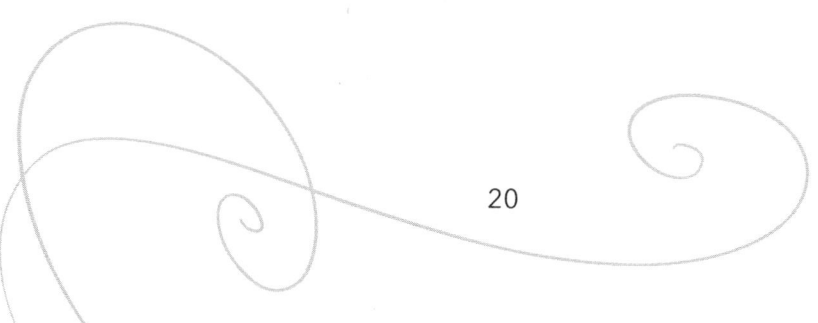

Der Mond kann dich auf dieser Reise der Erkenntnis achtsam begleiten und dich durch seine Qualitäten daran erinnern, worin die Essenz des Weiblichen besteht.

Ich will nicht definieren, was Weiblichkeit für dich sein soll. Denn ich will es nicht eingrenzen und in Kategorien stecken. Jede Frau fühlt eine andere Art von weiblicher Kraft in sich, und obwohl es sich für jede Einzelne anders anfühlt, gibt es essenzielle Qualitäten des Weiblichen, zu deren Entdeckung und Entfaltung dich dieses Buch mitnehmen möchte.

Innenweltreise

Nimm ein Blatt Papier und einen Stift zur Hand. Oder auch ein Tagebuch, das dich durch unseren Kurs in Weiblichkeit begleiten kann. Beantworte die Fragen ganz ehrlich und aus dem Bauch heraus. Denke nicht nach, sondern schreibe einfach drauflos, ohne dir das Geschriebene zwischendurch wieder durchzulesen: *Was ist Weiblichkeit für dich? In anderen Frauen? In der Natur? In dir selbst? Worin besteht für dich die Essenz des Frauseins? Woran denkst du, wenn du das Wort weiblich hörst? Was findest du an dir besonders weiblich?*

Wenn du fertig geschrieben hast, betrachte das ganzheitliche Bild, das du in deinen Antworten lesen kannst. Vielleicht sind es nur wenige Sätze oder einfach nur Worte – es muss nicht viel sein, das du schreibst. Wichtig ist, dir diese Fragen ins Bewusstsein zu holen und im Alltag damit zu arbeiten. Vielleicht magst du dir die eine oder andere Frage auch auf einen Zettel schreiben und an deinen Kühlschrank oder den Badezimmerspiegel hängen – so kannst du immer wieder zu ihnen zurückkehren und deine ganz individuellen Antworten darauf finden.

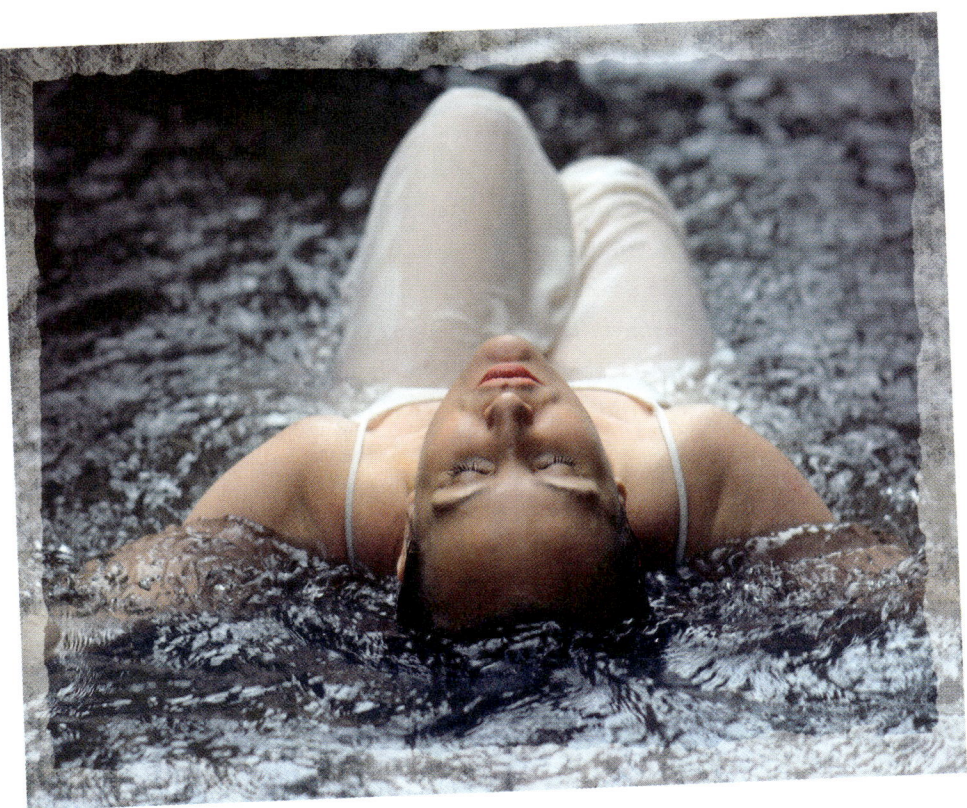

Wieso nun ist das Leben mit der Kraft des Mondes so heilsam für dich als Frau? Weil der Mond dir Zeit gibt, ganz bei dir anzukommen. Es gibt in seinem Werden und Vergehen kein Ziel, das du erreichen musst. Keinen Weg von A nach B. Keine lineare Entwicklung. Der Mond zeigt dir jeden Monat aufs Neue die zyklische Entwicklung des Lebens. Alles wiederholt sich immer und immer wieder. Doch immer und immer wieder stehst du woanders in der ewigen Spirale des Lebens. Oft hast du im Laufe deines Lebens das Gefühl, dass nichts sich weiterentwickelt. Doch dabei hat sich so viel verändert. Eines Tages, wenn du auf dein Leben zurückblickst, wirst du das große Bild dahinter sehen. Dein Lebensbild. Und dann wird der Mond immer noch mit seinem strahlenden Licht auf dich herabscheinen und dich daran erinnern, dass auch der Tod nur Teil eines Zyklus ist. Werden. Vergehen. Um wieder zu werden und wieder zu vergehen. Der Mond flüstert dir zu: *Gib dir Zeit. Nimm dir Zeit. Für dein Frausein in der weiblichen Kraft. Nimm dir Zeit, um dich schön zu machen.*

Zeit, um für dich zu kochen. Zeit, um in der Stille anzukommen. Zeit, alleine zu sein. Zeit mit anderen Frauen – in der Gemeinschaft. Zeit, um Geschichten zu erzählen. Zeit, um Geschichten zu lauschen. Zeit, um zu sein, ohne zu müssen, sollen, dürfen, wollen. 28 Tage. 28 Mondgesichter. 13 Monde im Laufe eines Jahres.

In den alten indischen Geschichten über Göttinnen und Mythen erzählten Frauen sich von dem Blut der Göttin, das die Menschen formt. Das ist Shakti. Das ist Schöpfung. Und deswegen ist es so wichtig, dass du dich selbst nährst. Immer und immer wieder und vor allem dann, wenn du leer bist und dich ausgelaugt, traurig und verzweifelt fühlst. Deine Aufgabe ist es, dich selbst kennenzulernen. Dich selbst zu verstehen, ohne zu erwarten, verstanden zu werden. Wichtig ist, dass du dir selbst vertraust, deinem Gefühl, deiner Intuition, deinem Bauchgerede – das immer da ist, auch wenn du manchmal den Zugang dazu verlierst. Du bist der Schlüssel zu deiner eigenen Wahrheit. Du bist der Gesang deines eigenen Lebens. Niemand kann dieses Lied für dich singen.

Beginne, deinen Tanz durchs Leben zu tanzen. Deinen Gesang in der Welt ertönen zu lassen.

Die Essenz des *Frau-Seins*

Die Frau: Was, wer und wie sie sein soll und was ihr in konstruierten Gender-Rollen zugeschrieben wurde, hat sich im Laufe der langen kulturgeschichtlichen Entwicklung der Menschheit immer wieder verändert. Das, was wir heute als Frausein empfinden und leben, ist eine Mischung aus vielen Einflüssen, Erinnerungen und rebellischen Versuchen der Befreiung. Nach der Welle der weiblichen Emanzipation der letzten fünfzig Jahre wurde die Weiblichkeit mit sehr männlichen Attributen besetzt: unabhängig, frei, stark, kämpfend, für sich selbst stehend. In einer Welt, die stets auf höher, besser, weiter, schneller, glanzvoller, glücklicher drängt, wurden Frauen in gesellschaftliche Muster gepresst, die keinen Raum ließen für das, was der Mond uns an Weiblichkeit lehren will. Natürliche Werte wie Zeitlosigkeit, Stille, Geduld, Zyklus, Empfangen, Wahrnehmen und Sein finden heute kaum noch Platz im Leben von Frauen.

Wenn ich hier, in meinem Heimatland im Herzen Europas, durch die Straßen gehe, sehe ich viele »befreite« Frauen. Sie lachen, strahlen, sind so gekleidet, wie sie es möchten. Sie arbeiten, verdienen Geld, haben das Recht auf Bildung und Entwicklung. Und ich bin dankbar, dass auch ich hier und so leben darf. Doch die Frage, die ich mir immer und immer wieder stelle ist: *Wie frei sind wir denn wirklich?* Eigentlich wird uns doch täglich vorgegeben, wie wir als Frauen zu sein haben: die perfekte Figur im perfekten Outfit. Das perfekte Haus. Der perfekte Mann und die perfekten Kinder. Wir sollen viele Rollen gleichzeitig spielen. Ideale Mutter, erfolgreiche Businessfrau, attraktive Ehefrau. Frau-Sein, Frau-Schein.

Aber wo bleibt die Tiefe? Die Verbindung? Das Fühlen deines weiblichen Lebens? Das Verwurzeltsein in dir und deiner Kraft?

Das Zulassen des Nicht-Perfekten? Das Leben zeigt uns täglich, dass es in den natürlichen Rhythmen der Schöpfung keine Perfektion gibt – Leben ist Tag und Nacht. Leben ist Schönes und nicht so Schönes. Leben ist gute Tage und schlechte Tage. Leben ist Freud und Leid. Leben ist Krankheit und Gesundheit. Je früher wir lernen, dieses natürliche Gesetz des Lebens anzunehmen, desto ausgeglichener und stabiler können wir uns in uns selbst verankern.

Aus yogischer Sicht ist das Leben ein Fluss, hell, dunkel und alle Farbnuancen dazwischen. Und das müssen wir uns bewusst machen: dass Frau manchmal traurig sein darf, um zu erkennen, wie schön und befreiend es ist, glücklich zu sein. Dass die schlechten Tage kurz vor der Menstruation genauso dazugehören wie die glanzvollen Tage rund um den Eisprung. Das es nichts Gemütlicheres gibt, als ungeschminkt und im Schlabberoutfit auf der Couch zu sitzen und den Sonntagnachmittag zu genießen. Es geht nicht darum, im Außen perfekt zu glänzen, sondern darum, im Inneren ganz natürlich zu strahlen. Auch dann, wenn das Leben nicht so spielt, wie wir uns das wünschen. Es geht nicht darum, dem Glück nachzulaufen und es im Außen zu suchen. Denn das Glück des Konsums, des schönen Scheins ist vergänglich. Langfristig wird Frau durch ganz andere Dinge in der Tiefe ihres Seins genährt. Du musst Platz schaffen für mehr als nur »im Außen sein«. Raum schaffen unter der Oberfläche. Denn es sind die einfachen Dinge, die dem weiblichen Leben Sinn verleihen und dich in eine tiefe Begegnung mit dir selbst führen: Praktiziere regelmäßig, nach innen zu gehen. Begegne deiner in dir liegenden Kraft durch Meditation. Erlebe ganz bewusst ein sinnliches Schönheitsritual, eine verwöhnende Fußmassage. Bereite eine nährende Speise zu.

Die wahre Schönheit einer Frau liegt in ihrer Fähigkeit, das Gefühl ihrer Mitte zu kennen und immer wieder dorthin zurückzufinden. Das Gefühl der Mitte fühlt sich nach Selbstliebe, Verankerung, Erdung an. Es ist dieses gewisse Strahlen, das du hast – und das kein Make-up dieser Welt nachzeichnen kann. Es ist der Frieden mit dir selbst – weil du dich kennst, in all deinen Aspekten. Und weil du gelernt hast, dir selbst immer und immer wieder zu begegnen. Es ist der Moment, wenn du im Fluss bist. Verwurzelt in deiner Intuition. Wissend, welche Schritte als Nächstes zu tun sind in deinem Leben. Damit du dort ankommen kannst, wo du hingehörst. In deinem Dharma. Auf deinem Platz in dieser Welt, der nur dir gehört. Lebe deine Geschichte. Strahle deine individuelle Schönheit und Seelenkraft in die Welt, denn wir brauchen alle etwas davon.

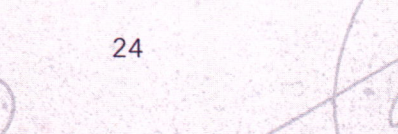

Wenn die Verbindung zu deiner Frauenkraft fehlt

Kennst du das Gefühl, Angst zu haben, verwirrt zu sein, ausgelaugt von den täglichen Anforderungen des Lebens? Das Gefühl der Müdigkeit und Traurigkeit, des Nichtwissens, das Gefühl, auf die wirklich wichtigen Fragen keine Antworten zu finden? Kennst du die Momente des Alleinseins, der Wut und der Trauer, ohne erfindlichen Grund? Kennst du all diese dunklen Welten, die dich hinabziehen – die Augenblicke, wenn du deiner Lebensspur nicht mehr folgen kannst, sie zu verlieren scheinst? Kennst du die Momente, wenn du dich nicht selbst annehmen, lieben, respektieren kannst? Kennst du das Gefühl, dass das Leben keine Antworten mehr für dich hat und du einfach nur stillstehst, ohne ein Licht am Horizont zu sehen?

Das sind Zustände, in denen du nicht mit deiner weiblichen Kraft verbunden bist. Es sind die Schatten, die dich heimsuchen, wenn dir einfach alles zu viel wird. Doch diese schwierigen Momente bergen das größte Potenzial, um die Fährte zu deiner Urfrauenkraft wieder aufzunehmen. Deine Seele flüstert dir zu:

Ich brauche deine Aufmerksamkeit. Ich will dich nach innen rufen. Ich wünsche mir, dass du mir mehr Raum schenkst, damit ich dir zeigen kann, wie tief und schön das Leben als Frau sein kann und wie du dir selbst die größte Heilung schenken kannst.

Wenn du an so einem Punkt angekommen bist oder in verschiedenen Momenten deines Lebens durch die Tiefe dunkler Momente tauchst, wird es Zeit, nach innen zu gehen. Dir Zeit zu gönnen. Das Weibliche in dir durch sinnliche Beautyrituale, stille Innenweltreisen, einen selbst gebackenen Kuchen, eine entspannende Yogasequenz oder einfach nur durch die Kraft deiner Hände auf deinem Herzen zu berühren. Wichtig ist, dass du verstehen lernst, wie du dich selbst in Momenten der dunklen Seelennacht tragen kannst. Und wie du diese Bewegungen von Geist und Emotion wieder in eine positive Richtung führst – du sollst das Dunkle nicht verdrängen, ihm aber auch nicht allzu viel Kraft geben. Manchmal sind die Schatten

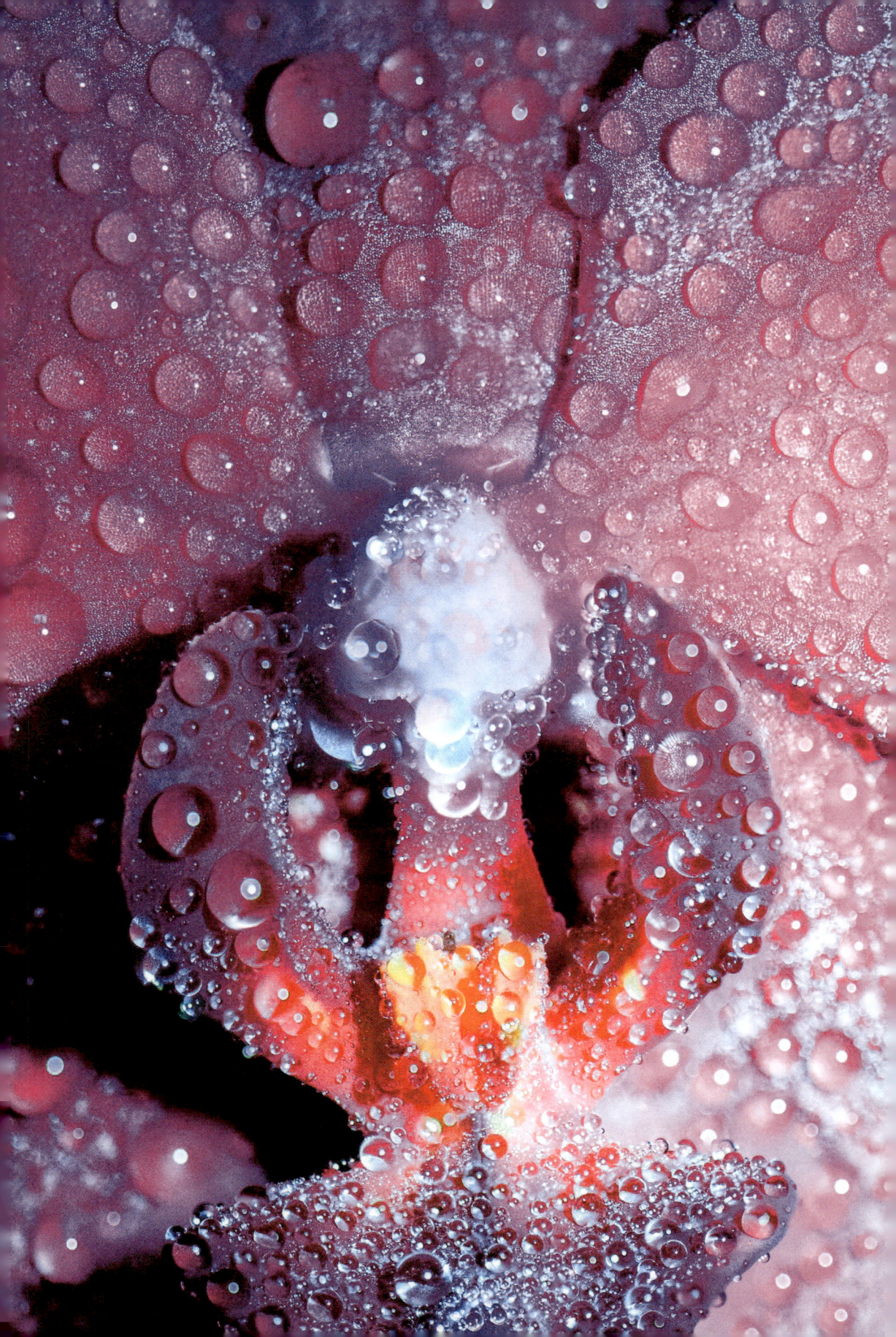

einfach da, um dich daran zu erinnern, dass du noch nicht genau an dem Platz angekommen bist, den das Leben für dich vorgesehen hat. Dass der Weg in deine weibliche Urkraft Zeit braucht, um zu reifen, zu wachsen, stark zu werden und in die Welt zu strahlen. Jedes Mal, wenn du fällst, hast du die Möglichkeit, wieder aufzustehen. Deine Krone zu richten und weiterzugehen. Der Weg ist das Ziel. Und er gehört nur dir.

Die weibliche Kraft stärken

Was macht das Frau-Sein im Alltag aus? Wie können wir als Frauen die urweibliche Kraft in unserem Leben finden, leben und ausdrücken, um uns dadurch in der Tiefe mit uns selbst zu verbinden, Ruhe und Kraft zu finden und unseren Alltag in mehr Tiefe, Fülle und Schönheit erleben?
Fließen. Im Fluss sein. Nach innen gehen. Reflektieren. Innenschau halten. Die eigenen Gefühle, Gedanken und Zustände betrachten. Genießen, das Leben und dich selbst. Nichts verändern wollen, sondern lernen, alles so anzunehmen, wie es ist. In die eigene Intuition eintauchen und dort die klaren Antworten auf deine essenziellen Fragen finden. Das Wissen wiederbeleben, das dich genau erfühlen lässt, wie du Körper, Geist und Seele nährst, welche Pflanzen, Düfte, Nahrungsmittel, Kräuter, Beautyrituale dich in Balance bringen. Immer wieder darauf

hören, was dein Körper dir sagen will, was du brauchst, um vital und gesund durchs Leben zu gehen. Immer wieder die Möglichkeit nutzen, auf das tiefe intuitive Wissen in dir zurückzugreifen, das dich in die Mitte deiner Kraft trägt. Weibliche Kraft leben bedeutet, in eine stille Kommunikation mit dir selbst zu treten. Genau hinzuhören, was du als Frau auf allen Ebenen des Seins brauchst, um dich genährt, erfüllt und glücklich zu fühlen. Den Schlüssel dafür trägst du in deinen Händen – und nur, wenn du lernst, dich selbst zu erfüllen, kannst du Erfüllung als Frau finden.
Weibliches Sein bedeutet, in deine Urfrauenkraft zu treten. Die wilde Frau zu erwecken. Dich mit der Natur und ihren Zyklen zu verbinden, um zu lernen, in deinem eigenen Zyklus zu leben. Anstatt Antworten für deine Fragen im Außen zu suchen, dich mit deiner Intuition zu verbinden und dort alles zu finden, was deine weibliche Sehnsucht antreibt. Urfrauenkraft ist die Hingabe an das Leben und dich selbst. Es ist der Moment, wenn du das Leben aus eine tieferen Dimension – der weiblichen Dimension heraus – wahrnehmen kannst. Und darin dein Glück findest.

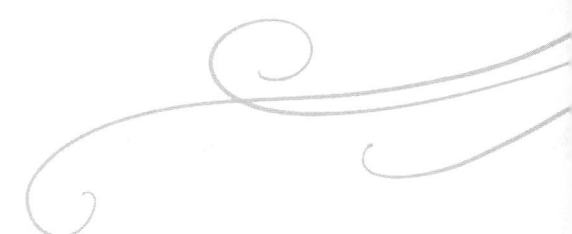

Von Schönheitsbildern und schönen Bildern

Das weibliche (Unter)Bewusstsein wird täglich mit Tausenden von medial und industriell geprägten Bildern bombardiert, die vorgeben, wie eine Frau auszusehen hat, um Anerkennung und Liebe zu bekommen. Werbekampagnen spielen mit unserer nicht vorhandenen Selbstliebe – zum Nutzen und zur Profitmaximierung der Mode-, Kosmetik- und Schönheitsindustrie. Oft genug hat es den Anschein, dass wir als Frauen nur darüber definiert werden, wie schön und sexy wir sind – und zwar von Männern. Ist das denn nicht nur eine neue Form von patriarchaler Unterdrückung? Wir sind nun zwar schon lange nicht mehr nur Hausmütterchen, aber das Weibliche in seiner Urkraft, das ist noch lange nicht befreit.

Das unbewusste Gefühl, dass wir uns nicht lieben können, dass wir nicht genug sind, nicht schön sind, uns anders machen wollen, treibt uns dazu an, Dinge zu kaufen, mit denen wir vorgeblich korrigieren, ändern, optimieren können, was an uns nicht perfekt ist. Doch das gesellschaftlich und medial geprägte Frauenbild hat nichts mit der Lebensrealität echter Frauen gemein. Am Vergleich mit Illusionen und Bildern können wir, wenn wir nicht achtgeben, allmählich zerbrechen. Unser Zugang zu unserer weiblichen Kraft, unsere tiefe Verbundenheit zu unserer Intuition, unsere Liebe zu natürlicher, harmonischer Schönheit, unser Sein in Zyklen und die daraus resultierende Verbindung zu den Urkräften der Natur – all das ist bedroht. Die im Außen geschaffenen Schönheitsbilder hinterlassen keine schönen Bilder in uns. Vielmehr verzerren sie das Bild, das wir von uns selbst haben, weil wir uns zu sehr auf das Außen konzentrieren, anstatt einfach die Augen zu schließen, nach innen zu gehen und dort das einzigartige weibliche Wesen zu fühlen, das in unserem Körper lebt. Unsere eigenen schönen Bilder zu kreieren. Uns zu fragen: *Was genau finde ich schön an mir? Ohne mich zu vergleichen? Was finde ich schön in der Welt?*

Welche schönen Bilder des Lebens berühren mich wirklich in der Tiefe meines Herzens? Denn das ist es, was Schönheit letztlich ist – sie soll dich erfüllen, wenn du sie betrachtest. Glücklich machen, wenn du ihr begegnest. Inspirieren. Positiv stimmen. Deine Seele berühren und dich anregen, dich auf die Suche nach etwas zu machen, das dich über dich selbst hinauswachsen lässt. Schöne Bilder sollen dich an die Schönheit deiner inneren Frau erinnern und sie zum Strahlen bringen. Begib dich auf die Suche nach schönen Bildern für dein Leben. Distanziere dich entschlossen und bewusst von den Bildern, die es da draußen gibt und die vermutlich nicht deine sind, von den Bildern, die dich vergleichen, bewerten, entwerten, deine Selbstliebe zerstören. Schaffe dir täglich deine eigenen schönen Bilder, in die deine weibliche Seele tauchen kann, um genährt und geheilt zu werden.

Mondschön Vision Board

Gestalte auf einem großen Blatt Papier dein »Mondschön Vision Board«. Du kannst alle Materialien verwenden, die du magst. Das Ziel ist es, dein Frauenbild zu gestalten – ein gemaltes Bild, eine Collage, etwas Gebasteltes. Es soll ein Kraftbild werden. Etwas, das dich an deine Urfrauenkraft erinnert. Was ist Schönheit für dich? Wie sieht die Kraft deiner inneren Frau aus? Wovon träumt sie? Was wünscht sie sich? Wie sehen ihre innersten Seelenbilder aus? Aus welchen Farben sind ihre Träume gemacht? Mit dieser Übung wirst du deiner Weiblichkeit einen kunstvollen Rahmen geben, den du immer wieder betrachten kannst. Hänge dein Werk dort auf, wo du es immer im Blick hast und dich daran erinnert, wer du in deiner weiblichen Ur-Essenz bist. Denn das, was du bist, trägst du tief in deinem Inneren.

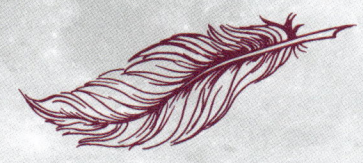

Eine *weibliche* Geschichte des Mondes

Seit dem Beginn der Menschheitsgeschichte wird das Weibliche symbolisch dem Mond zugeordnet. In den ältesten und einflussreichsten Kulturen der Welt war die Frau die symbolische Repräsentantin dieses geheimnisvollen Himmelskörpers, der sich von Monat zu Monat verändert und manchmal stark, manchmal sanft zu uns herableuchtet. Der Mond bewegt sich in Zyklen und erinnert uns daran, dass die ganze Schöpfung ein Zyklus ist. Auch der Mond beginnt jedes Mal neu, um voll zu werden. Dann wird er wieder leer, um am Nullpunkt anzukommen und von dort wieder von Neuem zu beginnen.

Wenn wir das Weibliche in seiner Urkraft verstehen wollen, dann sollten wir einen Blick zum Mond werfen. Denn in seinem Sein spiegelt sich die Essenz jener Qualitäten und Eigenschaften, die das Weibliche beseelen und aus denen heraus es sich nährt. Die feurige Sonne bringt uns jeden Tag das Licht, das wir zum Leben brauchen. Der Mond, der symbolisch dem Element Wasser entspricht, eröffnet abends die Tore zur Nacht. Lädt ein, die Augen zu schließen. Nach innen zu gehen. Stille zu finden. Zu träumen. In die Innenwelt zu reisen, um dort unseren Sehnsüchten zu begegnen, als Frauen, die bereit sind, das Geheimnis des Lebens zu ergründen. Mit offenen Augen in den Sternenhimmel zu blicken und darin aufzugehen.

Der Mond als nährende Muttergöttin

Der Mond begleitet die Menschen seit Urbeginn. In vielen Sprachen ist das Wort »Mond« weiblich und verweist so auf seine symbolisch weiblichen Eigenschaften. Wir finden in dem englischen Wort *woman* den indoeuropäischen Wortstamm *manas*, *mana oder men*, das für das weiße Blut der Großen Mutter *Mond* stand. Auch wurde

Britannien *Albion* genannt – das Land der milchweißen Mondgöttin. In vorchristlichen Zeiten verehrte man die Mondin als große Göttin, die den Menschen auch während der dunklen Nacht ihr helles Licht schenkte und damit einen nährenden, beschützenden Aspekt hatte. Das englische *to be moonstruck* bedeutet ursprünglich, unter dem Einfluss der Göttin Mond zu stehen. (Erst später wurden mit diesem Wort Frauen beschrieben, deren Verhalten eigenartig, nicht der Norm entsprechend oder anders war – anders, als die Gesellschaft es erwartete.) Im alten Griechenland war *menos* sowohl der Mond als auch die Macht. Das griechische Pantheon ist bevölkert von weiblichen Göttinnen, die symbolisch dem Mond zugeordnet waren. Artemis, Selene, Demeter und Hekate hatten den Mond als göttliches Attribut.

In vielen außereuropäischen Gesellschaften war die Mondgöttin auch die Schöpferin des Universums. So verehrten die Ägypter den Mond als Mutter des Kosmos und benannten sogar einen Teil ihres Landes nach ihr: Oberägypten war Khemennu – das Land der Mondin. Für die Sioux-Indianer war der Mond eine alte Frau, die nie stirbt, und den Persern galt er als große Mutter, deren Liebe alles durchdringt. Generell war die Stellung des Mondes als weibliche Schöpferinnenkraft in vielen orientalischen Kulturen höher als die der Sonne.

Der Mond erinnert uns daran, dass das Weibliche eine zutiefst nährende Qualität hat. Nicht nur in Form des mütterlichen Archetypus, wenn sie ihr Ego überwindet, um sich hingebungsvoll um ein anderes menschliches Wesen zu kümmern. Vielmehr ist das Weibliche nährend in seiner gesamten Urkraft. So, wie der Mond das Licht der Sonne empfängt und an uns abgibt, empfängt die Frau, wenn sie in der Tiefe mit sich selbst verbunden ist, ihre nährenden Qualitäten, um sie an andere Menschen, aber auch an sich selbst abzugeben. Dabei bezieht sich das Nährende nicht nur auf die täglichen Mahlzeiten, sondern auf alles, was Körper, Seele und Geist nährt. Eine Berührung. Zuwendung. Eine Massage. Ein Duft. Zuhören. Ein Geschenk, das von Herzen kommt. Kochen. Einfach da sein. Wenn du dich mit dem nährenden Aspekt der Mondgöttin in dir verbindest, wirst du zu einer neuen Kraft des Gebens gelangen und dabei erkennen, dass es wichtig ist, dich selbst zu nähren, bevor du andere nähren kannst. Gerade in den Jahren der Mutterschaft ist es für das Gleichgewicht deiner inneren Frau essenziell, immer wieder zurück zum Nähren deiner selbst zu kommen und dir jeden Morgen die Frage zu stellen:

Was kann ich heute tun, das mich in meiner Weiblichkeit nährt?

Dich zu nähren bedeutet, bewusst Zeit mit dir selbst zu zelebrieren. Dir selbst zu begegnen. Dir selbst die Zuwendung zu schenken, die du vielleicht unbewusst von anderen erwartest. Wenn du lernst, deine Bedürfnisse als Frau bewusst wahrzunehmen und sie dir selbst zu erfüllen, dann wirst du wissen, was du tun musst, um im Gleichgewicht durchs Leben zu gehen und nicht nur dich selbst zu nähren, sondern auch das Leben von anderen mit deiner weiblichen Kraft zu berühren.

Rituale für das Nähren deiner Weiblichkeit

Frage dich täglich, was du tun kannst, um dich selbst in der Tiefe zu nähren. Koche bewusst etwas für dich, das dir schmeckt und dich glücklich macht. Massiere dich mit nährenden, wärmenden und wohlriechenden Ölen. Stelle ein Peeling her und verwöhn dich damit. Mörsere eine Gewürzmischung. Lies ein paar Seiten in einem inspirierenden Buch. Meditiere. Beschenke dich selbst mit Blumen oder Düften, die deine Sinne berühren. Mache dir bewusst, womit du deinen Geist, deine Emotionen und deine Seele täglich fütterst. Wähle bewusst aus, was und wen du in dein Leben lassen möchtest - und was und wen nicht.

Der Mond als todbringende Zauberin

In vielen Kulturen wird der Mond auch mit dem Reich der Toten assoziiert. Er war für die Menschen lange ein ergründlicher, mystischer und geheimnisvoller Himmelskörper und fand so Eingang in die Mythen und Geschichten über die dunkle Göttin, den Tod und verzauberte Welten. In den weisen Geschichten der alten Veden reisen die Menschen nach ihrem Tod zum Mond. Er ist der Ort, wo sie verweilen, bevor sie sich auf ihre Reise hin zur nächsten Inkarnation begeben. In diesem Aspekt steht der Mond für die dunkle Göttin in uns Frauen.

Schon immer stand das Weibliche in starker Verbindung zum Tod. Frau schenkt Leben, aber sie lässt das Leben auch los. In ihrem Zyklus des Blutes wird sie fruchtbar, um zu empfangen. Und im nächsten Moment unfruchtbar, indem sie ihr Blut abgibt. Die Frau ist die Kraft des Neumondes, wenn sie durch bewusste Innenschau in diese (ihre) Dunkelheit abtaucht, um Heilung zu finden. In diesem Bild findet sich der Ausdruck all unserer verdrängten Gefühle und Gedanken – Wut, Trauer, Hass, Abhängigkeit, Bedürftigkeit –, aber auch die Kraft der Heilung dieser Gefühle. Wenn wir lernen, diese Aspekte in uns nicht mehr zu unterdrücken und bewusst die jahrhundertealten Rollenbilder der angepassten Frau zu

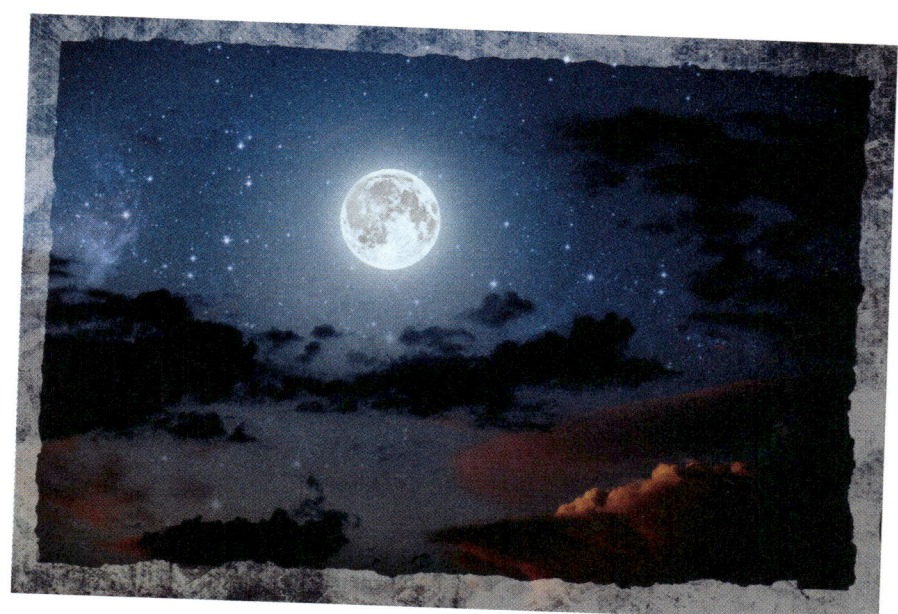

entlassen, dann können wir uns selbst umarmen. Wir haben die Kraft, in die Tiefe unserer weiblichen Psyche abzutauchen, mutig und stark den eigenen Schatten zu begegnen und das Licht zu entzünden.

Die Zauberin, die Magierin, die Wissende – all das sind Archetypen der weiblichen Kraft, die diesem Bereich entsprechen. Wenn wir uns selbst in unserer Ganzheit lieben und annehmen, dann erhalten wir eine unglaubliche Macht über uns selbst und das Leben. Es ist ein alchemistischer Prozess der Selbstheilung, der in Gang gesetzt wird. Im Sein der Urfrau geht es nicht darum, lieb, nett und angepasst zu sein, nicht aus der Reihe zu tanzen. Es geht darum, dass du die vielschichtige Bandbreite deiner inneren Frau erkennst. Sie in all ihren Facetten kennenlernst und täglich das

zum Ausdruck bringst, was gerade da ist – egal, wie hässlich dein inneres Gesicht dabei gerade ist oder wie unangepasst es andere vielleicht finden. Lass alles raus, aber verletze möglichst niemanden dabei. Ziehe dich zurück. Tanze deinen wilden Tanz. Schreie in den Wald. Wirf dich auf Mutter Erde und weine. Schlag mit deinen Fäusten gegen einen Sack. Laufe, bis dein Herz fast zerspringt. Im Yoga sagt man, dass Frauen täglich etwas zerbrechen sollten, um der zerstörerischen Kraft, die ein Teil des Lebens ist, Ausdruck zu verleihen, sie rauszulassen, damit sie nicht zu einem destruktiven Vulkanausbruch im Inneren wird. Es ist für ganzheitlich gelebte Frauenkraft wichtig, dass du den Aspekt der todbringenden Zauberin in dir annimmst, umarmst und nach Außen trägst. Nur so kannst du ganz du sein, in deiner unermesslichen Vielfalt.

Rituale für dunkle Tage

Ziehe dich vor und während deiner Menstruation bewusst zurück, wenn du dich danach fühlst, um Gefühle der Trauer und der Melancholie zu verarbeiten. Schreie in den Wald hinein. Werde wütend und lass die Wut raus. Zerbrich oder zerreiße etwas. Beschäftige dich mit dem Archetypus der dunklen Göttin. Reise in einer Meditation zum Moment deines Todes und blicke auf dein Leben zurück. Stelle dir die Frage: Was würde ich mir selbst sagen, wenn ich auf mein Leben zurückblicke? Was würde ich anders machen?

Der kreisrunde Mond der Weiblichkeit

Der Mond ist kreisrund und erinnert in dieser natürlichen Form an den Kreis, den wir als Frauen Monat für Monat durchlaufen. Der Kreis ist Harmonie. Es gibt keinen Anfang und kein Ende. Keine lineare Entwicklung, in der es darum geht, irgendetwas zu erreichen. Der Kreis ist die Form, aus der die Struktur des Lebens gebaut ist. Wenn wir einen Stein ins Wasser werfen, erzeugt er kleine Wellen, die sich im Kreis über die Wasseroberfläche ausdehnen. Menschen begegnen sich auf Augenhöhe, wenn sie im Kreis sitzen und sich austauschen. Im Kreis zu tanzen, bewegt uns in die Spirale der Ewigkeit hinein, die sich wiederum in der Form des menschlichen DNS-Stranges spiegelt.

Der Abstand der Kreismitte ist zu jedem Punkt auf der Kreislinie gleich. Es gibt kein Oben oder Unten. Kein Besser oder Schöner. Alles ist gleich. In Harmonie. So ist auch das weibliche Bewusstsein, wenn es in Frieden mit sich ist, harmonisch, bewegt sich in zyklischen Spiralen auf dem unendlichen Weg des Lebens. Frauen haben von Natur aus ein vereinendes Bewusstsein in sich. Sie wollen Menschen zusammenbringen, voneinander lernen, um gemeinsam einem höheren Ziel zu dienen. Früher kamen Frauen in Mondkreisen zusammen, um gemeinsam ihr Menstruationsblut der Erde zu schenken, Geschichten zu erzählen und Musik zu machen. Das stärkte sie in ihrem eigenen Sein und verankerte sie im Bewusstsein des Kreises.

Heute, beeinflusst durch gesellschaftlich geprägte Rollenbilder, begegnen viele Frauen einander auf der Ebene der Konkurrenz: *Wer ist schöner? Wer ist besser? Wer verdient mehr Geld? Wer hat den attraktiveren Mann?* Im ewigen Kampf gegeneinander grenzen wir nicht nur andere Frauen aus unserem Leben aus, sondern verlieren auch die Verbindung zu unserer inneren Frau. In unserer schnelllebigen Zeit ist es für uns schwierig zu erkennen, dass unsere wahre Kraft darin liegt, wieder in den Kreis zurückfinden. Die Heilung des kollektiv Weiblichen finden wir im gegenseitigen Verständnis, Mitgefühl, einander annehmen, zuzuhören, da sein. Wer, wenn nicht wir Frauen selbst, hat das Potenzial, andere Frauen wirklich zu verstehen? Sie zu sehen als ein Spiegel von sich selbst, mit all den Problemen, Bedürfnissen, Ängsten, Sorgen und Wünschen, die uns als Frauen ausmachen? Uns im Kreis zu begegnen, bedeutet, das Symbol des Mondes zu leben, im Kreis des Miteinanders zu gehen anstatt linear im Kampf gegeneinander.

Rituale zur Feier der zyklischen Natur

Versuche, dein Leben den Zyklen der Natur anzupassen. Lebe im Rhythmus der Jahreszeiten und im Kreis des Mondes. Trage einen kreisrunden Schmuck. Ziehe öfter Röcke an und drehe dich leicht und unbeschwert im Kreis. Werde Teil eines Frauenkreises; es gibt nichts Kraftvolleres für das weibliche Sein, als sich mit anderen Frauen zu versammeln. Setze dich öfter in einen von dir gemalten Kreis auf den Boden und meditiere. Trage silberne Ringe und betrachte ihre kreisrunde Perfektion. Das Edelmetall Silber hatte immer schon eine symbolische Verbindung zum Mond. Die Ägypter verehrten Silber als Mondmetall. Und als eine Sonde 2009 auf dem Mond zerschellte, wirbelte sie Silberstaub auf. In der feinstofflichen Therapie des Ayurveda kannst du mit Silber deine lunare, weibliche Seite stärken, während Gold deine sonnige, männliche Seite nährt.

Der Mond als Symbol von Zeit und Zyklus

Die alten Kalender beruhten auf den Mondphasen und Menstruationszyklen der Frauen, denn dies waren natürliche Ereignisse, die man beobachten, Zyklen, nach denen man das menschliche Leben ausrichten konnte. Im gesellschaftlichen Aufgabenbereich der Frauen lag die Verantwortung dafür, die richtige Mondphase für unterschiedliche Tätigkeiten der Gruppe zu finden. Vor allem die Zyklen der Landwirtschaft, des Kräutersammelns, des Nährens der Familie waren von den unterschiedlichen Mondständen abhängig. So entfalteten Kräuter ihre stärkste Wirkung kurz nach dem Sammeln vor Vollmond, während zu Neumond das Haus gereinigt und von Altem befreit wurde. Viele Mondgöttinnen der alten Hochkulturen symbolisierten die Zeit, mit all ihren Kreisläufen von Geburt bis Tod. In Lateinamerika finden wir bei den Inka die Mondgöttin Quilla, die Göttin der Dreiheit von Geburt, Leben und Tod. Bei den Azteken war die Göttin Mictecacihuatl nicht nur Spenderin des Lebens, sondern auch Göttin des Todes. Sowohl die Maori Neuseelands wie die Tataren Zentralasiens sahen die Mondin als Menschenfresserin. Sie hatte die Macht, Leben zu geben und Leben zu nehmen und war so Herrin der menschlichen Zeit.

Erinnere dich an deine Kindheit, und versuche in deinem Bewusstsein, ein Bild von dir im Alter zu malen. Beobachte den Zyklus von Sonne, Mond und Sternen und wie er sich durch die Jahreszeiten immer wieder verändert. Baue viele kleine sinnlich-sinnvolle Rituale in deinen Alltag ein, die sich immer und immer wieder wiederholen. Sie erinnern dich an den Lauf der Zeit und daran, dass alles seinen Platz und seine Zeit hat. Übe dich in Geduld, auch wenn es dir manchmal schwerfällt. Alles findet seinen Platz, wenn die Zeit reif ist.

Der Mond, das Wasser und die Fruchtbarkeit

Der Mond regiert das Wasser der Erde und das Wasser in uns. Der Mensch besteht zu etwa 80 Prozent aus Wasser. Es fließt durch uns, reinigt, nährt und schenkt uns Leben. Wir haben uns im Wasser unserer Mutter von einem mehrzelligen Wesen zu einem Menschen entwickelt, schon ganz früh gelernt, wie das Sein im Wasser ist. Fließen, schwerelos sein, entspannen, nach innen tauchen – diese Art des Seins ist für mich zutiefst weiblich. Und sie verbindet uns mit den Energien des Mondes. Denn so wie der Mond das Meer bewegt, voll und leer werden lässt und sich dadurch selbst in ihm spiegelt, so bewegt er auch die Wasser in uns. Lässt uns als Frauen voll und leer, das Wasser dicht und leicht werden. Zu Vollmond haben wir mehr Wasser in uns – auch kurz vor der monatlichen Blutung. Zu Neumond verlässt das Wasser sehr leicht unseren Körper – ein guter Moment, um entwässernde Tees zu trinken.

Das Wasser in uns regiert auch die Fruchtbarkeit, die fruchtbaren Säfte, die den Nährboden schaffen, damit ein neues Leben in uns keimen kann. Das Becken der Frau hält dieses Wasser – und ist eines der stärksten Kraftzentren unserer Weiblichkeit. Dich mit deinem Wasser zu verbinden bedeutet, bewusst in die Begegnung mit deiner inneren Frau zu tauchen. In vielen Kulturen der Erde wurde der Mond mit Göttinnen der Fruchtbarkeit assoziiert, die diesen Aspekt verkörpern. Die fruchtbare Frau, die Leben schenkt, nährt.

Das Wasser steht auch mit unseren Emotionen in Beziehung. Als Frauen fließen wir durch viele Ebenen des Gefühls. Jeden Tag. Auf und ab. Manchmal sind wir weit oben auf einer Welle und dann wieder tief unten im Ozean – dort, wo wir am liebsten von niemandem gefunden werden wollen. Emotion bewegt sich, sie ist weder still noch konstant. Sie fließt in ständiger Bewegung und ruft uns zu, uns mitzubewegen. Sie anzunehmen, wie sie ist. Sie ist wie das Meer, manchmal still und ruhig, dann wieder wild und unberechenbar. Frei, das zu sein, was sie ist, bewegt von sich selbst, aber auch von den Winden und dem Mond.

Nimm deine Emotionen bewusst wahr. Verstecke sie nicht, sondern lerne, mit ihnen zu fließen. Lass das Licht in dir hell scheinen, wenn es Zeit dafür ist und umarme die Dunkelheit, wenn sie dich ruft. Lebe alles aus – egal, was gerade durch dich fließt. Sei wie der Mond – immer anders, manchmal dunkel, manchmal hell, doch immer er selbst. Der Mond spiegelt uns das Wesen unserer Gefühle wider, dieser nicht kontrollierbaren, essenziellen Energien in uns, und erinnert uns daran, dass unsere Gefühle vor dem Denken da waren. Wir fühlen, bevor wir beginnen, alles mit dem Geist zu verstehen oder zu zerdenken. Erinnere dich daran, öfter auf dein Gefühl zu hören, bevor du beginnst, alle deine Erfahrungen zu sehr zu überdenken. Komme in den Fluss, so, wie das Wasser in dir im ständigen Fluss ist.

Rituale für das Wasser

Es gibt viele kleine alltägliche Rituale, um im Fluss der Gefühle und des Lebens zu bleiben, und dafür das Element des Wassers in dir zu stärken. Gerade dann, wenn du dich ausgetrocknet, stagniert, karg und ausgelaugt fühlst. Trinke viel Wasser, aber nimm auch Kräuter, Früchte und Getränke zu dir, die das fruchtbare Wasser in dir stärken: Frauenmantel, Granatapfel, Mandelmilch mit Safran, Rosenwasser, Holunderblütensaft, Blütenpollen in Hafermilch. Wenn du das Gefühl hast, das Element des Wassers in dir stärken zu müssen - und das kann in bestimmten Phasen deines Lebens durchaus der Fall sein -, dann konzentriere dich auf die genannten Nahrungsmittel. Sie werden deine Fruchtbarkeit fördern und dich in die bewusste Begegnung mit deinem Wasser führen. Bade. Schwimme. Lass dich von den Strömungen des Meeres treiben. Leg dich auf den Rücken und gib dich dem Wasser hin – voller Vertrauen. Lerne, im Fluss des Wassers selbst in den Fluss zu kommen, damit dein Leben wieder fließen kann - in die richtige Richtung.

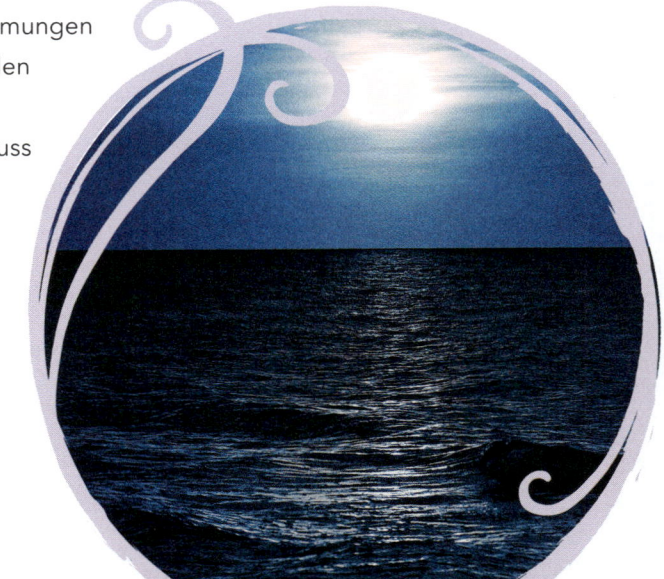

Mit diesen Wasser-Rezepten stärkst du deine Kräfte

Granatapfelwasser

1/8 l Granatapfelmuttersaft mit 1 Glas lauwarmem Wasser vermischen.

Trinke über einen Zeitraum von drei Wochen täglich ein Glas Granatapfelwasser, vormittags oder nachmittags – je nachdem, wann es dich ruft. Es stärkt die Verbindung zu deinem Inneren.

Mandelmilch mit Safran

1 Tasse Mandelmilch, ½ TL Vanille, 3 Safranfäden, evtl. Honig

Mandelmilch erwärmen, Vanille und Safran hinzufügen. Kurz vor dem Aufkochen die Milch vom Herd nehmen, auf Zimmertemperatur abkühlen lassen, nach Wunsch mit Honig süßen. Dies ist ein idealer Morgentrunk, aber auch gut für den Nachmittag, wenn dich ein geistig-emotionales Tief heimsucht.

Mondwasserbad

5 kleine Mondsteine, 3 EL Meersalz, 1 EL Apfelessig und 10 Tropfen ätherisches Lavendelöl in ein warmes Vollbad geben.

Ein Mondwasserbad ist besonders heilend, wenn du dich emotional instabil fühlst. Verdunkle das Badezimmer. Zünde eine Kerze an. Leg dich in die Badewanne und schließe die Augen. Atme bewusst die Weichheit, Sanftheit, das Fließen des Wassers ein. Verweile für rund 20 Minuten oder bis das Wasser abgekühlt ist.

Von weiblichen Zyklen mit dem *Mond*

Du bist nicht eine. Du bist viele. Viele Gesichter. Viele Facetten. Während deines Lebens veränderst du dich unzählige Male, während eines Tages mindestens drei Mal. Im Laufe deines Monatszyklus bist du vier Frauen in einem Frauenkörper – jede mit ihren ganz eigenen Stimmungen, Gefühlen, Wünschen, Sehnsüchten und Träumen. Täglich entdeckst du Neues in dir und entlässt Altes. Häutest dich wie eine Schlange, lebst und erlebst dich selbst auf unterschiedliche Arten. Du bist unberechenbar, immer anders, manchmal hell, manchmal dunkel. So wie die Mondin. Viele Gesichter. Ein Wesen.

Wenn wir in die Reise zu deiner Weiblichkeit abtauchen und die Zyklen des Mondes betrachten, begegnen uns die weiblichen Archetypinnen der weißen, roten, schwarzen und blutenden Frau. Die vier Phasen des Mondes – Neumond, zunehmender Mond, Vollmond, abnehmender Mond – erinnern uns daran, dass wir als Frauen unterschiedliche Kräfte in uns tragen, die sich alle danach sehnen ausgedrückt zu werden. Unser monatlicher Zyklus ist nicht nur ein Spiegel des Mondzyklus, sondern er zeigt uns unterschiedliche Aspekte von uns selbst auf. Wir durchlaufen vier verschiedene Phasen des Frauseins während eines Monats: Die weiße Frau nach der Menstruation im Aspekt des zunehmenden Mondes. Die rote Frau in der Zeit des Eisprungs im Aspekt des Vollmondes. Die unfruchtbar werdende schwarze Frau im Aspekt des abnehmenden Mondes. Die blutende Frau im Aspekt des Neumondes. Dich selbst in all diesen unterschiedlichen Phasen zu verstehen, birgt ein unglaubliches Potenzial für die Entfaltung deiner weiblichen Kraft. In dir, Frau, sind alle Kräfte der Schöpfung angelegt. Du wirst voll, um dich zu entleeren. Du gibst, um zu empfangen. Du gehst nach außen, um wieder nach innen zurückzukehren. So wie der Mond hast auch du einen Zyklus, der dich innerhalb von 28 Tagen unterschiedlich beeinflusst. Ideal ist es, wenn du zu Neumond blutest, um die reinigende Wirkung und spezielle Kraft des Loslassens in ihrer Tiefe zu erfahren. Wenn du zu Vollmond fruchtbar bist, dann kannst du auch die Kraft der Fülle und des dich Zeigens im strahlenden Licht des Mondes zelebrieren. Doch wenn dein Zyklus anders ist oder vielleicht sogar umgekehrt, dann ist das eben ein Ausdruck dessen, wo du gerade stehst. Ich habe die Erfahrung gemacht, dass der Zyklus sich ändert – manchmal wandert er wie eine Uhr. Wichtig ist nicht, wann du blutest, sondern dass du beginnst zu beobachten, wie du dich fühlst und was sich verändert, wenn du die Rituale, Rezepte, Empfehlungen und Inspirationen aus diesem Buch für dich in deinem Leben umsetzt.

Das Wort Menstruation leitet sich vom lateinischen Wort *mensis* ab, das übersetzt Mond bedeutet. Seit Jahrtausenden werden die Frau und ihre zyklische Regelblutung mit dem Mond in Verbindung gebracht. So wie der Mond durchläuft auch die Frau während eines Monats verschiedene Phasen ihrer Fruchtbarkeit (siehe oben). Früher lebten viele große Kulturen dieser Erde zusätzlich zum Sonnenkalender auch nach den Rhythmen der dreizehn Monde im Jahreskreis. Die Mondkalender waren gleichzeitig Menstruationskalender, die zur natürlichen Geburtenregulierung dienten. Manche Frauen bluten heute immer noch zu Neumond, während sie zu Vollmond ihre fruchtbare Phase haben. Doch vieles ist in Vergessenheit geraten. Die meisten Frauen haben die ursprüngliche, natürliche Beziehung zu ihrem monatlichen Zyklus und ihrem Blut ver-

loren. Wenige beobachten sich achtsam selbst in den unterschiedlichen Phasen ihres Blutmonats, machen sich ihre Probleme, Gefühle und Denkmuster rund um die Blutung bewusst. Wenige fühlen ihren Eisprung. Wenige wissen um die Bedeutung des Blutes, das sie Monat für Monat über viele Jahre in ihrer fruchtbaren Phase als Frau verlieren.

Blut ist das Elixier des Lebens. Es transportiert alle wichtigen Nährstoffe sowie Sauerstoff durch unseren Körper. Es versorgt das Herz, das Gehirn und die anderen Organe. Wenn wir zu viel Blut verlieren, sterben wir. Blut ist kostbar und deswegen ist auch das Blut, das du monatlich von dir gibst, kostbar. Ein altes ayurvedisches Ritual ist *Blut geben an Mutter Erde.* Auch bei den Lakota-Indianern war es üblich, dass Frauen während ihrer Menstruation in einer Mondhütte zusammenkamen, um gemeinsam zu bluten. Sie setzten sich auf die Erde und ließen das Blut direkt in sie hineinfließen. Währenddessen schickten sie all ihre Gebete und Wünsche in den Himmel.

Aus dem Bluten ein bewusstes Ritual zu machen, kann sehr kraftvoll wirken und dein Leben auf einer tieferen Ebene transformieren. Das vollzieht sich durch die bewusste Verbindung und Auseinandersetzung mit dir und deinem Blut. Du drehst dich nicht mehr weg von dir und dieser essenziellen Qualität, die dich zur Frau macht. Indem du aus deinem Bluten ein bewusstes Ereignis und achtsames

Wahrnehmen machst, stärkst du deine weibliche Urkraft – denn sie speist sich aus der zutiefst femininen Eigenschaft der Zyklen, durch die du als Frau von Monat zu Monat lebst. Deine Blutung gibt dir die Möglichkeit genau hinzusehen: Wo stehe ich? Wie fühle ich mich? Was schreit nach Erlösung in mir? Was brauche ich? Indem du sie als das Ende eines Zyklus und als den Beginn eines neuen siehst, hast du die Möglichkeit, dein Leben immer und immer wieder mit neuen Inhalten, Träumen und Visionen zu beflügeln, die dich dabei unterstützen, in deine innere Kraft als Frau zu gehen. Vielleicht hast du die Möglichkeit, deine nächste Menstruation entsprechend zu zelebrieren: barfuß auf dem Boden hockend das Blut in die Erde fließen zu lassen.

Die Menstruation ist ein Indikator für deinen ganzheitlichen Gesundheitszustand. Ungleichgewichte, die rund um deinen Zyklus auftreten, zeigen dir genau, wo du stehst – körperlich, geistig und seelisch. Oft fühlen wir uns müde, haben starkes PMS oder Hautprobleme. Und oft glauben wir, dass all diese Dinge eben dazugehören. Tun sie aber nicht! Unser Zyklus kann uns, wenn wir lernen, seine Sprache, Symptome und Botschaften zu lesen, dabei helfen, ein gesünderes, erfüllteres und in Gleichgewicht schwingendes Leben zu leben. Einen Zugang zu unserer weiblichen Kraft zu finden. Die kleinen und großen Ungleichgewichte, die wir rund ums Bluten haben, mit ganz einfachen, natürlichen Veränderungen in Ernährung, Lifestyle und Schönheitspflege auszubalancieren.

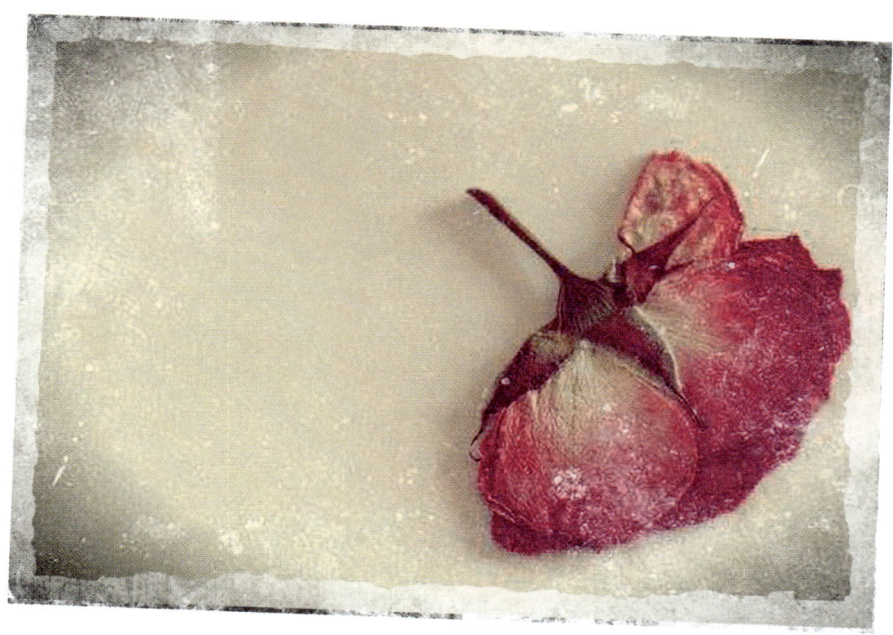

Denn das, was dein weibliches Wohlbefinden zum Großteil definiert, ist das Gleichgewicht deiner Menstruation, Fruchtbarkeit und Libido. Oft hängen Depression und geringe sexuelle Lust mit einer nicht zyklischen Menstruation zusammen. Dich mit diesem essenziellen Aspekt deiner Weiblichkeit auseinanderzusetzen wird dir helfen, mehr Gesundheit und Gleichgewicht in dein Leben zu bringen.

Die Gesundheit deines Menstruationszyklus hängt im Wesentlichen auch davon ab, wie sehr du Entspannung, Reisen in deine Innenwelt und bewusste Zeit mit dir selbst in dein Leben holst. Oft führen Stress und das ständige Sein im Außen dazu, dass unser Zyklus aus dem Takt kommt. Wenn wir nicht lernen, uns gemäß unserer Zyklen durchs Leben zu bewegen, können Erschöpfung, Depression und Krankheit die Folge sein. Auch die Art und Weise, wie du über dich und deinen Körper denkst und fühlst, beeinflusst die Art und Weise, wie du blutest und ob du dabei vielleicht Schmerzen hast. Wenn Frauen keinen Bezug zu ihrer Blutung haben, können sie langfristig keinen Selbstwert und keine Selbstliebe aufbauen – so die Lehren aus dem Yoga.

Dich mit der Kraft deiner Blutung zu verbinden und diese intensive körperliche Erfahrung auf eine bewusste Ebene zu heben, wird dich in deiner Frauenkraft immens stärken.

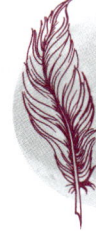

Innere Reise

Welche Gefühle kommen in dir hoch, wenn du an deine Menstruation denkst? Schreibe auf, welche Probleme du rund um deine Menstruation hast. Beobachte ob und wie sie sich durch die bewusste Auseinandersetzung verändern. Kannst du beobachten, in welcher Weise dein Zyklus mit dem Zyklus des Mondes geht? Möchtest du eine neue Beziehung mit deinem Blut eingehen? Und wenn ja, wie soll sie sein? Und wenn nein, wieso nicht - mache dir deine Denkmuster rund um die Menstruation bewusst.

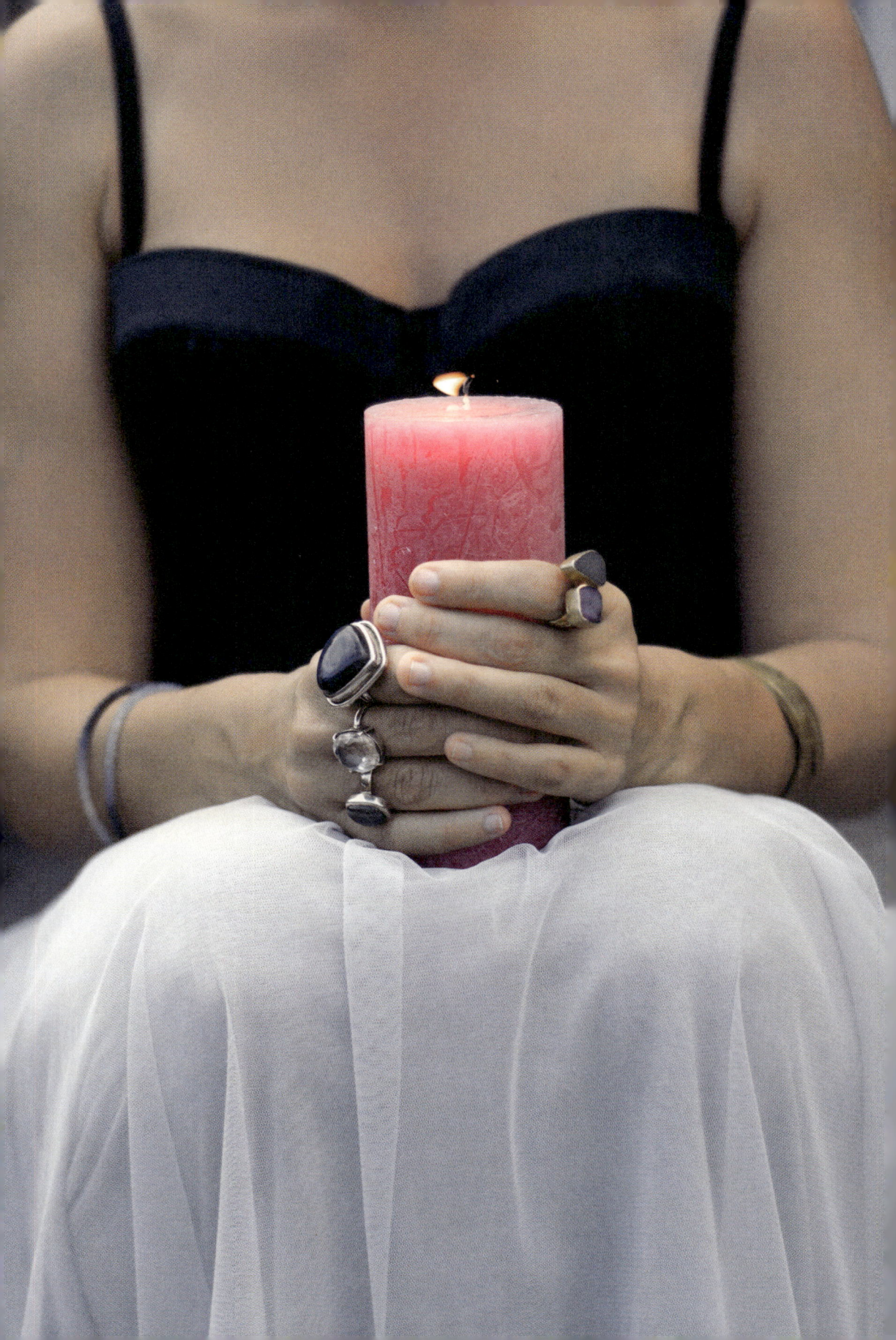

Die Zeit der weißen Frau

Nach der Menstruation befindest du dich im Aspekt der weißen Frau. Du bist durch einen transformierenden Reinigungsprozess gegangen, hast mit deinem Blut vieles losgelassen. Bist freier geworden. Du befindest dich im Frühling deiner Weiblichkeit. Alles darf neu erblühen, in Leichtigkeit und Freiheit. Alles darf erwachen aus dem tiefen Schlaf des Winters, durch den dich deine Menstruation geführt hat. Auf der physischen Ebene sind nun alle Hormone im Körper auf ihrem niedrigsten Stand im Laufe deines Zyklus. Es kann sein, dass du dich kurz nach deiner Menstruation etwas leer fühlst, vielleicht sogar zu Kreislaufstörungen neigst. Dann ist es wichtig, dass du dich mit vielen essenziellen Nährstoffen wieder in Schwung bringst. Ich empfehle in der Zeit der weißen Frau reichhaltiges Frühstück, Eintöpfe mit Wurzelgemüse, Smoothies mit Maca, viel oranges und rotes Gemüse und Obst, und, wenn du sie gut verträgst und verdauen kannst, auch grüne Smoothies, nicht unbedingt als Frühstück, aber gerne als Vormittagssnack.

Maispolenta mit Schafskäse und Cashewkernen

150g Polenta, 100 g Feta, fein zerbröselt, Olivenöl, 1 Handvoll Cashewkerne

Polenta nach Anleitung kochen, für einen aromatischeren Geschmack in Gemüsebrühe statt Wasser. Cashews ohne Öl in einer Pfanne anrösten. Feta zur fertigen Polenta geben und alles gut durchmischen. Einen guten Schuss Olivenöl darübergeben. Mit den Cashews bestreuen. Maispolenta verfügt über eine ausgewogene Zusammensetzung an Fett, Kohlenhydraten, Mineralstoffen und Eiweiß und versorgt damit den Körper in einer ganzheitlichen Weise.

Avocadotoast mit Pfeffer und Chili

2 Scheiben Brot nach Wahl (am besten Vollkornbrot), 1 Avocado, in feine Scheiben geschnitten, Chiliflocken, Sesamsalz, schwarzer Pfeffer, Olivenöl und Kresse nach Geschmack

Die Brotscheiben toasten, bis sie kross und knackig sind (getoastetes Brot kann leichter verdaut werden). Avocadoscheiben auf dem heißen Brot verteilen. Mit Chiliflocken, Sesamsalz und schwarzem Pfeffer abschmecken, nach Wunsch mit etwas Olivenöl beträufeln und mit frischer Kresse bestreuen. Dazu passt ein Ingwertee oder auch frisches Rohkostgemüse. Dies ist ein Frühstück für Tage, an denen du einfach etwas mehr brauchst. Für den Extra-Proteinkick noch Hummus oder Tahina aufs Brot streichen, erst dann mit Avocado belegen.

Zwiebelsuppe

1 kg Zwiebeln, in feine Ringe geschnitten,
6 Knoblauchzehen, in Scheiben geschnitten,
Gemüsesuppenwürfel (Bio), Tamarisauce,
Pfeffer; auf Wunsch dunkles Brot und
Bergkäse

Die Zwiebelringe und Knoblauchscheiben
mit einem ordentlichen Schuss Olivenöl
in einen großen Topf geben und bei geringer Hitze für 15 Minuten zugedeckt
dünsten. Deckel entfernen, die Hitze hoch-
drehen und die Zwiebeln vorsichtig braun
werden lassen, ohne dass sie verbrennen.
Mit 1 Liter kochendem Wasser übergießen,
Suppenwürfel dazugeben und 20 Minuten
kochen lassen. Mit Tamarisauce und Pfeffer
abschmecken. Sehr gut schmecken dazu
mit Bergkäse überbackene Brotscheiben.

Ein paar Tage nach deiner Menstruation
beginnt das Östrogen anzusteigen. Du
hast mehr Energie, möchtest wieder mehr
ins Leben gehen. Viele Frauen fühlen sich
in dieser Phase abenteuerlustig und kreativ.
Sie haben viele Träume und Wünsche, die
sie umsetzen wollen, und eine gewisse
Leichtigkeit, mit der sie an die alltäglichen
Herausforderungen herangehen. Es ist ein
Gefühl wie nach einer intensiven Entgif-
tungskur – alles ist leer, damit es wieder
befüllt werden darf. Es ist der Moment,
wo wir unseren Monat neu beginnen.
Neue Ideen. Neue Projekte. Neue Samen,
die gepflanzt werden wollen.

In dieser Phase kannst du verstärkt alles
Wärmende in dein Leben einbauen. Sanfte
Yogasequenzen, die dich erden und flexibel
machen. Bauchübungen, um deine Mitte
zu stärken. Bewegung, die dich nicht
auslaugt, sondern stabilisiert und stärkt.
Warme Suppen und Eintöpfe, scharf
gewürzt, wenn du es gut verträgst. Wurzelgemüse in allen Variationen mit einer
großen Portion Getreide. Achte darauf,
täglich warm zu essen, denn in dieser
Phase neigen vielen Frauen zu Kälte-
gefühlen. Höre auf deinen Körper. Spürst
du, dass er notwendige Nährstoffe verliert,
die du ihm wieder zuführen möchtest?

Nährstoffe und Kräuter für deine Gesundheit – aber richtig!

Wann immer ich in diesem Buch Spurenelemente oder Heilpflanzen erwähne, rate ich dir, auf deine Intuition zu hören - aber bitte auch auf den Rat und das Wissen anderer. Besorg dir ein gutes Pflanzenlexikon und suche dir einen Kräuterladen oder eine Apotheke deines Vertrauens, wo man dich kompetent berät. Nicht alle Kräuter und Pflanzen sind für jede Frau gleichermaßen und zu jeder Zeit geeignet. Einige vertragen sich nicht mit anderen, manche dürfen bei bestimmten Krankheitsbildern oder während Schwangerschaft und Stillzeit nicht eingenommen werden, wieder andere haben Nebenwirkungen, über die du Bescheid wissen musst (zum Beispiel erhöhte Lichtempfindlichkeit bei längerer Einnahme von Johanniskraut). Auch über die richtige Dosierung und die optimale Dauer der Anwendung solltest du dich eingehend informieren. Falls du das Gefühl hast, unter einer echten Mangelerscheinung zu leiden, lass beim Arzt ein Blutbild machen und deine Werte analysieren.

Versuche in dieser Phase deines Zyklus, täglich einen Teelöffel pures Mandelöl zu dir zu nehmen – es führt dir wichtige essenzielle Fettsäuren zu, die dein Gewebe und deine Knochen von innen her nähren. Die Phase der weißen Frau braucht viel Erdung, damit sie die notwendige Kraft bekommt, ihre Ziele zu fokussieren und zur Vollendung zu führen. Dabei hilft eine Fußmassage. Drei Mahlzeiten täglich. Viel Kontakt mit der Natur. Jetzt ist noch nicht die Zeit des kraftvollen Umsetzens, sondern vielmehr die Phase des Träumewebens und der Seelenlauscherei. Gehe bewusst und sparsam mit deinen Kräften um. Gönne dir öfter einmal eine Ruhephase mit einer Selbstmassage und sinnlichen Düften, die dich berühren.

Karottencremesuppe mit Vanille

2 kleine Schalotten, gewürfelt, ½ TL Vanille, 1 TL Rohrzucker, 5 Karotten, in Scheiben geschnitten, 1/2 Liter Gemüsebrühe (selbst gekocht oder Bio-Instant-Brühe), 1 Hafercuisine (Hafercreme)

Schalottenwürfel in etwas Ghee oder Pflanzenöl anbraten. Vanille und Rohrzucker hinzufügen und die Schalottenwürfel in dem Vanille-Zucker-Gemisch karamellisieren. Karotten hinzufügen und kurz anbraten. Das Ganze mit der Gemüsebrühe aufgießen. 15 Minuten kochen lassen, dann die Hafercuisine hinzugeben. Nach Geschmack salzen, dann pürieren. Dazu passt getoastetes Brot.

Die Zeit der roten Frau

In der zweiten Hälfte deines Zyklus betrittst du das Reich der roten fruchtbaren Frau. Es ist die Zeit des Eisprungs, des Vollmonds. Dein Östrogenspiegel ist sehr hoch, das zeigt sich in einem tollen Hautbild, wilden freien Haaren. Strahlende Gesichtshaut. Du bist ganz in deinem Körper. Fühlst dich stark, sexy, willst deine Weiblichkeit ausdrücken und dich zeigen. Du bist im Sommer deiner Weiblichkeit. Alles drängt nach außen. Will leben, lachen, feiern, sein. Alles in dir will sich zeigen, in seiner größten Fruchtbarkeit. Rein biologisch ist das der Moment, in dem die Frau sich darauf vorbereitet, befruchtet zu werden. In der Zeit des Eisprungs sind alle Hormone auf ihrem Höhepunkt. In dieser Phase erlebst du vielleicht, dass deine sexuelle Lust stark wächst, dass sich dein Körper ganz natürlich nach der Vereinigung mit einem Mann sehnt, nach Berührung, Austausch. Durch deinen jetzt ebenfalls hohen Testosteronspiegel hast du viel Umsetzungskraft, sprühst vor Energie, möchtest ausgehen, tanzen, wild sein. Dein Feuer ist stark – manchmal kann man(n) sich vielleicht auch etwas daran verbrennen. Ich liebe diese Tage meines Eisprungs, wo ich ganz in meiner Kraft bin. An diesen Tagen fühle ich mich stark, optimistisch und unbesiegbar. Ich habe viel Motivation und innere Stärke, Projekte umzusetzen, eine glasklare Gewissheit darüber, was ich will und wohin mein Leben sich entwickeln soll. Ich fühle mich selbstbewusst und zweifle nicht an mir. Es sind die Tage, an denen ich meinen Körper und mich selbst genau so liebe, wie er gerade ist. Denn solange er gesund ist, ist er göttlich. Nun ist es Zeit, dir alle Nahrungsmittel zuzuführen, die deine Fruchtbarkeit feiern: Granatapfelsaft, Vanille, Safran, Rosentee, Frauenmanteltee, rotes Obst und Gemüse, viel grünes Gemüse, Kakao und zu jeder Mahlzeit eine Handvoll frische Kräuter. Achte in dieser Phase darauf, eine hochwertige Proteinquelle in deine täglichen Mahlzeiten einzubauen: Quinoa, Haferflocken oder Hirse, Feta, Maca, Hanfproteinpulver oder auch ein Stückchen Fisch bzw. Fleisch. In dieser Phase ist es auch sehr empfehlenswert, täglich eine Handvoll Mandeln zu essen. Sie liefern deinem Körper hochwertige Fette und eine große Portion Magnesium, Kalzium, Protein und Vitamin E. Versuche, auch Kurkuma in dieser Phase zu deinem täglichen Begleiter zu machen. Das knallgelbe Gewürz putzt das Blut gut durch und hilft dem Körper, alle Toxine zu lösen, um sie dann mit der Menstruation loszulassen. Ich mische mir aus zwei Esslöffeln Kurkuma und zwei Esslöffeln Kokosöl eine Paste, die ich im Kühlschrank aufbewahre, und immer, wenn ich Lust auf Kurkuma habe, brühe ich mir 1 TL der Paste mit heißem Wasser auf und verfeinere das Ganze mit etwas Mandelmilch und Honig. Neben vielen weiteren gesundheitlichen Vorteilen (auf die ich in diesem Buch noch öfter zu sprechen kommen werde) hält Kurkuma auch deine Vaginalschleimhaut gesund. Die rote Frau verlangt nach Ausdruck. Gehe in die Welt, zeige dich und dein Werk. Sprich deine Wahrheit mit vollem Selbstbewusstsein und aus dem Herzen.

Trage ein Kleid und roten Lippenstift. Erforsche deine Beziehung zur Farbe Rot. Gut ist es, wenn nun Tanzen, Laufen, intensive Yoga-Flow-Sequenzen oder auch Krafttraining deinen täglichen Bewegungsplan bereichern. Die rote Frau will schwitzen, um das Feuer, das in ihr lodert, nach außen zu tragen. Bewegung, die dich wirklich fordert und an deine Grenzen bringt, kannst du in dieser Phase sehr leicht umsetzen. Du hast nun die Kraft dafür.

Salat und Brot mit Avocado-Aufstrich

Für den Salat: 1 kleiner roter Radicchio, etwas Rucola, 2 Handvoll frischer Kopfsalat, 1 Gurke, 1 Zucchini, alles geputzt und mundgerecht geschnitten

Für die Marinade: 1 Avocado, 1 EL Limettensaft, 4 EL Olivenöl, 1 TL Honig, 1 TL Sesamsalz, geröstete Pinienkerne

Brot nach Belieben

Für den Aufstrich: 1 Avocado, Saft einer Zitrone, Salz, Pfeffer, einige Cocktailtomaten, halbiert, Olivenöl

Die Zutaten für den Salat in einer Schüssel miteinander vermengen. Die Zutaten für die Marinade im Mixer vermischen und über den Salat geben. Geröstete Pinienkerne darüber streuen.

Zu diesem Sommersalat schmeckt dein Lieblingsbrot mit Avocado-Aufstrich besonders gut: Eine Avocado mit einer Gabel zerdrücken, Zitronensaft, Salz und Pfeffer hineinrühren und die halbierten Cocktailtomaten untermischen. Das Ganze noch mit etwas Olivenöl beträufeln.

Außerdem passen zu dem Salat schwarze Oliven, gegrillte rote Paprika oder getoastetes Schwarzbrot mit Olivenöl.

Die Zeit der schwarzen Frau

Kurz nach deinem Eisprung wird das Östrogen langsam abgebaut und das Gelbkörperhormon Progesteron stark aufgebaut. Das Ei wurde (so ist es zumindest meist der Fall) nicht befruchtet, und es ist Zeit, dass es sich darauf vorbereitet, deinen Körper zu verlassen. Die Hormone in dir erleben wieder eine intensive Veränderung. Du bist im Herbst deiner Weiblichkeit angelangt – deine Gefühle und Gedanken verändern sich, lassen los, etwas darf abfallen von dir. In dieser Phase ist es oft so, dass Frauen kein Bedürfnis nach sexueller Vereinigung spüren – höre auf dein Gefühl. Müdigkeit, Verstopfung und Blähungen können in dieser Zeit auftreten. Dein Körper beginnt, sich auf ein intensives Loslassen vorzubereiten, und das beeinflusst natürlich dein ganzes Sein als Frau. In dieser Zeit kann es sehr heilsam sein, viel Pfeffer und Ingwer in deine Ernährung einzubauen, vor allem an Tagen, an denen du dich müde und schwach fühlst. Jetzt ist es an der Zeit, wieder nach innen zu reisen und alles zu beobachten, was an Gefühlen in dir hochkommt. Sehr hilfreich ist es, viel Seelenschreiberei in deinen Alltag einzubauen; dabei geht es nicht darum, eine große Autorin zu werden, sondern darum, dich zu befreien, dir Emotionen und Gedanken bewusst zu machen, sie festzuhalten, um sie reflektieren und später wieder lesen zu können. Zelebriere tägliche Beautyrituale, die dich nähren.

Komm zur Ruhe. Genieße ein anregendes Peeling mit Zitronenduft und einem Hauch Rosmarin. Lass dich massieren. Steck die Füße in ein Basenbad. Trag weniger Termine in deinen Kalender ein. Begib dich immer wieder in Savasana, die Yoga-Ruhestellung – jedes Mal, wenn du in dieser Phase müde und ausgelaugt bist. Leg dich dafür auf deine Yogamatte oder dein Bett. Schließe die Augen. Spüre die Auflageflächen deines Körpers auf der Matte oder Matratze. Lasse mit jeder Ausatmung deinen Körper tiefer sinken.

Lass die Schwerkraft der Erde dich mit ihr verbinden. Entspanne so für mindestens zehn Minuten.

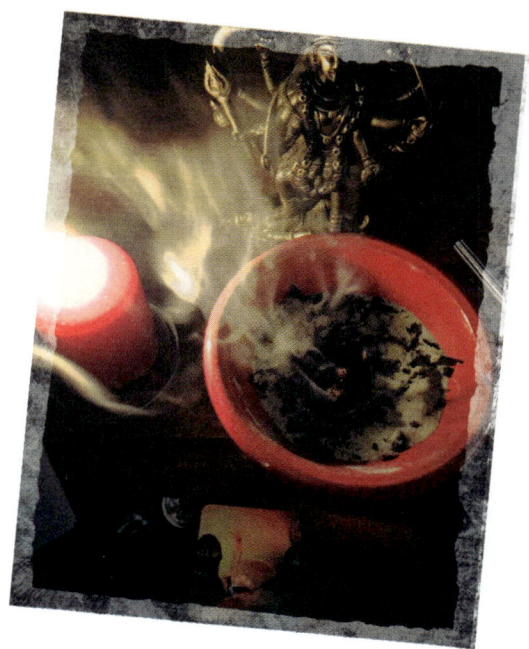

49

Achte darauf, viel Eisenhaltiges in deinen Ernährungsplan einzubauen. Gut tun jetzt leichte Suppen und leicht scharfe Gemüsepfannen mit frischen Kräutern. Verzichte auf allzu schwere, fettige, gebratene und ölige Speisen. Leicht verdaulich, warm und anregend soll es sein.

Ich liebe es in dieser Phase meines Zyklus, ätherischen Rosmarin und/oder Zitronenduft in meine Duftlampe zu geben, vor allem, wenn ich mich schlapp und matt fühle.

Praktiziere moderate Bewegung mit vielen Meditationsmomenten. Komm ins Schwitzen, aber achte darauf, auch viele Dehnungsübungen und entspannende Sequenzen einzubauen. Stärke vor allem Beine und Arme.

Die schwarze Frau ruft dich, nach innen zu tauchen, um dort nach deinem Licht zu suchen. Sie erzählt dir Geschichten vom Loslassen. Sein lassen. Annehmen. Geduld haben. Davon, die Zyklen des Lebens zu betrachten und zu erkennen, dass jeder Anfang ein Ende hat. Du bist nun in dieser Phase dem Ende des Zyklus sehr nah. Es ist die Phase des abnehmenden Mondes. Das Licht schwindet. Es taucht einmal in seine volle Dunkelheit, um dort neues Leben zu gebären und den Zyklus wieder von Neuem beginnen zu lassen.

Kokos-Haferflocken-Brei

5 EL Haferflocken, 2 EL Kokosflocken, 200 ml Hafermilch, 1 EL Kokosmus, 1 Handvoll Rosinen, Honig zum Süßen

Hafer- und Kokosflocken in der Hafermilch kochen, bis sie weich und gut eingekocht sind. Kokosmus und Rosinen unterrühren und alles gut durchmischen. Nach Geschmack mit Honig süßen. Gut dazu passt eine frische Mango.

Mandelmilch-Dattel-Smoothie

1 Tasse Mandelmilch, ¼ TL Zimt, 2 getrocknete Medjoul-Datteln, 1 TL Honig

Mandelmilch mit Zimt erwärmen, kurz vor dem Aufkochen vom Herd nehmen. Zusammen mit den Datteln und dem Honig im Mixer verrühren. Der Smoothie sollte warm sein, wenn du ihn trinkst. Statt Datteln kannst du auch getrocknete Feigen oder Rosinen verwenden.

Die Zeit der blutenden Frau

Die Tage der Menstruation sind eine Zeit des Rückzugs. Jetzt ist viel Ruhe angesagt. Sanfte Fußmassagen mit warmem Sesamöl. Einhüllen in Duftwolken. Stille. Geschehen lassen. In die Rolle der Beobachterin schlüpfen. Bewusstes Zurückziehen aus den Aktivitäten im Außen, soweit es dir möglich ist. Genießen. Sich Zeit nehmen, auch für den kreativen Selbstausdruck – zeichnen, malen, schreiben. Mal dein ganz eigenes Menstruationsbild. Nimm nur leichte Suppen und viel Flüssigkeit zu dir. Trinke viel Frauenmanteltee. Gönn dir ein Fußbad mit Rosmarin- oder Lavendelöl. Bei starken Schmerzen kannst du dir eine Wärmeflasche auf den Bauch legen. Wenn du dich danach fühlst und es dir möglich ist, bleib im Bett und mach es dir mit einem guten Buch und einer Tasse Kakao gemütlich. Achte darauf, dass du dir viele eisenhaltige Nahrungsmittel zuführst, vor allem dann, wenn du stark blutest.

Verbinde dich in Meditation mit deiner Seele. Die Menstruation ist eine Zeit, in welcher wir als Frauen sehr feinfühlig sind. Wir nehmen vieles viel intensiver und tiefer wahr, was manchmal dazu führen kann, dass wir leichter weinen, traurig oder deprimiert sind. Achte auf diese Gefühle. Für mich ist die Zeit der Menstruation heilig. Sie ist jeden Monat anders – mal spüre ich sie fast nicht und bin entspannt, mal neige ich zu Depression und Schwere, meistens ein Resultat eines sehr stressigen Monats. Mich jedoch bewusst mit diesem Prozess in mir zu verbinden, hat mich näher zu meinem Frausein gebracht. Mir gezeigt, wie stark meine Kraft ist und wie intensiv ich jeden Monat immer wieder zu dem Moment meiner heiligen Zeit zurückkehren kann, um mir selbst ganz nah zu sein.

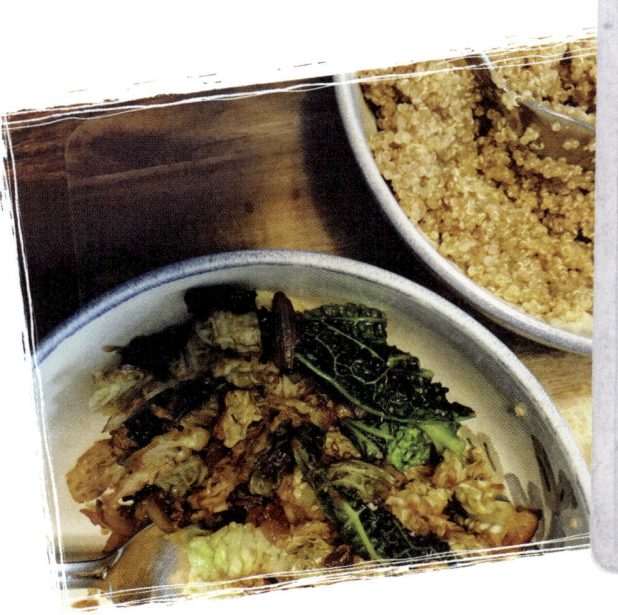

Grünkohlpfanne

1 Zwiebel, in Ringe geschnitten,
2 Knoblauchzehen, gehackt,
1 geräucherter Tofu, in Würfel geschnitten, 1 kleiner Grünkohl, in feine Streifen geschnitten, Saft von 1 Zitrone, Tamarisauce

Brate die Zwiebelringe in etwas Öl an und presse die Knoblauchzehen dazu. Dann gib den Tofu hinzu und brate ihn kurz scharf an, bevor du den Grünkohl hinzufügst. Mit wenig Wasser ablöschen und für 10 Minuten bei geringer Hitze dünsten. Verfeinere das Ganze mit dem Zitronensaft und der Tamarisauce. Dazu passen Hirse, Quinoa, Dinkelnudeln oder Reis.

Quinoasalat mit Oliven, Spargel und Tomaten

200 g Quinoa, 1/2 kg grüner Spargel, einmal durchgeschnitten, 1 klein gehackte Knoblauchzehe, 100 g schwarze Oliven, 1 Handvoll Rispentomaten, halbiert, Saft von 1 Zitrone, etwas Olivenöl, Salz und Pfeffer

Koche die Quinoa nach Packungsbeilage und füge etwas Salz hinzu. Brate den Spargel zusammen mit der Knoblauchzehe in etwas Kokosöl nur ganz kurz an, damit die Stangen knackig und voller Vitamine bleiben. Mische den Spargel, die Oliven und die Tomaten vorsichtig unter die Quinoa. Würze den Salat mit dem Saft einer Zitrone, einem guten Schuss Olivenöl und Salz und Pfeffer. Dieses Gericht ist sowohl warm als auch kalt ein absoluter Genuss. Spargel enthält viel Vitamin A, das dir ein straffes und gesundes Hautbild schenkt.

Eisen für dein Blut

Eisen ist eines der wichtigsten Spurenelemente im Körper, denn es ist für den lebensnotwendigen Sauerstofftransport zuständig. Eisenmangel macht müde, schwächt das Immunsystem und entzieht Haut, Haaren und Nägeln Ausstrahlung und Glanz. Ohne ausreichend Eisen in deinem Blut kannst du nicht von innen heraus strahlen. Im Ayurveda steht eine schöne Haut in enger Beziehung zu gesundem, starkem und nährstoffreichem Blut. Frauen verlieren im Laufe ihres Lebens während ihrer Tage viel Blut. Es ist deshalb wichtig, den Körper mit eisenhaltigen Nahrungsmitteln und Kräutern zu stärken, um diesen Kraftverlust auszugleichen. Unten findest du eine Liste mit den besten eisenhaltigen Geschenken der Natur. Achte darauf, dass du die Einnahme von pflanzlichem Eisen immer mit etwas kombinierst, das Vitamin C enthält, wie etwa Zitronensaft. Wichtig ist auch, dass du, während du dich mit pflanzlichem Eisen verwöhnst, auf die gleichzeitige Einnahme von Milchprodukten, Sojaprodukten, Schwarztee, Grüntee, Kaffee, Rotwein und Traubensaft verzichtest. Nur so kann der Körper das Eisen aufnehmen.

Besonders eisenreiche pflanzliche Nahrungsmittel: Quinoa, Algen, Birnen, Pinienkerne, Spinat, Linsen, Mandeln, Kürbis, Sesam, Pistazien, Leinsamen, Rohkakao, getrocknete Früchte wie Birnen, Rosinen und Aprikosen, Kohl, dunkle Blattsalate, Buchweizen, Hirse, Cashews, Bohnen, Brennnesseln, Rote Rüben, rote Beeren, Salbei, Eisenkraut, Petersilie, Kresse, Spirulina.

Frau sein im *Licht* des Mondes

Mit dem Mond zu leben ist heilsam für die Frau. In den Zyklen des magischen Himmelskörpers erkennt sie ihren eigenen Zyklus. Es gibt im Leben der Frau Zeiten, um aktiv zu sein, rauszugehen, das Leben zu feiern. Und es gibt Zeiten des Rückzugs, des Alleinseins, der Reflexion und Meditation. Ich habe für mich bemerkt, dass es mir einfach nicht gut geht, wenn ich diese Zeiten nicht bewusst wahrnehme, meinen Gefühlen nicht folge. Ich brauche das Außen, aber ich brauche auch das Innen. Der Mond lehrt mich, den Zyklus meiner Gefühle zu achten. Mich anzunehmen. An den guten und an den nicht so guten Tagen. So wie sie unregelmäßig, nicht konstant, anders und wechselhaft sind, so bin ich es auch. Und das ist absolut in Ordnung! Es geht nur darum, es anzunehmen, zu erkennen und damit zu spielen. Die guten Tage zu nutzen, um kreativ zu erschaffen und die schlechten Tage dafür, in die Innenwelt zu reisen. Die Frau ist ein zyklisches Wesen, sie findet ihre Heilung, indem sie diesen Zyklus annimmt.

Ich möchte dich einladen, im Zyklus des Mondes Raum und Zeit für die Begegnung mit deiner inneren Frau zu schaffen. Dich mit dem Mond zu verbinden heißt, dich mit dir selbst zu verbinden. Seinem Zyklus zu folgen heißt, dich selbst als zyklisches Wesen zu verstehen. So wie er innerhalb eines Monats seine Kleider täglich wechselt, so wechselst auch du deine. In vier Phasen entwickelst du dich jeden Monat aufs Neue von Neumond zu Neumond. Von Vollmond zu Vollmond. Immer wieder und immer wieder anders. Genieße deine Weiblichkeit im Strahlen des Mondlichtes.

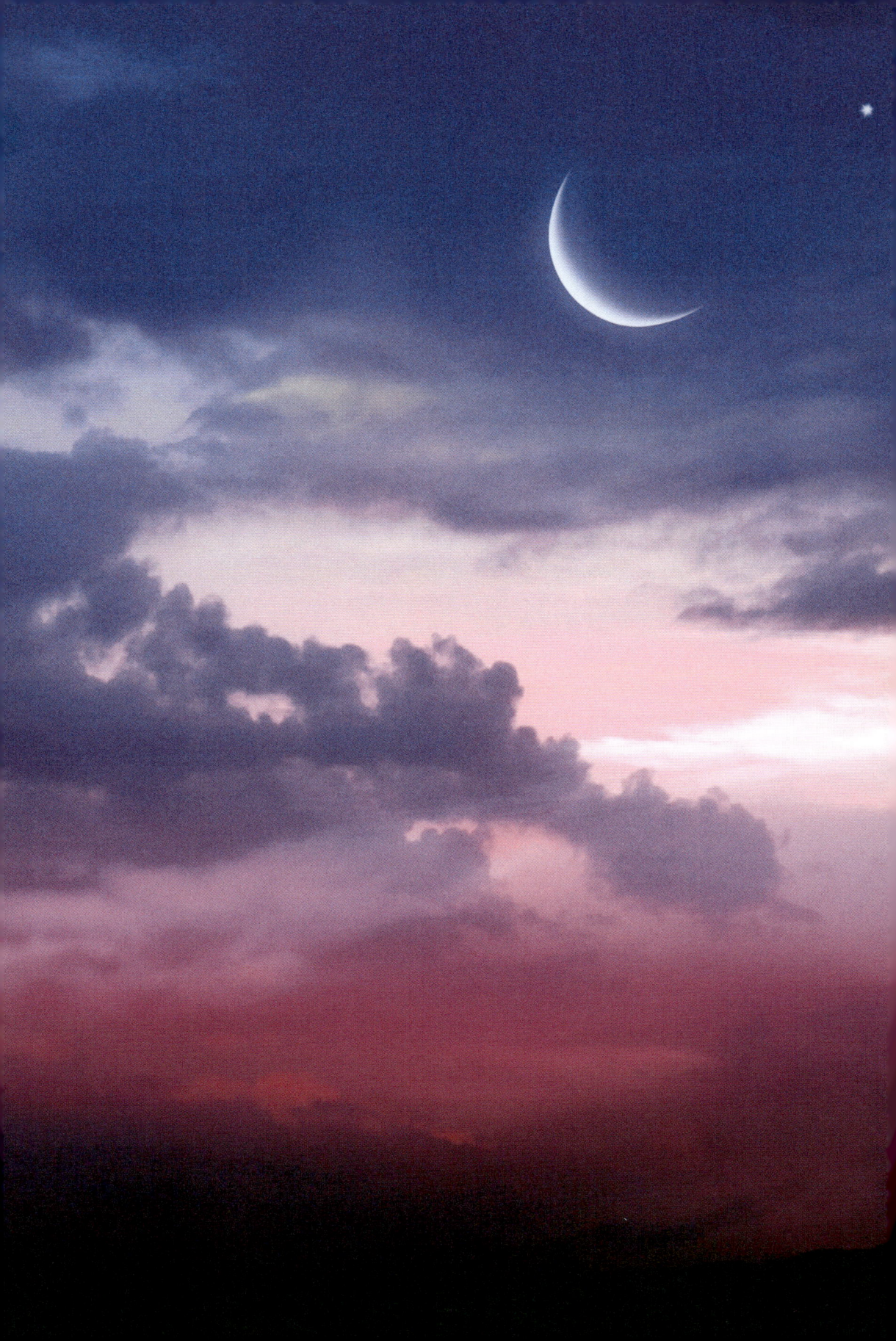

Neumond und Neuanfang

Zu Neumond fühle ich mich leer. Energielos. Ich habe das Bedürfnis, ins Nichts einzutauchen und dort zu verweilen. Keine neuen Projekte. Nicht zu viel Arbeit. Stille. Meditation. Die Neumondenergie ist die Zeit, um leer zu werden und diese Leere auch anzunehmen. Wir dürfen wieder lernen stillzuhalten. Möglichst viele Termine zu streichen und nach innen zu gehen.

Schwarzmond. Ich will nichts. Denn alles steht still. Stillstand. Schwerelosigkeit in der Unendlichkeit. Kein Vorwärts. Kein Zurück. Einfach sein. In der Stille. Können wir Frauen uns dieser Stille hingeben? Der Ungewissheit, dem Schwerelossein? Ohne zu wollen? Ohne zu wünschen? Ohne zu wissen, wohin das Leben uns führen wird? Einfach die Kontrolle aufgeben und im Moment aufgehen. Schwarzmond. Im Dunklen sein, wissend, dass dein inneres Seelenlicht dich durch das Leben trägt. Schwarzmond. Nach innen reisen. Vertrauen finden. Annehmen. Hingeben. Sein und den Moment umarmen.

Zu Neumond steht der Mond neben der Sonne. Er geht zwischen Erde und Sonne auf, und seine Existenz wird vom Sonnenlicht überstrahlt. Bald werden wir ihn wiedersehen, wenn er kurz nach seiner totalen Finsternis wieder beginnt, sich gegen Osten einmal um sich selbst zu drehen, zu tanzen. 29,5 Tage dauert der Zyklus von Neumond zu Neumond, etwa so lange wie ein Menstruationszyklus. Für mich steht der Neumond für das Ende, aber auch für den Neubeginn. Wir können Altes entlassen, leer werden, um Platz für Neues zu schaffen.

Monat für Monat nutze ich die Zeit des Neumonds für kleine Rituale und Zeremonien. Sehr wichtig ist dabei das Loslassen. Bewusst in die Ruhe gehen. So wie der Mond am Himmel. Meditieren. Atmen. Einfach die Dinge so sein lassen, wie sie sind. Schlafen. Beine hochlegen. Diese Stille ist so heilsam für unsere Weiblichkeit.

Der Neumond kann eine Zeit sein, in welcher unverarbeitete Ängste und Zweifel in dir hochkommen, Dinge, die dich belasten. Doch sie kommen nicht hoch, damit du sie wegschiebst, sondern damit du sie erkennst und transformierst. Dafür musst du sie aus dir herausbekommen, entlassen, befreien.

Schreibe alles auf, was dich belastet, wovor du Angst hast. Alles, was dich daran hindert, in deine Kraft zu gehen. Schreibe es auf und übergib es dem Feuer. Verbrenne es. Lasse es los.

Frauen haben die Tendenz, viel Kälte im Bereich ihres Unterbauchs zu sammeln. Lege deine Hände auf deinen Bauch und spüre hinein. Hast du das Gefühl, du brauchst etwas Wärme in diesem Bereich? Mit einem Ingwerwickel kannst du deine Mondschale wärmen und aktivieren.

Gerne zünde ich bei Neumond auch eine Kerze an. Denn das Licht des Mondes ist nicht sichtbar. Und vielleicht kannst du gerade auch dein eigenes Licht nicht sehen. Es gibt solche Tage, an denen wir uns einfach nicht gut fühlen. Keine Orientierung haben. Nicht wissen, wo es langgeht. Denn das Leben ist keine gerade Linie. Das Leben ist ein Zyklus. Es gibt Zeiten zum Säen und Zeiten zum Ernten, Zeiten zum Tanzen, Lachen, Glücklichsein und Zeiten zum Innehalten, Trauern, Zurückziehen. Höre auf deine Gefühle. Du musst dein Licht nicht immer sehen können, aber du kannst die Gewissheit haben, dass es immer da ist. Zünde die Kerze an, um dein Licht zu halten. Neumond ist eine gute Zeit, um auf den kommenden Monat zu blicken. *Was will erlebt werden? Was möchtest du erreichen, in welchem Rhythmus diesen Monat durch das Leben tanzen? Wonach sehnst du dich? Was darf sich in deinem Leben entfalten?* Schreibe oder male es auf und platziere das Ergebnis dort, wo du es im Blickfeld hast. Alles, worauf du deine Aufmerksamkeit lenkst, wird erblühen. Manchmal braucht es einfach Zeit – habe Geduld, so wie der

Ingwerwickel
5 Scheiben frischer Ingwer

Ingwer für 30 Minuten in 1 Liter Wasser kochen. Etwas abkühlen lassen. Sobald es von der Temperatur her erträglich ist, ein Baumwolltuch im Ingwerwasser tränken und auswringen. Auf den Unterbauch auflegen, obendrauf ein Handtuch und eine warme Wolldecke packen. Etwa 30 Minuten entspannen.

Mond, wenn er sich einmal um die Erde dreht und im Tanz mit ihr, um die Sonne kreist.

Ich habe in meinem Heim verschiedene kleine, ganz persönliche rituelle Plätze. Orte, an die ich Dinge hinstelle, zu denen ich mich hingezogen, von denen ich mich berührt fühle, an denen ich Gegenstände platziere, die mir Kraft geben, mich an meine Essenz erinnern oder mich in schwierigen Zeiten trösten. Das sind zum Beispiel Blumen, Figuren indischer Gottheiten, Kristalle, Vintage-Postkarten, getrocknete Pflanzen und Kräuter, besondere Steine, Glücksbringer, Mitbringsel von besonderen Orten, die ich besucht habe, Bilder von Menschen, die mich inspirieren, Worte, die mein Bewusstsein erweitern. Jeden Monat zu Neumond ordne ich einen oder mehrere dieser Plätze neu. Ich lade dich ein, die erneuernde Kraft des Neumonds zu nutzen, um auch deinem Leben mit einem Kraftplatz neue

Impulse zu schenken. Energien in dein Leben zu rufen, die du für deine weiteren Schritte als Frau brauchst. Entferne Altes, um Platz zu schaffen für Neues. Finde Neues, um Altes transformieren zu können. Dein Kraftplatz wird zu einem besonderen Ort für dich werden. Denn jedes Mal, wenn du deine Aufmerksamkeit dorthin richtest, wirst du dich erinnern – daran, wovon du träumst, wonach du dich sehnst, was du dir wünschst und was deine Seele dir täglich flüstert, damit du in deinem Leben dorthin gelangst, wohin du gehörst.

Notizen für die weibliche Kraft

Für mich sind die Tage rund um den Neumond manchmal sehr intensiv. Ich verfalle und falle oft in einen bodenlosen Abgrund. Vor allem dann, wenn tief liegende Schatten in mir hochkommen und nach Erlösung schreien. An Tagen wie diesen verliere ich die Verbindung zu meiner Urkraft als Frau. Ich möchte mich vom Leben zurückziehen, weil mich jede Entscheidung darüber, wohin der nächste Schritt gehen soll, überfordert und verängstigt. An Tagen wie diesen bin ich leer. Vom Alltag. Vom Geld verdienen. Vom Kochen. Von Beziehungen. Vom Sein. An Tagen wie diesen quälen mich die perfekten Instagram-Bilder vom perfekten Leben der perfekten Anderen – obwohl ich weiß, dass kein Leben perfekt ist, kein einziges, denn Perfektion widerspricht dem ersten Prinzip des Lebens: dass es nämlich keine Perfektion im ewigen Kreislauf von Tag und Nacht gibt. Jeder hat sie, die hellen und die dunklen Tage der Seele. Und gerade in den dunkelsten Tagen unseres Lebens stecken die größten Chancen für Entwicklung. Für Ganz-Werdung. Für Heil-Werdung. An Tagen wie diesen weiß ich, dass es die Kraft der schwarzen Göttin ist, die mich befreien kann, wenn ich es zulasse. Die Kraft der schwarzen Göttin ist das Dunkle in mir und dir – die Traurigkeit, die Melancholie, der Zweifel, die Angst. Sie wirkt an den Tagen, an denen du vielleicht mir dir kämpfst, um dich nicht fühlen zu müssen. Um das alles nicht fühlen zu müssen. Doch es ist heilsam, dir einfach zu erlauben, die schwarze Göttin in dir zu bejahen – denn sie ist ein Teil der Schöpfung.
In unserer schnelllebigen Welt, in der Erfolg, Glamour und Konsum einen viel zu hohen Stellenwert haben, ist oft kein Platz für schlechte Tage. Kein Platz für Traurigkeit, Selbstzweifel, Selbstreflexion, Abtauchen in die dunkle Innenwelt. Alles soll möglichst an der Oberfläche bleiben, denn Tiefgang ist zu schmerzhaft. Ja, es tut weh, dem eigenen Schatten ins Gesicht zu sehen. Aber es ist so heilsam, ihn einfach zu lieben und anzunehmen!

Übe dich darin, das Leben so anzunehmen, wie es kommt. Mit all seinen Höhen und Tiefen. In den Höhen zu genießen und achtsam durch die Tiefen zu tauchen. Trinke einen trostspendenden Frauenmanteltee. Sprich mit einer Freundin. Gestalte den Tag der dunklen Seelennacht so angenehm wie möglich – lass die Pflichten liegen und nähre dich mit einem gesunden Rezept, einem selbst gebackenen Kuchen oder einem Glas Granatapfelsaft. Streiche mit sanften Ölen über deinen Körper. Sie sind die beste Liebestherapie, die ich kenne. Werde kreativ. Schreibe. Male. Singe. Transformiere die Energie in etwas Schöpferisches. Das befreit dich. Komme in den Fluss, durch Tanzen, Laufen oder das Abtauchen in einen Yogaflow. Den Körper zu bewegen bringt Bewegung in die Stagnation des Geistes.

Identifiziere dich nicht mit deinen Gedanken – sie sind vergänglich, wandelbar, nicht wahr. Einmal so, einmal so. Immer anders. In einem Moment bist du traurig und dann wieder glücklich. Lass es gehen. Bleib nicht stehen. Bleib im Fluss. Rieche an der Rose. Ihre Kraft tröstet deine Seele und erhebt deine Gedanken in ein anderes Bewusstsein. Schenke dir selbst einen Rosenstrauß oder gib ein paar Tropfen ihres heilenden Duftes auf deine Schläfen.

Zunehmender Mond – alles beginnt, sich wieder zu füllen

In der Zeit des zunehmenden Mondes wird sein Licht wieder stärker. Jeden Tag ein wenig mehr. Im Laufe der zwei Wochen dieses Naturschauspiels kannst du gut darüber reflektieren, was auch in deinem Leben an Kraft gewinnen soll.

Wohin möchtest du dich als Frau entwickeln? Was möchtest du in dein Leben holen? Was darf wachsen, weil es dich in deiner persönlichen Entwicklung unterstützt?

Die Kraft des zunehmenden Mondes wird alles in dir verstärken – Licht auf das bringen, was du dir wünschst, vielleicht auch auf das, was du nicht sehen willst. Dies geschieht vor allem auf der Ebene deiner Emotionen, weil der Mond einen starken Einfluss auf unsere Gefühle hat. So wie seine Kraft mit jedem Tag wächst, so wächst auch all das, worauf du deinen Fokus, das Licht deines Bewusstseins lenkst.

Der zunehmende Mond ist ein guter Zeitpunkt, um neue Projekte zu beginnen, beruflich oder privat, und sie mit deinen Intentionen zu füllen. Je heller das Licht des Mondes wird, desto mehr wird ihre Kraft zunehmen. Dabei ist der Weg das Ziel – deine Projekte wachsen geduldig und fokussiert und werden durch die achtsamen Schritte genährt, mit denen du sie zum Wachsen bringst.

Der zunehmende Mond unterstützt auch alle neuen Aspekte, die du in dein Leben bringen willst. Eine bestimmte Meditation. Eine intensivere Yogapraxis. Liebe. Mehr Achtsamkeit bei deiner Ernährung. Außerdem eignet sich diese Phase dafür, die Kraft von Heilkräutern, die dich nähren und aufbauen, in deinen täglichen Ernährungsplan zu integrieren. Mehr dazu findest du im Kapitel »Ernährungsweisheit«.

In diesem Moment der monatlichen Bewegungen des Mondes geht es auch darum, was an Verborgenem aus deinem Unterbewusstsein empordringt. Welche Themen werden präsent? Im Innen und Außen? Welche Ängste, Sorgen, Zweifel werden durch das Licht des Mondes beleuchtet? Jetzt ist noch nicht der richtige Zeitpunkt, sie loszulassen, sondern du solltest sie dir bewusst machen, durch Seelenschreiberei, Meditation und Innenweltreisen.

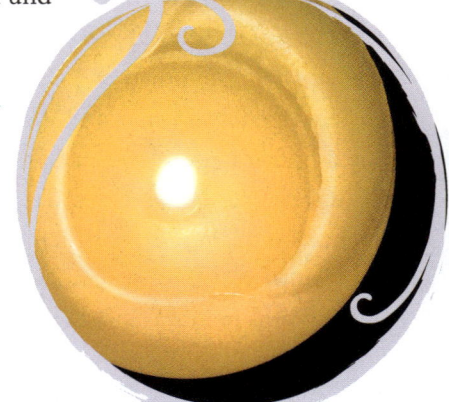

Vollmond – alles ist voll und rund

In der Zeit, wo der Mond wieder ganz rund wird, werde ich intensiver, wilder, feinfühliger und, je nach dem Stand des Mondes, gelassener oder heißblütiger. Mit den Jahren habe ich beobachtet, dass jeder Vollmond in mir andere Ebenen meines Seins hervorruft, meine Gefühle jedes Mal auf andere Art und Weise berührt und von Zyklus zu Zyklus unterschiedliche Dinge in mir hervorholt und herausbringt. Es gibt Vollmondnächte, in denen ich ganz bei mir bin. Harmonie und Entspannung erfüllen mein Leben. Und es gibt Monde, die mich fordern, zum Kämpfen verlocken, wie ein großer Berg, den es zu erklimmen gilt. So wie mein Menstruationszyklus mir jeden Monat aufs Neue zeigt, wo ich stehe, wie ich fühle und wohin ich will, so zeigt mir der Mond jedes Mal, wenn er voll wird, was abgerundet, vollendet, ganz gemacht werden muss. Damit der Zyklus wieder von Neuem beginnen kann.

Zu Vollmond steht der Mond genau gegenüber von der Sonne und reflektiert ihr Licht. Er erstrahlt im Glanze der Sonne, bildet zu ihr eine Opposition, ihr genaues Gegenteil. Männlich und weiblich stehen sich gegenüber. Feuer und Wasser bilden ein Spannungsfeld. In knapp 28 Tagen umkreist der Mond die Erde und beeinflusst dabei Mensch, Tier und Natur. Jeden Monat scheint sein Licht anders. Ein Weiß in unterschiedlichen Nuancen.

Facetten. Manchmal rötlich, violett, blau. Dann wieder mehr ins Gelb und Grün gehend. Manchmal von Wolken bedeckt und dann wieder strahlend sichtbar.

Der Mond ist wie die Frau. Immer anders. Immer veränderlich. Manchmal heller. Manchmal dunkler.

Doch immer kraftvoll anwesend, wenn er voll wird und uns daran erinnert, dass alles einen Höhepunkt im Leben hat, bevor es wieder leer wird, um Platz zu machen für etwas Neues.

Drei Tage lang spüre ich jeden Monat aufs Neue den Vollmond und seine Kraft auf mein weibliches Sein. Im Internet findet man zig Interpretationen darüber, was dieser spezielle Mond in seinem speziellen Tierkreis, den er gerade durchläuft, bewirken soll oder wofür er steht. Manchmal kann ich mit diesen Beschreibungen durchaus etwas anfangen, doch viel öfter versuche ich zu spüren, was der Mond in mir bewirkt. Was ich fühle. Was in mir erfahrbar wird. Was meine Intuition spricht. Denn für jede Frau wird der Mond eine andere Botschaft bereithalten. Ganz individuell. Ganz einzigartig.

Nun ist die Zeit, ein Vollmondbad zu nehmen. Zünde im Badezimmer Kerzen an. Lass das Wasser in die Wanne laufen. Während du dem Rauschen lauschst,

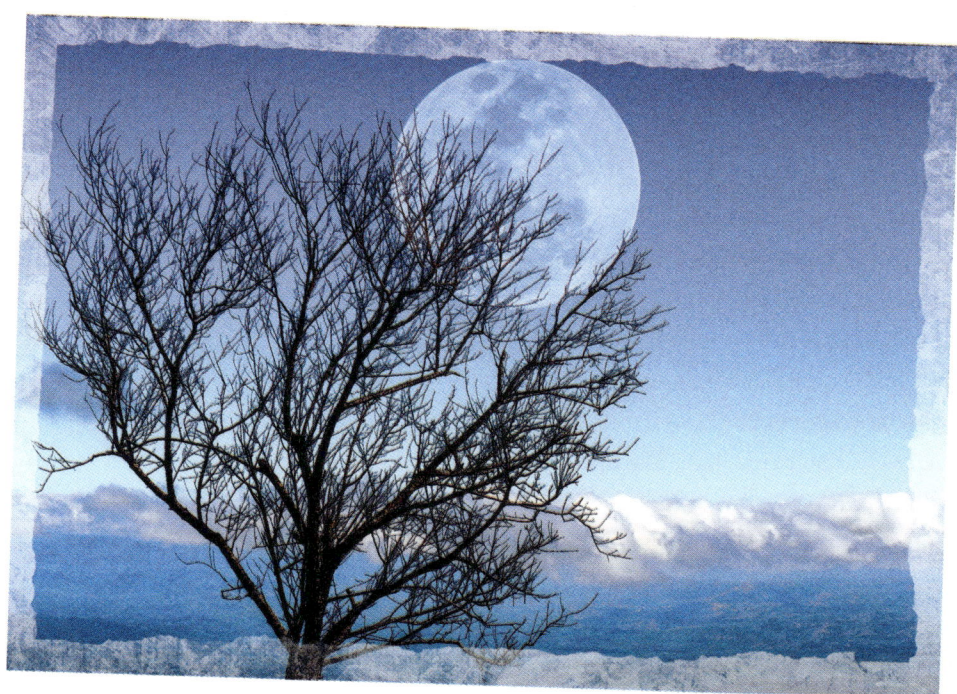

beginne deinen Körper mit Sesamöl, das du vorher im Wasserbad erwärmt hast, zu balsamieren. Mit langsamen, streichenden Bewegungen – berühre dich sanft. Fühle die Textur deiner Haut, die Konturen deines Körpers, die Wärme deiner Existenz. Füge deinem Badewasser eine Tasse Mandelmilch, eine Handvoll Rosenblätter, einen Schuss Mandelöl und einige Tropfen eines ätherischen Öls deiner Wahl hinzu. Steige mit dem Öl auf deiner Haut in die Badewanne, schließe die Augen und meditiere mit der Kraft des Mondes. Genieße, entspanne und lausche der Stimme deiner inneren Frau, ihren Botschaften für dein Leben.

Stelle bei Vollmond ein Glas Wasser auf deinen Balkon oder in den Garten und lasse die Nacht durch das Licht des vollen Mondes darauf scheinen. Nach dem Aufwachen trinke dieses magische Wasser auf nüchternen Magen. Wenn du dieses Ritual zu jedem Vollmond durchführst, wird das deine Verbindung zu ihm und deiner Intuition stärken und fördern. Wenn du möchtest, kannst du zusätzlich auch einen Mondstein ins Wasser legen. Das wird die mondhafte Kraft des Wassers stärken.

Du kannst im Vollmond auch deinen Schmuck aufladen: Leg ihn ins Licht des Mondes, um seine Strahlen einzufangen. So wirst du sein Licht immer bei dir tragen – bis zum nächsten Vollmond.

Blicke zurück: *Was ist im Monat seit dem letzten Neumond geschehen? Was hast du gelernt? Was hast du erfahren? Was ist voll geworden? Und was darf nun abnehmen, gemäß des natürlichen Mondzyklus?* Denn ab heute treten wir wieder in den abnehmenden Mond, ein guter Zeitpunkt, um Entschlackendes in dein Leben einzubauen, wie etwa Brennnesseltee, Detoxsuppen und viele Gewürze wie Kurkuma, die dein Blut reinigen.

Der volle Mond lädt zum Meditieren ein. Durch seine starke Wirkung auf unsere Gefühle und unsere Innenwelt fällt es uns leicht, nach innen zu gehen. Für die Meditation reicht es, wenn du dir einen stillen, behaglichen Ort suchst, die Augen schließt und einfach nur deine Atmung beobachtest, während deine Gedanken immer ruhiger werden und sich Ruhe und Frieden in dir ausbreiten.

Auch die Tage des Vollmonds sind wieder eine gute Zeit für Seelenschreiberei. Schreibe oder male einfach drauflos. Alles, was aus dir herauswill. Alles, was vom Herzen in den Stift fließt. Schreibe vor allem in Vollmondnächten, in denen es dir nicht so gut geht. Schreiben ist ein heilsames Werkzeug, das manches bewirken kann. Es reinigt, befreit, bringt die Energie wieder in den Fluss und schenkt dir Klarheit über deine Gefühle.

Die Vollmondzeit ist eine Zeit des Fühlens, der tiefen Verbindung zu dir selbst. Du kannst deine innere Stimme besser hören. Der Zugang zur Welt des Unterbewusstseins ist leichter, die Tore zu deinen Seelenbotschaften sind weit geöffnet. Komme in den Fluss. Werde langsamer. Steige aus den Aktivitäten des Alltags aus, wenn du kannst, und versuche, den Tag des vollen Mondes ganz aus deiner Intuition heraus zu gestalten. Ohne Druck. Ganz im Fluss.

Der volle Mond repräsentiert die Frau während ihres Eisprungs. In ihrer vollen Fruchtbarkeit und Präsenz. In ihrem Feuer, ihrer strahlenden Schönheit. In dem Moment, wenn sie bereit ist, neues Leben zu empfangen. Vielleicht fühlst du dich zu Vollmond besonders sexy und attraktiv. Mache dich heute schön, schminke dich und tanze wild im Schein des Mondes. Jetzt ist die Zeit für sanfte Yogasequenzen, die dich erden und in den Fluss bringen. Ich liebe es, zum vollen Mond nach innen zu gehen, mich sanft zu bewegen und genau hineinzuspüren, was mein Körper an diesem Tag braucht. Oft lege ich mich einfach auf den Boden, schließe die Augen und frage meine innere Stimme, womit ich mein Wohlbefinden in den kommenden Wochen unterstützen kann: *Was wird mir guttun? Welche Pflanzen unterstützen meine Gesundheit? Welche alltäglichen Rituale bringen mich in mein weibliches Gleichgewicht?* Der Vollmond ist fruchtbar und beeinflusst den Hormonhaushalt der Frau. Du kannst Vollmonde nutzen, um stärkende Pflanzen für deine Gebärmutter und dein Blut in deine Ernährung einzubauen (siehe auch das Kapitel »Ernährungsweisheit«) – oder du machst es dir mit leckeren Süßigkeiten und einem entspannenden Fußbad auf der Couch gemütlich und genießt dich selbst.

Abnehmender Mond – alles wird leer

Wenn der volle Mond sein Licht hin zum Neumond entleert, ist es Zeit, mehr Stille und Ruhe in dein Leben zu bringen. Denn so, wie der Mond sein Licht zurückzieht, so zieht sich auch in uns alles zurück. Wasser. Substanz. Nährstoffe. Lebenskraft. Das Licht verschwindet, und so kann auch dein Licht dunkler werden. Unruhe, Angst und Unsicherheit können sich breitmachen. Der abnehmende Mond ruft dich, nach innen einzukehren. Die Verpflichtungen im Außen weniger werden zu lassen und deiner Innenwelt mehr Raum zu schenken. Der abnehmende Mond unterstützt alles in dir, was weniger werden darf. Genieße das Nichtstun! In ihm entfalten sich neue Welten vor deinem inneren Auge. In ihm wirst du ruhig, findest zu dir, öffnest dich für die tieferen Botschaften, die aus deinem Inneren emporsteigen und dir Heilsames für deinen Alltag verraten. Im Nichtstun darfst du deiner Intuition lauschen. Integriere das regelmäßige Nichtstun in der Zeit des abnehmenden Mondes in die spirituelle Praxis deines täglichen Lebens. Anstatt Kraft zu verlieren, wirst du Kraft tanken. Anstatt dich auszulaugen, wirst du dich aufladen. Anstatt dich aufzugeben, wirst du dich hingeben.

Jetzt ist auch die Zeit für eine Entschlackungskur. So, wie der Mond sein Licht reduziert, kannst auch du vieles aus deinem Körper ausleiten, das dich belastet, schwer macht oder dich daran hindert, dich in deinem Körper wohlzufühlen. Trinke in der Zeit des abnehmenden Mondes viel Ingwertee oder entwässernde Kräutertees mit Brennnessel, Löwenzahn oder Salbei. Lege öfter einen Suppentag ein oder faste mit Säften und Tees.

Ayurvedische Abendsuppe

1 Stück frischer Ingwer, gewürfelt, 1 TL Kurkuma, 1 TL Kreuzkümmel, 1 TL Senfsamen, 1 Bund Suppengrün, klein geschnitten, 2 Schalotten, gewürfelt, 1/2 Fenchel, klein geschnitten, 1/2 Liter Brühe, Saft von 1 Zitrone, Hefegewürzflocken, Tamarisauce, 1 Handvoll frischer Koriander, gehackt

Die Gewürze für 5 Minuten auf kleiner Hitze in etwas Ghee oder Pflanzenöl anbraten. Das Gemüse kurz mitbraten, dann mit der Brühe aufgießen. 20 Minuten kochen. Zitronensaft hinzufügen, salzen, pfeffern, mit Hefegewürzflocken und Tamarisauce verfeinern. Zum Schluss den frischen Koriander daruntermischen. Nach Wunsch mit Chapatis und einer Chutney-Variation am Abend im Kreis deiner Lieben genießen.

Die Zeit des abnehmenden Mondes ist ideal, um Altes und Verbrauchtes aus deinem Leben zu entlassen. Ausmisten, aufräumen, putzen, deine Haut peelen, einen Abschiedsbrief schreiben.

Wenn du Projekte zu Ende führen möchtest, dann eignet sich die Zeit des abnehmenden Mondes besonders gut dafür. Du wirst auf dem Weg Richtung Neumond einen guten Abschluss finden. Innerhalb eines Monats kann viel begonnen und viel abgeschlossen werden.

Der abnehmende Mond ist auch eine gute Phase für Verzicht. Lass Dinge weg und los, die dir nicht guttun, sei es bei deiner Ernährung oder in deinem Alltag. Lass los und schaff Platz für anderes in deinem Leben, das deine Weiblichkeit auf einer tieferen Ebene berührt und nährt. Reinigende Beautyrituale sind bei abnehmendem Mond besonders wirksam. So wie der Mond täglich mehr im Schatten der Sonne verschwindet, so kannst auch du täglich mehr deine alte Haut loslassen, dich häuten und etwas Neues zum Vorschein kommen lassen.

Gut sind auch alle Bewegungspraktiken, bei denen du ins Schwitzen kommst. Schwitzen ist ein wichtiger Prozess für das Anregen des Stoffwechsels und der damit verbundenen Entschlackung und Reinigung des Körpers.

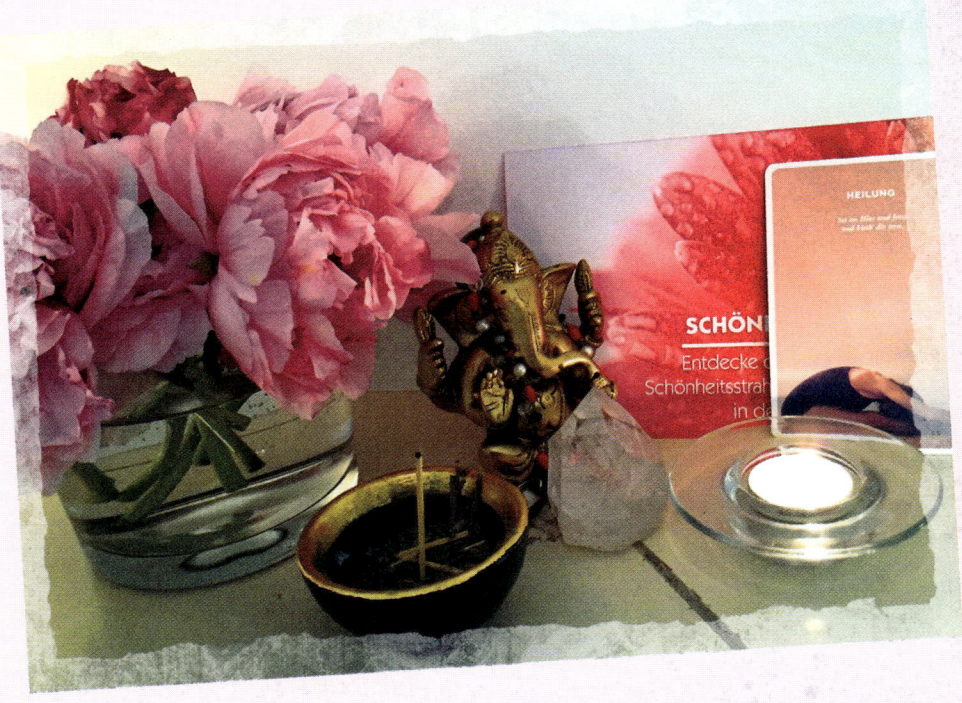

Intuition –
deine Wegbegleiterin

Die Intuition ist deine innere Stimme, die du stets mit dir trägst. Sie ist immer da, auch wenn du sie nicht wahrnimmst. Sie ist eine direkte Verbindung, eine Art »Telefonleitung« zu deiner Seelenkraft. Sie schenkt dir eine Eingebung, die nicht aus deinem Verstand kommt.

Intuition ist deine Fähigkeit, Menschen, Situationen und Ereignisse in Sekundenschnelle zu verstehen, sie instinktiv zu erfassen und entsprechend zu handeln und zu sprechen.

Kennst du das Gefühl, dass es sich »nicht richtig« anfühlt, wenn du etwas tust, das du eigentlich nicht willst? Das Gefühl, dass du, nachdem etwas geschehen, innerlich sagst: Ich habe es gewusst? Das Gefühl, einen Menschen das erste Mal zu sehen und ihn aus nicht erklärbaren Gründen nicht zu mögen? Die Intuition spricht leise – sie ist nicht so laut wie der Verstand und deswegen hören wir sie oft nicht so gut. Sie ist wie ein Muskel. Wenn du sie nicht trainierst, dann verkümmert sie. Sie ist dein Wegweiser. Deine direkte Verbindung zu deinem Seelenbuch. Dein Kompass durch das Abenteuer Leben. Wenn du lernst, dich mit ihr zu verbinden, dann beginnt dein Weg des Vertrauens. Du gibst dich deinem Leben hin, ohne daran zu zweifeln, was dein Gefühl dir zuflüstert. In jedem Moment deines Lebens. Die Intuition ist deine beste Freundin, die Grundlage für Kreativität. Wenn du wieder beginnst, ihr zu vertrauen und ihr mehr Raum zum Sprechen in deinem Leben gibst, wirst du dich selbst als die Schöpferin deines Alltags erkennen.

Es geht nicht darum, immer alles richtig zu machen. Fehler gehören genauso zum Leben wie Erfolge. Aber sowohl im Fehlermachen als auch im Erfolgefeiern ist es wichtig, die richtigen Entscheidungen zu treffen. Genau in sich hineinzuspüren: *Tut mir heute ein Apfel gut oder ein warmer Haferflockenbrei? Welche Pflege braucht meine Haut gerade? Soll ich mit diesem Mann zusammen sein oder nicht? Soll ich diese Reise machen oder nicht? In welche Richtung wird sich dieses Ereignis entwickeln? Darf ich diesem Menschen vertrauen?* Oft glauben wir unserer Intuition nicht – wir haben in einer Gesellschaft, wo der rationale Verstand über allem steht, nicht gelernt, dem Instinktiven, Wilden in uns zu vertrauen. Doch genau dort liegt die Verbindung zu deiner wilden Urfrau – die Intuition wird dich lehren, nicht nur ihr, sondern vor allem dir selbst zu trauen und zu vertrauen.

Wilde Wege zu deiner Intuition

Um dich deiner Intuition wieder zu nähern, nimm dir täglich oder mehrmals in der Woche etwas vor, das dich aus deiner Komfortzone holt. Etwas, wovor du Angst hast oder das dich Überwindung kostet. Mache etwas, das dich aus zu engen Grenzen befreit – Grenzen, die dir andere auferlegen oder mit denen du dich selbst einengst. Die wilde Frau in dir will dich über diese Grenzen hinaustragen, hin zu einem tiefen Vertrauen und einer tiefen Hingabe an das, was in dir ist. Hast du auch schon oft den Ruf gespürt, einfach

in den Wald zu gehen? Einfach einmal loszulaufen, wenn Situationen dich einengen? Einfach einmal anders zu sein als das, was andere von dir erwarten oder das, was du manchmal spielst, um dein Gesicht zu wahren? Geh an den Rand deiner geistigen Klippe und spring – in vollem Vertrauen darauf, dass du genau dort landen wirst, wo das Leben und deine innere wilde Frau dich haben wollen. Vertraust du der tiefen inneren Kraft, die in dir ist? Kannst du dich ihr hingeben? Kannst du springen?

Zugang zu deiner inneren Stimme

Gehe in einen Wald. Alleine. Umarme dabei alle Ängste, die in dir hochkommen. Kommuniziere mit ihnen. Und versuche, deine innere Stimme zu hören, die dir den richtigen Weg durch die Dunkelheit deiner Ängste weist.

Erforsche in der Tiefe die Frage: Wer bin ich? Wer bin ich wirklich? Was macht mich aus? Woran glaube ich? Was habe ich für Bedürfnisse? Was würde ich laut hinausschreien, wenn ich wüsste, dass ich alles sagen darf, was ich will? Wie würde mein Tanz, mein urweiblicher Tanz, aussehen, wenn ich wüsste, dass mir niemand zusieht? Eine der vielen Rollen, die Frauen des letzten Jahrhunderts gelernt haben zu spielen: die Brave, Stille, Süße, die sich anpasst und scheinbar kaum Bedürfnisse hat. Doch sind wir so? Sind wir das? Vielleicht ist das *ein* Aspekt von dir, aber glaube mir, dahinter verbergen sich mindestens noch hundert andere Gesichter deiner Weiblichkeit, weder süß noch brav noch still, sondern wild und laut und brüllend und frei. Rebellisch. Anders. Unangepasst. Erforsche dich. Wer bist du wirklich? In der Tiefe deiner Weiblichkeit? Dann, wenn du all das ausblendest, was andere von dir erwarten?

Zugang zu deinem wahren Selbst

Schreibe auf, wer du bist. Wie du dich selbst siehst. In all deinen Aspekten. Erforsche, was du davon lebst und was du ständig unterdrückst. Schreibe auf, welche Art von Frau du gerne wärst, wenn du alles sein könntest, was du dir wünscht.

Höre auf deine Intuition. Auf diese innere Stimme ganz tief aus deiner Seele, die den richtigen, für dich heilsamen Weg kennt. Höre auf sie – sie kommt leicht, klar und fast ätherisch, bevor der Geist sie zu zerdenken beginnt. Durch das Hinhören und Hinfühlen lernst du, sie zu entwickeln. Deine Seelenstimme ist immer da – und je mehr du ihr auch in den leisesten Momen-

ten zuhörst, desto lauter wird sie werden, bis du irgendwann an den Punkt in deinem Leben kommst, wo sie deine innere Führung übernimmt. Und dann wirst du das tiefe Vertrauen spüren, dass du auf dem für dich bestimmten Weg bist – auch, wenn es manchmal nicht so scheint.

Zugang zu deiner Intuition

Besorge dir etwas, das deine intuitive Seelenstimme symbolisiert. Das kann ein Stein, eine Muschel, ein Schmuckstück, ein Schal oder eine Figur sein – etwas, das du immer bei dir hast oder trägst. Es sollte etwas Besonderes sein, zu dem du dich wirklich hingezogen fühlst, das dich irgendwie an dich selbst erinnert. Berühre es im Laufe deines Alltags öfters, vor allem dann, wenn du eine Entscheidung treffen musst. Frage das Symbol deiner Intuition: Was soll ich tun? In welche Richtung soll es gehen? Dorthin oder dahin? Versuche zu hören, was sie dir sagen möchte. Denk daran: Meistens ist es das erste subtile, leise und doch so laute Gefühl, das wir verspüren. Deine innere Stimme. Deine intuitive Seelenstimme.

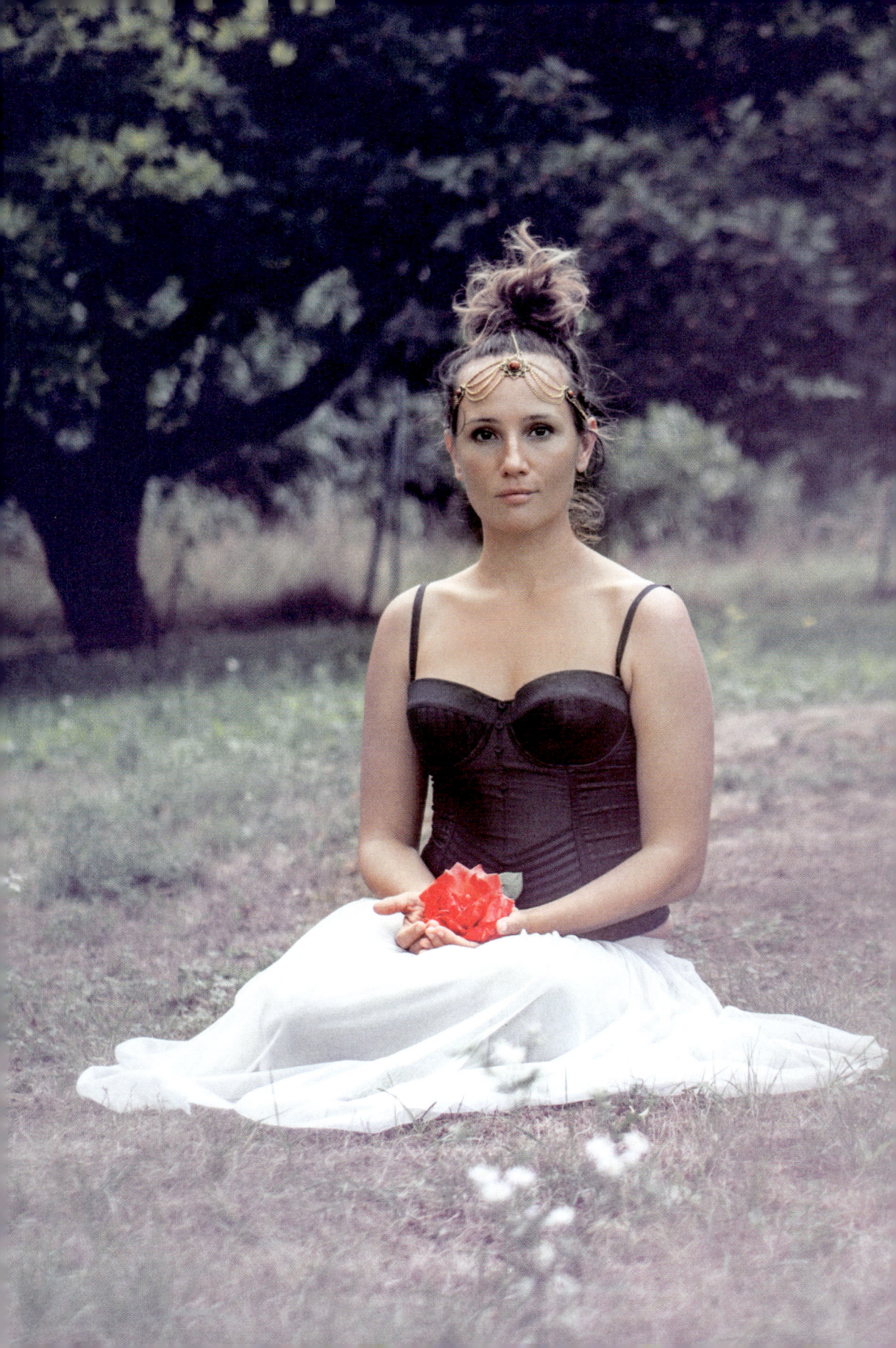

Frau im Schönheits-glanz

Ayurvedischer Schönheitszauber

Ayurveda gilt als »Mutter der Medizin« und bedeutet übersetzt das »Wissen vom Leben«. Ihr Ursprung liegt in der über 5000 Jahre alten vedischen Kultur, die ihren Verbreitungsraum in Indien hatte. Sie ist nicht nur eine der ältesten Gesundheitslehren der Menschheit, sondern eine ganzheitliche Wissenschaft über die kreative Kunst der richtigen Lebensführung. Sämtliche Aspekte der Gesundheit und des Wohlbefindens werden berücksichtigt, ebenso alle Heilmethoden: von der Ernährung über Kräuter, Bewegung und Lebensweise bis zum Yoga und der Meditation. Mit seinem einzigartigen Verständnis für die individuelle Konstitution ermöglicht es Ayurveda, mit der Natur und dem höheren Selbst in Einklang und Harmonie zu leben. Ayurveda betrachtet unseren physischen Körper als eine Kristallisation tief verwurzelter geistiger Tendenzen. Körper, Geist und Seele bilden eine Einheit, es gibt zwischen ihnen keine Trennung. Der Körper ist ein Werkzeug der Wahrnehmung, der die Sinnesfunktionen unterstützt, die Erfahrung des Geistes fördert und der Seele die Möglichkeit des Selbstausdrucks gibt. Innerhalb der ayurvedischen therapeutischen Verfahren wird der Mensch als Körper-Seele-Geist Komplex wahrgenommen, und alle Aspekte des menschlichen Seins fließen gleichermaßen in die Behandlung mit ein. Als Wissenschaft vom Leben zeigt uns Ayurveda den Weg zu innerer Harmonie, Vitalität und Balance.

Ayurveda versteht das Leben als eine Zusammensetzung aus den fünf Elementen der Schöpfung: Feuer, Wasser, Erde, Luft und Äther (= Raum, in dem sich die anderen Elemente manifestieren). Alles, was du siehst, hörst, riechst, fühlst und schmeckst, ist eine Manifestation dieser Elemente in verschiedensten Nuancen, Farben, Formen und Facetten. Du nimmst die Welt über deine Sinnesorgane wahr. Sie ermöglichen dir die genussvolle Erfahrung der Materie, die ein fein komponiertes Stück der fünf Elemente ist. Auch in dir sind sie wirksam. Das Feuer sitzt in deinem Bauch und transformiert die Nahrung, die du zu dir nimmst, um dich am Leben zu erhalten. Wasser sorgt dafür, dass Du ein überwiegend (zu 80 Prozent) flüssiges Wesen bist. Die Erde in dir, in Knochen und Muskeln, schenkt dir Stabilität und einen aufrechten Gang. Die Luft atmet dich und lässt dich atmen. Und der Äther definiert die feinen Zwischenräume zwischen Organen, Faszien, Muskeln, Blutbahnen und Knochen, die deinen Raum mit dem ewigen Raum des Universums verbinden. Die Elemente in dir stehen in regem Austausch zu den Elementen deiner Umwelt. Sie reagieren mit jenen in deiner Nahrung. Sie spielen mit jenen in anderen Menschen. Und sie leben von jenen, die in den Jahreszeiten wirksam sind.

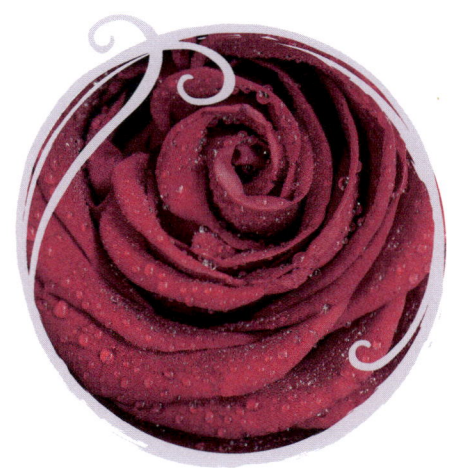

Das ayurvedische Konzept von Schönheit basiert auf unterschiedlichen Säulen, die sich gegenseitig ergänzen, erweitern und unterstützen. Es ist ein ganzheitliches Konzept, in dem Ernährung, Bewegung, Ölung, Innenschau, Zyklen und Pflanzenkraft sich gegenseitig befruchten und einen Lebensstil kreieren, der nur ganz alleine dir gehört, genährt aus dem, was nur du brauchst, verfeinert durch das, was deine Intuition zu dir spricht. Denn du weißt am allerbesten, was du brauchst, um gesund, schön und vital zu sein. Du weißt alles. Du musst nur wieder lernen, deine eigene Stimme zu hören und dir selbst zu vertrauen. Lernen, deinen eigenen Weg zu gehen.

Schönheit liegt in den Augen des Betrachters. Was wir als schön empfinden, hängt sehr davon ab, wie stark es uns berührt, bewegt, inspiriert, ob es ein tiefes Gefühl von Harmonie in uns auslöst. Entscheidend dafür ist nicht so sehr das Aussehen des Menschen, des Objektes, des Naturschauspiels oder der Situation, die uns begegnet. Viel wichtiger ist das Gefühl, das es in uns hinterlässt, das Gefühl von Schönheit, Liebe, Erfüllung, Zufriedenheit. Deswegen ist Schönheit und ihr Erleben eine sehr intime Angelegenheit. Schönheit kann uns im Außen in einem unvergesslichen Sonnenuntergang, einem unwiderstehlichem Lächeln oder einem köstlichen Abendessen begegnen, im tiefen Blau der Augen eines geliebten Menschen oder im strahlenden Rot eines Kleides. Und egal, ob dieses Etwas auch im Außen attraktiv oder glamourös wirkt – ob es *uns* wirklich als schön erscheint, etwas Schönes in *uns* auslöst, hat immer mit unserer ganz persönlichen Beziehung zu ihm zu tun. Deswegen liegt Schönheit nicht nur im Auge des Betrachters, sondern vor allem in seinem Herzen. All das, was dein Herz berührt – in welcher Erscheinungsform auch immer –, wirst du als schön empfinden. All das, was dich dazu inspiriert, Ja zum Leben zu sagen und es zu umarmen, wird in deinen Augen und deinem Herzen schön sein.

So ist es auch mit dem Erleben deiner eigenen Schönheit. Du musst dich selbst berühren, auf allen Ebenen deines Seins, um in deiner individuellen Schönheit als Frau zu erwachen, auf körperlicher, geistiger und seelischer Ebene. Je mehr du dich mit Schönheit berührst, pflegst, ernährst und verwöhnst, desto mehr wird das Gefühl von Schönheit in dir erwachen. Du wirst dich selbst als schön empfinden. Nichts wird dich schöner machen als die tiefe Gewissheit, dass du schön bist. Schönheit ist ein Gefühl. Dich schön zu fühlen bedeutet, in Frieden zu sein. In deiner Mitte verankert. Im Ausgleich zwischen Denken, Fühlen und Sein. Es gibt Tage, an denen du aufwachst, in den Spiegel blickst und dich einfach unwiderstehlich findest, ganz ohne Schmuck und Make-up. Dann bist du im Einklang mit dir selbst. Hast gut geschlafen, noch besser gefrühstückt und freust dich auf den Tag, der vor dir liegt. Du hast das Gefühl, von innen heraus zu strahlen, tief verankert zu sein in deiner weiblichen Kraft. Schönheit ist der Ausdruck einer Frau, die in ihrer Kraft steht, sie lebt und sie in die Welt trägt. Schön ist die Frau, in deren Augen sich der Glanz des Lebens spiegelt. Die Frau, die ihren Körper liebt, annimmt, ihm täglich Gutes tut, ihn sinnlich, reflektiert und gesund nährt, pflegt und bewegt. Die ihre körperliche Intelligenz wieder zu spüren lernt, intuitiv erfühlt, was sie braucht, um vital, stark und erfüllt durchs Leben zu tanzen.

Die Begegnung mit deiner Schönheit ist eine Reise in die Tiefe deiner weiblichen Seele und diese Reise gehört nur dir selbst. Wage sie und du wirst deine eigene Schönheit erkennen, leben und lieben lernen.

Kraftschmuck

Ich trage sehr gerne Schmuck - dabei geht es mir aber nicht darum, mit funkelnden Diamanten Eindruck zu machen. Vielmehr hat das Schmucktragen für mich eine tiefe Bedeutung der Seelenkraft. Etwa zwei Mal im Jahr beschenke ich mich selbst (oder lasse mich beschenken) mit speziellen Schmuckstücken, die mich rufen. Das können Kristalle, Symbole oder antike Stücke sein, von denen ich glaube, dass sie mir bei der Entfaltung meiner weiblichen Kraft behilflich sein, mich mit etwas Tieferem in mir verbinden können. Manchmal brauche ich Schmuck, um mich mehr zu spüren, manchmal zum Schutz und manchmal, weil er meine innere Schönheit unterstreicht.

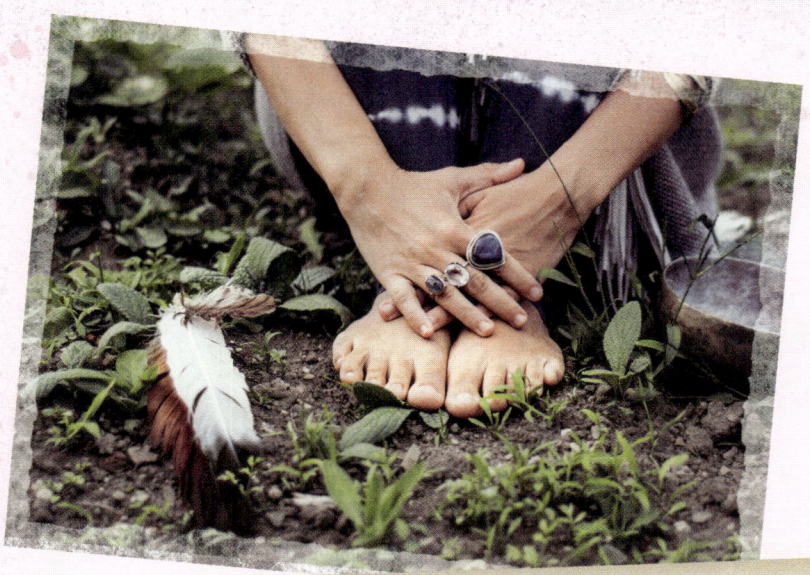

Notizen für die weibliche Kraft

Ich will mehr für dich als Frau. Ich will, dass du das lodernde Feuer des Lebens spürst. Dass du Ja sagst, zu den guten und den schlechten Tagen. Dass du genau weißt, was dich aufbaut, was dir guttut. Dass du alles aus deinem Leben streichst, was dich belastet oder dich daran hindert, ganz du zu sein. Ich will, dass du wieder tanzen lernst. Mit der Sonne, dem Mond und den Sternen. Dass du dich in deinem Körper liebst, auch ohne Make-up, Accessoires und Kleider. Ich will, dass du dich kennenlernst. In deiner Tiefe. Damit du auch andere Frauen in ihrer Tiefe berühren kannst. Ich will, dass du wieder lernst, dir selbst und nur dir selbst zu vertrauen. Deinem Körper. Deiner Seele. Deiner inneren Stimme, die sich danach sehnt, endlich Raum in deinem Leben einzunehmen.

Ich will, dass du dich betören lässt von Rosenduft, Zimtgestöber und ganz viel Naturkraft. Dass du deine Wildheit in der Wildheit der Natur suchst und findest. Ich will, dass du dich selbst als einzigartige Symphonie der Elemente erlebst, aus Feuer, Wasser, Erde, Luft und Liebe. Liebe ist die größte Kraft der Schöpfung. Aus ihr heraus entsteht alles. Mit ihr und durch sie findest du Heilung. Das Leben mit den Augen der Liebe zu betrachten bringt Befreiung, Frieden, Ankommen in der Magie des Augenblicks. Anderen mit Liebe zu begegnen ist der erste Schritt, um bewusst und achtsam bei dir selbst und deiner Seele anzukommen. Versüße deinen Alltag täglich mit etwas Liebe – sie bringt Schönheit in alles, was du tust.

Ich will, dass du in deiner wilden, freien, lustvollen, intuitiven und starken Ur-Frau erwachst und dein Leben als magische Frau endlich in die Hand nimmst. Dass du beginnst, nach deinen Spielregeln zu spielen.

Die *Säulen* der inneren und äußeren *Schönheit*

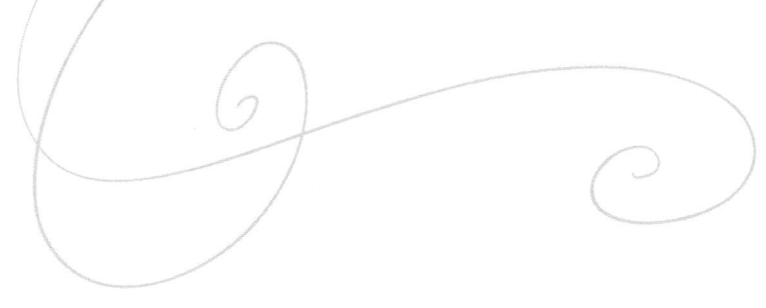

Auch Schönheit bewegt sich in Zyklen. Sie ist immer anders und braucht täglich etwas anderes, um sich entwickeln und ausdrücken zu können. *Woran kannst du dich orientieren, um in deinem weiblichen Alltag Schönheit zu einem Ritual zu machen? Worauf beruht die Praxis der Schönheit, die dich von innen und außen nähren wird?*

In welchen Bereichen deines Alltags kannst du Schönheit pflegen und kultivieren, um schön durchs Leben zu tanzen?

Ernährung, Praktiken, Riten – es gibt keine Anleitung, die jeder Frau gerecht wird. Jede Frau ist anders und einzigartig in ihrer Schönheit. Und je intensiver sie sich mit sich selbst beschäftigt, desto klarer wird sich bald der Ernährungs- und Lebensstil herauskristallisieren, der für sie und nur für sie der beste, wohltuendste,

gesündeste ist. Es ist ihr ganz individueller Weg – und der will achtsam, bewusst, voller Hingabe und mit sehr viel Liebe und Genuss gegangen werden.

Ernährung

Die tägliche Ernährung spielt eine herausragende Rolle für deine Schönheit. Im Ayurveda geht man davon aus, dass sie zu einem Großteil für unsere Gesundheit und damit für unser Aussehen verantwortlich ist. Für eine gesunde tägliche Ernährung höre in erster Linie auf dein Gefühl: *Wie fühlst du dich nach dem Essen? Leicht, gut genährt, schwer, träge oder müde? Hast du das Gefühl, dass dir die Mahlzeit alles geliefert hat, was du brauchst, oder fühlst du dich schlapp und hast vielleicht sogar Verdauungsbeschwerden? Wie fühlst du dich während des Essens? Genießt du es, schmeckt es dir oder isst du es nur, weil du glaubst, dass es gesund ist?* Deine tägliche Ernährung sinnlich zu genießen, spielt für dein inneres Schönheitsgefühl eine wesentliche Rolle. Durch das Schmecken und Riechen deiner Mahlzeit aktivierst du essenzielle Glückshormone, die dich auf einer tieferen Ebene befriedigen und dich zu einer sinnlichen Frau werden lassen. Ich möchte dir nur eine Ernährungsregel mit auf den Weg geben: Lass es dir gut schmecken! Es bringt dir keine Schönheit, wenn du dich mit faden Diäten und angesagten Ernährungstrends, die deiner Verdauung nicht

guttun, abmühst, um dein Wunschgewicht zu erreichen. Keine Freude ohne Genuss! Letztlich geht es darum, dass du deinen ganz eigenen Ernährungsstil findest, der dich befriedigt, dich in deinem Wohlfühlgewicht verankert und dich glücklich, strahlend und schön macht. Ohne Trends, Dogmen, Diäten, Müssen und Sollen. Ausführlicher werde ich im Kapitel »Ernährungsweisheit« auf dieses Thema eingehen.

Ingwer oder Kardamom als Verdauungshelfer

Wenn du dich schlapp und müde fühlst, weil du am Vortag Dinge gegessen hast, die dir eigentlich nicht guttun, dann lass das Frühstück ausfallen und trinke dafür über den Vormittag verteilt einen Liter heißes Ingwerwasser. Übergieße dafür fünf Scheiben frischen Ingwer mit einem Liter kochendem Wasser und lasse das Ganze für 15 Minuten ziehen, dann fülle es in eine Thermoskanne. Falls du Ingwer nicht gut verträgst, dann verwende stattdessen fünf Kardamomkapseln. Dieses Wasser wird deine Verdauung sanft anregen und Stoffwechselschlacken effektiv ausleiten.

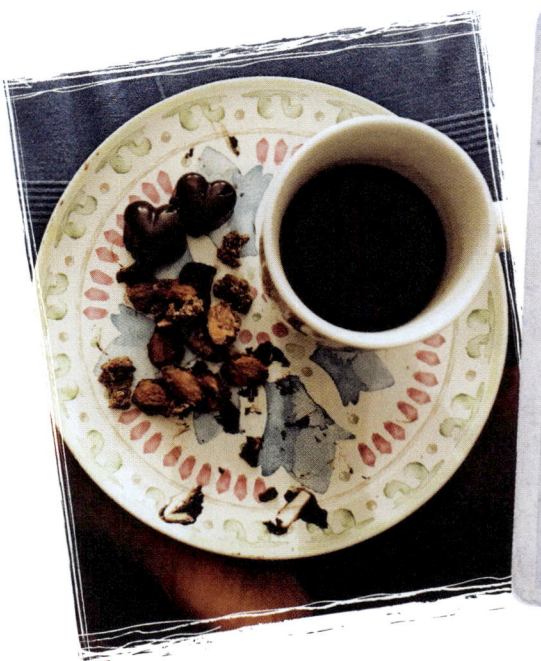

Zimtmandeln

5 EL Ahornsirup, 2 TL Zimt,
400 g Mandeln, ungeschält,
50 g Vollrohrzucker

Mische den Zimt mit dem Ahornsirup. Gib die Mandeln auf ein Backblech und gieße den Zimt-Ahornsirup darüber. Dann mische alles gut durch und streue den Vollrohrzucker darüber. Nun lass die Mandeln bei 180 Grad für 20 Minuten im Ofen brennen. Ein sehr leckerer Snack für zwischendurch und auch ein schönes Mitbringsel in der Adventszeit.

Bewegung

Bewegung ist so essenziell wie das Atmen. Das ganze Leben ist in ständiger Bewegung, im Werden und Vergehen. Um ganzheitlich, kraftvoll und vital in deiner Weiblichkeit verankert zu sein, ist es wichtig, dass du dich täglich bewegst. Optimal sind zwanzig Minuten am Tag. Das hält dich nicht nur körperlich beweglich. Auch dein Geist und deine Emotionen bleiben in Bewegung, vor allem an traurigen Tagen mit schweren, melancholischen Gedanken. Bewegung hat die Kraft, negative Emotionen förmlich in Luft aufzulösen. Springe, laufe, tanze, mache Yoga, schwinge deine Hüften in einem Hula-Hoop-Reifen oder geh einfach nur spazieren. Egal, wofür du dich entscheidest, wichtig ist, dass du deinen Stoffwechsel in Schwung bringst. Schwitze einmal am Tag leicht – nicht zu viel. Gehe an deine Grenzen, aber bleibe nicht erschöpft zurück. Finde das Mittelmaß, denn genau das ist das Richtige. Nicht zu viel. Nicht zu wenig. In der Mitte. Im Gleichgewicht. Bewegung stärkt, kräftigt und vitalisiert aber nicht nur den Stoffwechsel, sondern auch die Wirbelsäule, und das ist sehr wichtig für einen ganzheitlichen Ausdruck von Schönheit. Die Wirbelsäule ist deine Lebenssäule. In ihr, geschützt von Knochen und Muskeln, befindet sich unser wichtigstes Nervengewebe: Es verbindet das Gehirn mit dem übrigen Teil des Körpers.

Deswegen ist es so essenziell, die Lebenssäule aufzurichten, um aufrecht und strahlend durch das Leben wandern zu können.

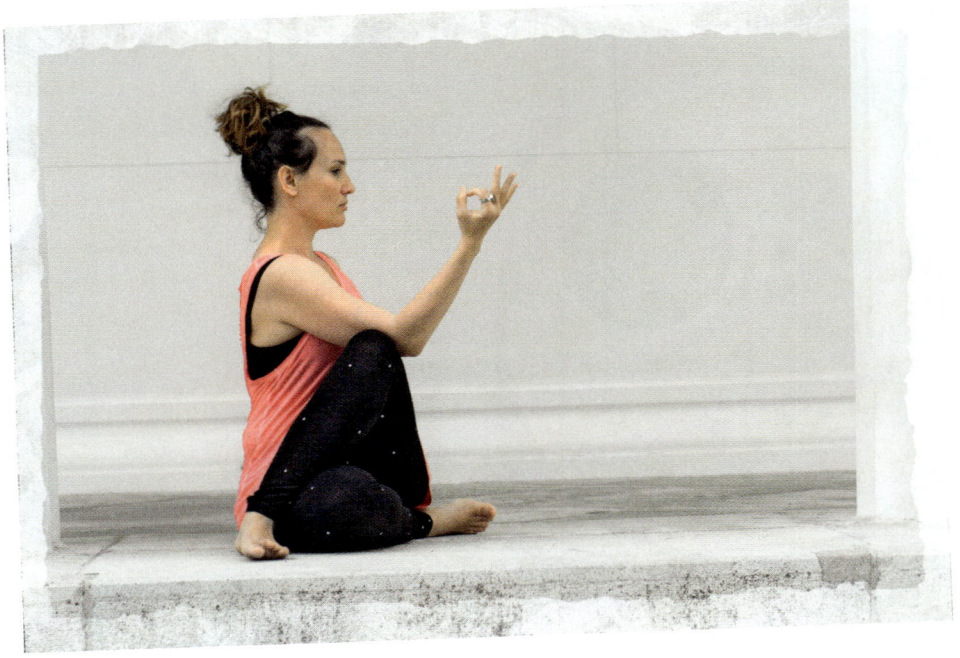

Körperpflege mit Ölen

Öle sind so alt wie die Menschheitsgeschichte selbst. Schon seit jeher wurden duftende Öle und wertvolle Essenzen von Harzen, Pflanzen und Kräutern verwendet, um die Frau über den Duftsinn zu erwecken und in ihrer Schönheit zu verankern. Das pflegende Ölen von innen und außen ist wohl eines der wichtigsten Schönheitsrezepte für die ganzheitlich schöne Frau. Im Ayurveda gelten Öle seit jeher als wahre Jungbrunnen. Sowohl die Tempelganzkörpermassage Abhyanga als auch die sinnlichen Schönheitsbehandlungen nutzen die ganzheitliche Heilkraft sinnlicher Öle.

Die aus Pflanzen, Samen, Kräutern und Gewürzen stundenlang gekochten, oft auch mit Mantren besungenen ayurvedischen Heilöle wirken reinigend auf die Haut, denn sie dringen tief ins Hautgewebe ein, entgiften und entschlacken die Haut von innen. Sie binden freie Radikale und verleihen der Haut eine natürliche Weichheit und Ausstrahlung. Sie regulieren auch die Talgproduktion, sind also auch für fettige Haut tolle Schönheitshelfer! Frauen mit einer zu Trockenheit und Falten neigenden Haut sollten Öle ohnehin in ihre tägliche Hautpflege integrieren. Der Duft der Öle dringt tief in uns ein. Manchmal betört er uns, manchmal schreckt er uns ab, doch immer berührt er unsere Gefühle, und genau deswegen ist er ein gutes Mittel, um unsere emotionalen Zustände zu erhellen, zu beeinflussen und zu verändern.

Auch die Haut leitet die duftenden Botenstoffe direkt in dein Blut und dein Hormonsystem und überbringt so die Heilkraft der Pflanzen zu deinem ganzen Sein als Frau. Du beginnst, dich schön, kraftvoll, lebendig und unwiderstehlich zu fühlen, und das trägst du nach außen. Wähle die Düfte intuitiv aus. Höre dabei auf dein Bauchgefühl. Verändere dein Duftbouquet je nach Jahreszeit, Tag, Gefühl. Dann unterstützt der Duft dein Wohlbefinden und dein ganzheitliches Schönheitsgefühl von innen.

Die ayurvedische Heilkunde kennt Hunderte von Ölrezepturen mit ganz besonderen Eigenschaften und Wirkungen auf das menschliche Körper-Seele-Geist-System. Ich pflege meine Haut schon seit vielen Jahren vorwiegend mit Ölen. Im Winter greife ich gerne auf nährendes Mandelöl zurück, während Kokosöl mein unwiderstehlicher Sommerbegleiter ist. Du kannst dein Öl passend zu deinem Hauttyp wählen oder dich von deiner Intuition leiten lassen. Zu jeder Jahreszeit ein anderes Öl, zu jeder Tageszeit ein anderer Duft. Oder du zauberst dein ganz persönliches Beautyöl, das dich durch dein Leben begleitet.

Ölige Rituale

Stelle dein ganz individuelles Beautyöl her. Es ist ein essenzieller Teil deiner täglichen Sinnlichkeitspflege und kann dich im Alltag stützen, wenn du Trost, Kraft, Ausrichtung oder Klärung brauchst.

Mische 100 Milliliter Mandelöl mit zehn Tropfen einer ätherischen Essenz, die du für dich auswählst. Du kannst auch zwei ätherische Essenzen, die dich vom Geruch und der Schwingung her besonders ansprechen, mit dem Mandelöl vermischen. Ich empfehle gern Myrrhe für die Tage, an denen dich das prämenstruelle Syndrom besucht. Weihrauch für die Schönheit deiner Haut. Patchouli, um dich an deine Sinnlichkeit zu erinnern. Ylang-Ylang für ein betörendes Candlelight-Dinner. Amber für Abende mit hochkarätigem Verführungsfaktor. Rose, wenn du traurig bist und dein Herz sich nach Liebe sehnt. Zedernholz für die Tage, an denen dein Kopf nicht aufhören will zu denken. Salbei, um dich zu erfrischen. Moschus für die Wilde in dir, die die ganze Nacht durchtanzt. Sandelholz für schöne Haut im Sommer. Auch Lavendel, Vanille, Immortelle, Jasmin oder Geranie duften herrlich.

Massiere jeden Abend deinen Bauch und Unterleib in kreisenden Bewegungen mit deinem Beautyöl. Dort trägst du die Essenz deiner Weiblichkeit, deine Fruchtbarkeitsorgane, deine Gebärmutter, das Zentrum deiner Kraft. Diesen Teil von dir täglich zu berühren, birgt eine unglaubliche Heilkraft in sich. Fühle in deinen Bauch. Spüre die Kraft deiner Gebärmutter und nimm bewusst die Empfindungen, Gedanken und Gefühle wahr, die in dir hochsteigen. Schreibe sie auf, wenn du magst. Beobachte, wie sie sich verändern, wenn du die Massage zunehmend in dein Leben einbaust. Du kannst dein Beautyöl jederzeit benutzen, wenn du wieder in deine Mitte kommen willst.

Sehr empfehlenswert ist auch eine Fußmassage vor dem Schlafengehen. Mach es dir in deinem Bett gemütlich, trinke eine Tasse Frauenmanteltee mit Honig und massiere sinnlich und langsam deine Füße. Sie tragen uns täglich durchs Leben, bekommen aber normalerweise kaum Aufmerksamkeit. Dabei befinden sich in ihnen alle Meridiane deiner Organe! Indem du deine Füße berührst, berührst du alles in dir. Du wirst sehen, wie sich durch regelmäßige Fußmassagen deine Schlaf- und Lebensqualität zum Positiven verändern wird. Ich stecke meine Füße vor der Massage gern noch in ein warmes Fußbad mit einem Esslöffel Vulkanmineral, denn das entsäuert den Körper und versetzt mich in herrliche Entspannung.

Kokosöl für reine Haut

100 ml Bio-Kokosöl in einer Pipettenflasche, an einem kühlen und dunklen Ort gelagert

Vor Gebrauch die Flasche in ein warmes Wasserbad stellen, damit das Fett flüssig wird. Im Gesicht oder am ganzen Körper verwenden. Kokosöl kühlt das Feuer der Haut, reinigt und wirkt gleichzeitig feuchtigkeitsspendend. Schon fast ein Wundermittel bei Akne!

Entspannendes Badeöl mit Lavendelmilch

5 EL Mandelöl, 250 ml Milch, 5 Tropfen ätherisches Lavendelöl

Alle Zutaten miteinander vermischen, bis ein duftendes Badeöl entsteht. Ins warme Badewasser geben und ein sinnliches Bad genießen. Mandelöl pflegt trockene Haut, Milch verjüngt und regeneriert und Lavendel schenkt Entspannung.

Haaröl für kraftvolle Haare

100 ml Sesamöl, 5 Tropfen ätherisches Rosmarinöl, 3 Tropfen ätherisches Zedernholzöl

Sesamöl mit den ätherischen Ölen vermengen und in einer Pipettenflasche kühl und dunkel lagern. Zwei Mal pro Woche die Kopfhaut 10 Minuten mit dem erwärmten Öl massieren. Das Öl unter einem warmen Handtuch 5 bis 10 Minuten einwirken lassen, anschließend die Haare mit einem milden Shampoo waschen. Das Öl fördert die Durchblutung und Regeneration der Kopfhaut und stärkt die Haarwurzeln. Fantastisch gegen Haarausfall!

Ojas – der Schönheitsfaktor

Schönheit ist ein ganzheitlicher Gefühls- und Seinzustand, bei dem Körper, Geist und Seele von innen heraus strahlen und glänzen. Schönheit bedeutet, mit dir selbst in Einklang zu sein, die Urkraft der weiblichen, über Generationen vererbten Weisheit in dir zu spüren und die natürliche Körperintelligenz für dich sprechen zu lassen.

Dieses innere Strahlen, das sich in deinem ganzen Wesen ausdrückt, ist Ojas – die Lebensessenz.

Wir werden mit sieben Topfen davon in unserem Herzen geboren. Mit den Jahren und dem Älterwerden bauen wir Ojas ab – wir altern, Lebensessenz geht verloren. Doch wir haben durch den achtsamen und bewussten Umgang mit unserer Weiblichkeit die Möglichkeit, Ojas täglich aufzubauen, um dadurch lange vital und gesund zu bleiben.

Bei den Griechen war die Göttin Aphrodite das Symbol für weibliche Vollkommenheit. Ihre exquisite Schönheit wurde nicht an körperlichen Merkmalen gemessen, sondern in der feinen, lichtvollen Dimension ihres Wesens, als innere Wärme, die wie Licht von ihren Poren auszugehen scheint: Sie ist golden, hat leuchtende Augen und eine lächelnde, von der Sonne entzündete Sexualität. Ojas fließt im Überfluss durch sie hindurch und verwandelt sie in eine Göttin. Genau diese Helligkeit und dieses Strahlen sind Merkmale von Schönheit.

Erst durch die Pflege und Förderung der essenziellen Lebenskraft Ojas kannst du im wahrsten Sinne des Wortes vor Schönheit erstrahlen. Denn es ist diese feinstoffliche Vitalessenz, die dich am Leben hält. In der westlichen Terminologie würde Ojas dem Protoplasma entsprechen, das Biologen als elementare Lebenssubstanz aller Zellen betrachten. Um schön zu sein, ist es essenziell, Ojas im täglichen Leben zu nähren, durch frische Ernährung, gemäßigte Bewegung, viel Schlaf und den sinnlichen Umgang mit Sexualität. Bestimmte Gemüse, Früchte, Kräuter und Gewürze unterstützen dich dabei, viel Ojas in dir aufzubauen. Baue mindestens drei Dinge aus der folgenden Liste in deinen Alltag ein, regelmäßig oder saisonal wechselnd, denn dies sind sozusagen die Ojas-Superfoods: Avocado, Kokosnussöl, Ghee, Rohmilchbutter, Granatapfel, Quinoa, Miso, Frauenmantel, Beeren, Leinsamen, Nüsse, Oliven, Erbsen, Kichererbsen, Zimt, Kurkuma, Cayenne, Kreuzkümmel, Ingwer, Knoblauch, Sesamsamen, Datteln, Feigen, Safran, Vanille.

Verjüngende Beautyrituale

Um so lange wie möglich in deiner vollen Kraft und Schönheit durchs Leben zu tanzen, kannst du folgende Empfehlungen in deinem Alltag umsetzen. Sie unterstützen deinen Körper dabei, gesund, jung und vor allem aktiv zu bleiben:

- Halte ein basisches Milieu im Körper. Iss viel grünes Gemüse und andere basische Lebensmittel. Entschlacke deinen Körper (und deinen Geist) zwei Mal im Jahr, um dein System richtig durchzuputzen und deine Verdauung zu entlasten. Ayurveda empfiehlt eine Entschlackung im Frühling und eine im Herbst.
- Setze auf die schützende, schön machende Wirkung von Antioxidantien. Sie sind vor allem in Grüntee, Granatäpfeln, Beeren, Artischocken, Pflaumen, Brokkoli und Knoblauch enthalten.
- Praktiziere regelmäßig Ölmassagen und nutze ätherische Öle.
- Trinke viel Wasser.
- Bewege dich regelmäßig, um deine Durchblutung und den Lymphstoffwechsel anzuregen – mindestens 20 Minuten am Tag.
- Praktiziere bewusstes und druckfreies Bauchmuskeltraining. Das Bauchfett dient als Depot für viele Toxine und Schlacken. Ein trainierter Körper empfindet auch mehr sexuelle Lust. Wichtig ist, dass du dich in deinem Körper wohlfühlst. Ohne Druck. In deiner Zeit und zu deinen Konditionen.
- Verwende weniger Make-up und wenn, dann besser in Form von selbst gemachter Kosmetik oder von Biokosmetik aus kleiner Manufaktur.
- Vermeide weißen raffinierten Zucker, weil er dich auf Dauer übersäuert, was die Alterungsprozesse im Körper beschleunigt.

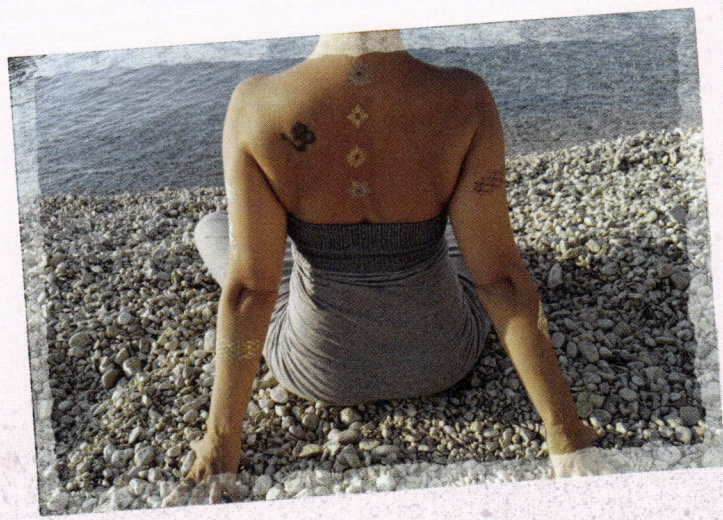

Du bist *schön,* wenn du dich selbst *liebst*

Selbstliebe. Ein so großes und viel verwendetes Wort. Und doch fehlt es den meisten Frauen an tiefer, wahrer, unwiderstehlicher Selbstliebe. Bestimmt brauchst auch du viel zu oft die Bestätigung von anderen (vorwiegend von Männern) und suchst sie mit Fragen wie: *Findest du mich schön? Liebst du mich? Gefalle ich dir?* Wenn du die Anerkennung dann bekommst, bleibt letztlich eine innere Leere in dir zurück. Denn es reicht nicht, dass andere dir sagen, dass du schön, gut und geliebt bist – du musst es in dir entwickeln, dieses unwiderstehliche Gefühl der Selbstliebe! Du musst dich schön finden, wenn du willst, dass auch andere dich schön finden. Du musst Ja zu dir selbst sagen, um voll und ganz in deiner weiblichen Kraft zu erwachen, um deinen inneren Frieden zu finden. Deine Selbstliebe beginnt jetzt. Nicht erst dann, wenn du größere Brüste, straffere Beine oder dünnere Oberarme hast. Jetzt. Und aus dieser Selbstliebe heraus darf Transformation passieren. Denn ja, einen gesunden, starken und beweglichen Körper zu haben, ist fantastisch. Und ja, es ist wichtig, ihn täglich zu bewegen, um kraftvoll und vital durchs Leben gehen zu können. Doch das Wichtigste dabei ist, dass du deinen Körper aus einer Haltung der Selbstliebe heraus fit und stark hältst – und nicht, weil du meinst, fremdbestimmten Schönheitsidealen entsprechen zu müssen. Nicht, weil du glaubst, erst anders werden zu müssen,

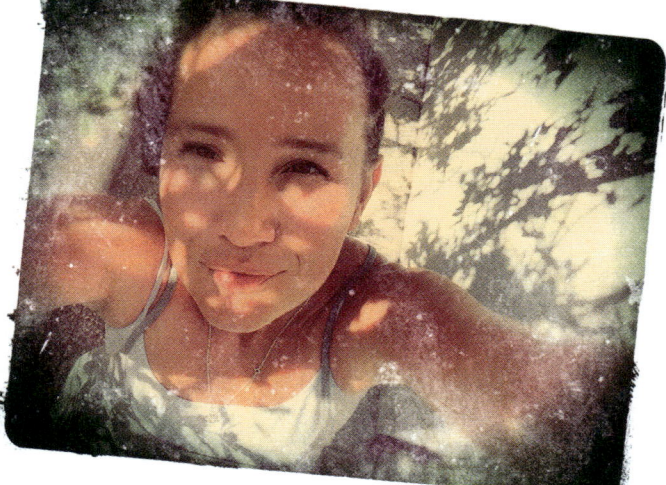

um schön zu sein und dich selbst lieben zu können.

Du bist wunderschön, so wie du jetzt bist. *Kannst du diese Schönheit sehen, wenn du die Augen schließt, die Hände auf dein Herz legst und einmal tief ein- und ausatmest?* Oder kannst du dich nur dann selbst lieben, wenn dein Körper scheinbar perfekt ist? Im Yoga heißt es: *Du bist nicht dein Körper. Du bist nicht dein Geist. Du bist mehr als das.* Und dieses Mehr musst du erfahren, um zu lernen, was Selbstliebe ist. Öffne die Tore zu dem Mehr in dir und liebe dich. Ohne Wenn und Aber. Ganz einfach. Und für die meisten Frauen in der westlichen Welt doch so schwer.

Sinnliche Schönheitspflege, köstliche Speisen, entspannende Yogaübungen und meditative Momente der Selbstreflexion gehören zur Praxis der Selbstliebe. Diese Rituale bewusst durchzuführen, bringt dich deiner inneren Frau nahe, lässt dich in einer unwiderstehlichen Selbstliebe ankommen und erlaubt dir, deine natürliche Schönheit in die Welt strahlen zu lassen.

Selbstliebe ist die Erkenntnis, dass du ein Wunder bist. Das Wunder des Lebens.

Selbstliebe bedeutet, den Mut und die Bereitschaft zu haben, dich in all deinen Facetten und deiner Tiefe zu erkunden und kennenzulernen, wirklich bereit zu sein, nach innen zu blicken. Selbstliebe ist die Kunst, dich immer so anzunehmen, wie du gerade bist: glücklich, traurig, hell, dunkel, offen, wütend, schwierig oder in dich gekehrt. Selbstliebe bedeutet, dir an den nicht so guten Tagen all das zu schenken, was du brauchst, um wieder ins Gleichgewicht zu kommen. Denn letztlich geht es darum, im Gleichgewicht durchs Leben zu wandeln. In Frieden zu sein. Und dich so täglich mehr hin zu deiner schönsten Version von dir selbst zu entwickeln, die für dich in diesem Leben bestimmt ist. Mit viel Selbstliebe, noch mehr Würde und ganz viel Dankbarkeit.

Einfache Selbstlieberituale für jeden Tag

Besorge dir eine Kerze in deiner Lieblingsfarbe, die du ganz alleine deiner Schönheit widmest. Stelle sie an einen besonderen Platz, in einen besonderen Kerzenhalter, den du als schön empfindest. Immer dann, wenn du dich an deine Schönheit erinnern willst, zünde die Kerze an, blicke in die Flamme, lege die Hände auf dein Herz und sprich zu dir selbst: »Ich liebe mich. Ich liebe mich. Ich liebe mich.« Verweile in der Stille und beobachte, wie sich dieser Satz für dich anfühlt. Schreibe ihn in dein Tagebuch.

Massiere dich mit einem Körperöl deiner Wahl, wenn du das Gefühl hast, liebevolle

Berührungen, eine Umarmung oder einfach nur Wärme zu brauchen. Erwärme das Öl in einem Wasserbad und balsamiere dich von Fuß bis Kopf ein. Kuschle dich danach in einen Bademantel, lege die Füße hoch und trinke einen Rosentee mit Honig. Du kannst auch nur dein Gesicht sanft und sinnlich mit einem Rosenöl massieren.

Verwöhne dich mit einem Duft. Gib dafür ein paar Tropfen Rosenöl oder ein anderes ätherisches Blütenöl deiner Wahl auf dein Herz und deine Pulsadern. Atme den betörenden Duft einige Male tief ein und aus. Nimm die Veränderung in dir war. Übe Savasana, die Yoga-Ruhestellung, mit locker gespreizten Beinen und Dreiecks-Mudra auf dem Bauch. Lege dich dafür auf eine weiche Unterlage auf dem Boden oder auch auf deinem Bett auf den Rücken. Stelle die Beine auf und platziere

die Fußsohlen auf den Boden. Nun lass die Knie nach außen fallen. Die Fußsohlen berühren einander. Du kannst – falls es für dich angenehmer ist – dir Kissen unter die Knie legen, um sie zu unterstützen. Nun forme mit Daumen und Zeigefinger ein Dreieck und lege es mit der Spitze Richtung Schambein auf deinen Bauchnabel. Schließe die Augen. Entspanne deine Gesichtsmuskeln. Beginne die Atmung so zu vertiefen, dass sich mit der Einatmung Bauchdecke, Brustbein und Schlüsselbeine heben und mit der Ausatmung wieder senken. Fühle, wie eine subtile und sanfte Entspannung in dich einströmt. Nun stelle dir vor, wie du mit der Einatmung durch das Handdreieck auf deinem Bauch einatmest und mit deinem Herzen ausatmest. Mache diese Übung zehn Minuten lang. Entspanne dann für einige Momente mit deinen Armen neben dem Körper.

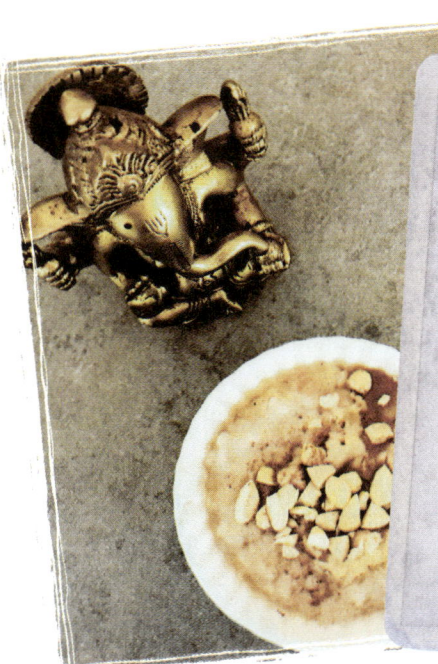

Selbstliebe-Milchreis

120 g Milchreis, 300 ml Mandelmilch, 3 Kardamomkapseln, 2 Safranfäden, 1 EL Mandelmus, 1 EL Honig, 1 Prise Zimt, klein gehackte Mandeln

Gib den Milchreis, die Mandelmilch, die Kardamomkapseln und die Safranfäden in einen Topf und lass das Ganze aufkochen. Hitze reduzieren und Milchreis unter ständigem Rühren kochen. Falls die Flüssigkeit nicht ausreicht, füge immer wieder etwas warmes Wasser hinzu, bis der Milchreis gar ist. Mische das Mandelmus und den Honig darunter und bestreue den herrlich duftenden und äußerst nährenden Milchreis mit Zimt und Mandeln (diese eventuell vorher in einer beschichteten Pfanne ohne Öl anrösten).

Notizen für die weibliche Kraft

Ich liebe meinen Körper.

Das ist der Satz, für den ich jahrzehntelang gekämpft habe. Ich habe dafür gekämpft, dass er sich in meinem weiblichen Bewusstsein verankert und dass ich lerne, mein Leben täglich nach ihm auszurichten. Denn in einer Welt, in der ein völlig verzerrtes Frauenbild als Inbegriff des Perfekten gilt, ist es nicht leicht, die nicht perfekte Natürlichkeit des eigenen Körpers zu lieben, seine Zyklen und Rhythmen anzunehmen. Doch mit den Jahren, mit dem Reifen meiner Weiblichkeit habe ich erkannt: Auch mit ein paar Kilos zu viel, einem weichen Bauch, Cellulite auf den Oberschenkeln und allen anderen scheinbaren Mängeln, die oft genug nur die Frau an sich selbst entdeckt, ist unser Körper wunderschön. Es ist so heilsam und befreiend, einfach Ja zu sich selbst zu sagen und die weibliche Urkraft aus dem Innersten zu holen, anstatt sie auf das Äußere zu reduzieren. Denn dich schön zu fühlen, ist letztlich ein innerer Zustand: von Wohlbefinden, vom Verankertsein in deinem Körper, davon, dich selbst in der Kraft deiner Mitte zu spüren. Nimm dich an, in deiner einzigartigen weiblichen Schönheit und Ausdruckskraft.

Jedes Jahr verbringe ich meinen Urlaub am Strand, an der kroatischen Adriaküste, wo meine Wurzeln liegen. Viele Jahre lang machte ich mir bereits im April Gedanken über meine Bikinifigur. Jahr für Jahr beschlichen mich dabei ungute, ver- und beurteilende Gefühle, eine endlose Spirale der Nicht-Selbstliebe, die mich tiefer hinunterzog, mich unglücklich machte und mich weit, weit weg von meiner weiblichen Urkraft trieb.

Doch allmählich veränderte sich etwas in mir, vor allem nach der Geburt meines Sohnes. Der Körper nach der Schwangerschaft – jede Frau, die Leben geschenkt hat, kennt ihn. Schwangerschaft und Geburt sind lebensverändernde Ereignisse. Danach ist nichts mehr, wie es vorher war – auch körperlich. Doch von außen wird uns suggeriert, dass unsere wichtigste Aufgabe nach der Geburt darin besteht, unseren Körper so schnell wie möglich wieder in Topform zu bringen. Schließlich sind Muskeln und Gewebe jetzt weich und nicht so straff wie auf den Bildern der ach-so-perfekten Frauenkörper, mit denen wir tagtäglich bombardiert werden. Sie sind überall, die durchtrainierten Körper mit Sixpack-Bäuchen, knackigen Hintern mit glitzerndem Sand auf den Pobacken, großen Brüsten und makellosen Wespentaillen. Wir identifizieren uns damit, bewusst oder unbewusst. Denn das, womit wir unseren Geist füttern, wird zur Realität, in der wir leben. Aber nichts davon hat mit unseren urweiblichen Instinkten zu tun, damit, was es bedeutet, Frau zu sein.

Irgendwann habe ich einfach Ja zu mir gesagt. Zu meinem Nach-Schwangerschafts-Körper. Zu sieben Kilo mehr. Zum nicht durchtrainierten Bauch, weil ich als berufstätige Mama oft nicht mal die Zeit habe, mein geliebtes Yoga zu praktizieren. Ich habe aufgehört, mich selbst ständig unter Druck zu setzen. Vielmehr habe ich mich selbst angenommen. Zwar hätte ich gerne stärkere Bauchmuskeln und würde gern mehr Bewegung in meinen stressigen Alltag einbauen. Aber nicht, weil ich nur dann Ja zu mir sagen kann, wenn mein Body wieder

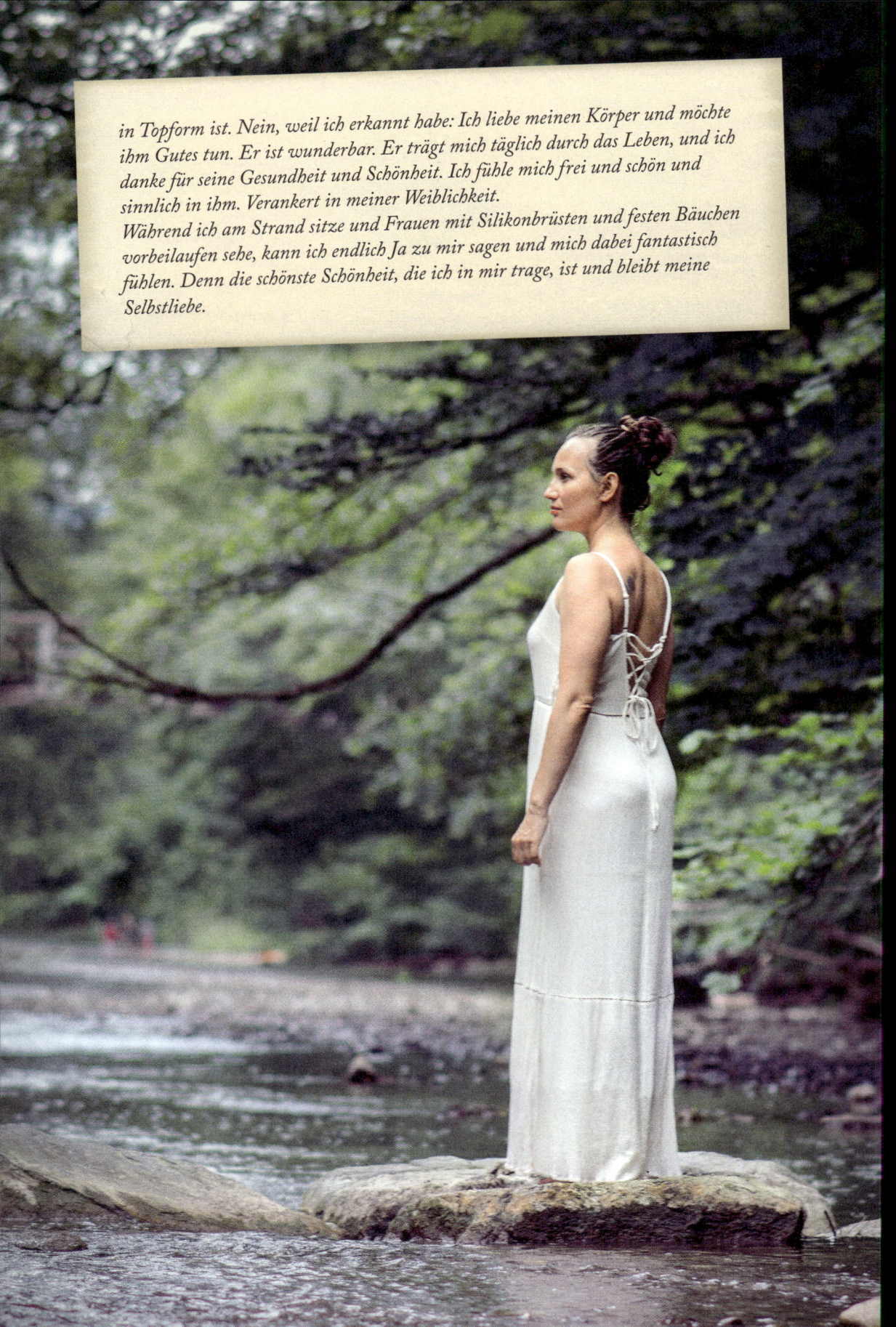

in Topform ist. Nein, weil ich erkannt habe: Ich liebe meinen Körper und möchte ihm Gutes tun. Er ist wunderbar. Er trägt mich täglich durch das Leben, und ich danke für seine Gesundheit und Schönheit. Ich fühle mich frei und schön und sinnlich in ihm. Verankert in meiner Weiblichkeit.

Während ich am Strand sitze und Frauen mit Silikonbrüsten und festen Bäuchen vorbeilaufen sehe, kann ich endlich Ja zu mir sagen und mich dabei fantastisch fühlen. Denn die schönste Schönheit, die ich in mir trage, ist und bleibt meine Selbstliebe.

Deine Sinnlichkeit
ist der *Schlüssel*

Schönheit ist eine zutiefst sinnliche Angelegenheit. Das, was du dir selbst über deine Sinne zuführst. Das, womit du deinen Geist täglich nährst. Das, was du in der Welt mit deinen Augen betrachtest und mit deinen Ohren hörst. Das, was du schmeckst, und das, was du riechst. All das definiert sowohl dein inneres Bild von Schönheit als auch das Schönheitsempfinden, das du gegenüber dir selbst pflegst. Schönheit ist ein Gefühl, das du in dir entwickelst. Dir selbst gegenüber als auch gegenüber der Welt.

Schönheit ist ein bewusster Zustand des Seins, in dem du durch die Welt wandelst. Schönheit bedeutet, in deinem Gleichgewicht zu sein.

Wie dieses Gleichgewicht sich anfühlt und wodurch du es erreichen kannst, das weißt nur du selbst. Tief in dir spürst du, was du dafür brauchst. Wenn du dir selbst im Innersten bewusst und achtsam begegnest und diese Verbindung täglich pflegst, wirst du in deiner eigenen Schönheit und Kraft erwachen. Dich schön zu fühlen ist ein Lebensstil.

Um Schönheit zu empfinden, darfst du deine tief in dir liegende Sinnlichkeit entdecken. Dich gemäß deiner natürlichen, ganz individuellen Bedürfnisse ernähren und pflegen. Dich mit der Kraft von Kräutern, Gewürzen und Pflanzen verbinden. Deinen Monatszyklus kennenlernen. Erfahren, was dir guttut und mehr von diesen Dingen in dein Leben einbauen. Sinnliche Schönheitsrituale und Selbstberührung zu einer täglichen Praxis machen.

Deine Sinne erwecken. Eine Anleitung

- Sehen. Betrachte einen See. Lass deinen Blick öfter zum Horizont schweifen. Sieh in den Himmel. Kauf dir einen bunten Blumenstrauß und stelle ihn dorthin, wo du ihn oft sehen kannst. Sieh dir schöne Filme an. Lies romantische Bücher. Triff Menschen, die du gerne siehst. Schau dich selbst im Spiegel an.
- Riechen. Schnuppere an ätherischen Ölen. Genieße den Duft deines Essens, bevor du es genießt. Rieche an den Menschen, die du liebst. Atme tief die Meeresbrise und die Bergluft ein. Bedufte deinen Wohnraum mit sinnlichen Düften. Trage duftende Öle auf der Haut.
  Hören. Lausche der Stille. Lausche den Klängen der Musik, die sich gut für dich anfühlt. Lausche Menschen, die dir Weisheiten vermitteln. Lausche deiner inneren Stimme.
- Berühren. Massiere dich selbst mit Öl. Umarme dich selbst. Praktiziere Yogaasanas. Berühre deine Füße und dein Herz. Behandle deinen Körper wie einen Tempel.
- Schmecken. Genieße deine Nahrung. Koche mit Liebe. Finde eine Ernährungsform für dich, die dir schmeckt und guttut. Trink viel Wasser und verwende viele Kräuter. Beiße in knackig-saftige Granatapfelkerne.

Im Bauch unserer Mutter sind wir noch schwerelos, eingerollt im Fruchtwasser der Gebärmutter. Schwebend. Das Bewusstsein nach innen gerichtet. Wir befinden uns im kosmischen Sein von allem, was ist. Beschützt, eingehüllt und getrennt von der Welt, die in nicht allzu ferner Zukunft unser Zuhause sein wird. Durch die Geburt werden dann unsere Sinne aktiv. In der Begegnung mit der Umwelt, die wir von nun an schmecken, riechen, fühlen, sehen und hören können, entwickelt sich unser Gehirn und ein Bild von der Welt, die wir nun Heimat nennen: *Sinnlichkeit ist der Zustand, die Welt mit den fünf Sinnen wahrzunehmen.*

Um ein sinnliches Weltbild zu entwickeln, das unsere weibliche Seele in der Tiefe ihrer Bedürfnisse nährt, ist es essenziell, die Sinne mit positiven Impulsen zu befruchten – wahre Sinnlichkeitspflege zu betreiben. Denn all das, was wir uns täglich über unsere Sinne zuführen, definiert unser Selbstbild und das Bild von der Welt, das wir in uns tragen.
Erst wenn wir unsere Sinne von den Ablenkungen in der äußeren Welt zurückziehen, merken wir, dass die einzig wahre Realität tief in uns selbst existiert, in der Begegnung mit dem wahren Ich, das im Herzen wohnt. Dort beginnt Meditation. Die Sinne sind deine Tore zur Welt.

Pflege sie. Befruchte sie. Genieße sie. Jeden Tag. Erstelle eine Liste mit Dingen, die du als sinnlich empfindest (für mich sind das zum Beispiel roter Lippenstift, ein heißer Zimtkakao mit Sahne, der Geruch von frischer Erde nach dem Regen, ein schönes Vollbad) und versuche, diese so oft wie möglich in dein Leben zu integrieren. Schönheit in dir und deinem Leben zu kultivieren, ist eine Sache der Übung. Übe täglich! Dich zu nähren, zu pflegen und bewusst in deinem eigenen Zyklus zu leben ist ein Ausdruck von Selbstliebe. Deinem Körper gesunde Nahrung zu schenken, ihn mit Ölen zu balsamieren, ihn täglich zu bewegen und ihm Ausgleich in Ruhe und Stille zu geben, macht dich schön.

Abendritual mit Sinnlichkeitseffekt

Kakaobutter ist sehr reichhaltig und nährend für die Haut. Du kannst sie nicht nur für diese sinnliche Fußmassage verwenden, sondern gleich deinen ganzen Körper damit einbalsamieren. Vor allem im Sommer ist Kakaobutter neben Kokosöl mein Beauty-helfer Nummer eins. Für das sexy Abendritual lasse etwas Kakaobutter in einem Wasserbad flüssig werden. Fülle eine Fußwanne mit warmem Wasser. Gib 1 EL Salz und eine Handvoll Rosenblüten sowie einige Tropfen deines Beautyöls hinzu. Dann steck die Füße hinein und genieße für rund 20 Minuten. Massiere deine warmen Füße anschließend mit der Kakaobutter. Das wird ein wahrhaft wohliges und aphro-disierendes Gefühl des Frauseins in dir erwecken.

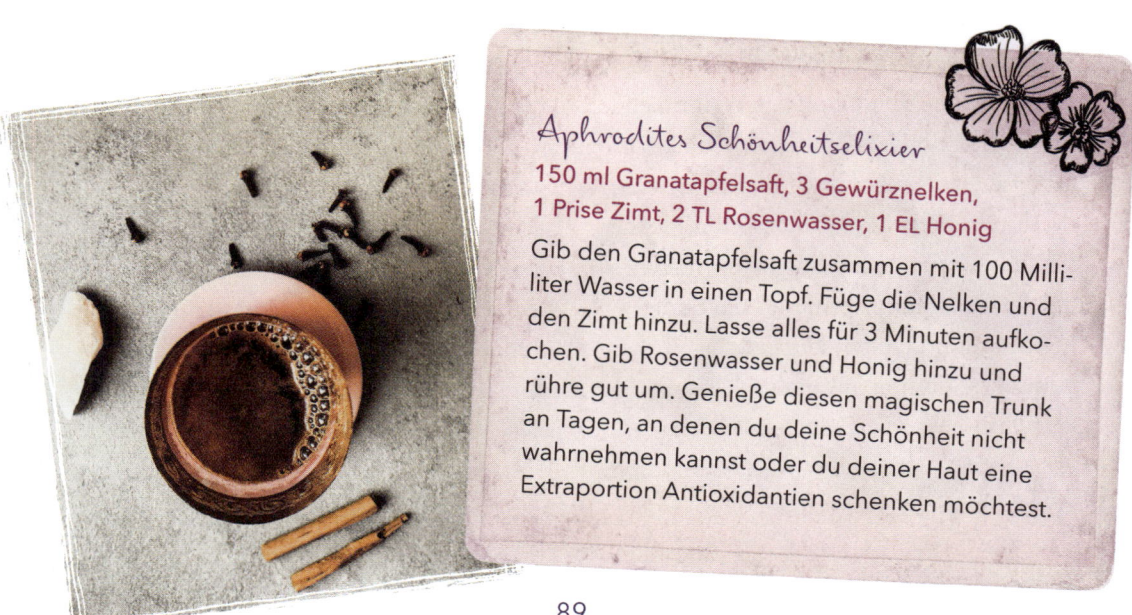

Aphrodites Schönheitselixier

150 ml Granatapfelsaft, 3 Gewürznelken, 1 Prise Zimt, 2 TL Rosenwasser, 1 EL Honig

Gib den Granatapfelsaft zusammen mit 100 Milliliter Wasser in einen Topf. Füge die Nelken und den Zimt hinzu. Lasse alles für 3 Minuten aufkochen. Gib Rosenwasser und Honig hinzu und rühre gut um. Genieße diesen magischen Trunk an Tagen, an denen du deine Schönheit nicht wahrnehmen kannst oder du deiner Haut eine Extraportion Antioxidantien schenken möchtest.

Fruchtbarkeit
und *Lebenslust*

Schönheit drückt sich durch eine tiefe Verbindung zu deinem eigenen Körper und seinen individuellen Bedürfnissen aus. Im Ayurveda steht Schönheit in einem direkten Bezug zur eigenen Sexualität. Sie ist Ausdruck von Fruchtbarkeit, innerer Lebensfreude und Sinnlichkeit. Es gibt in der ayurvedischen Sexuallehre Vajikarana kein hochwertigeres Schönheitsmittel als das Erleben der eigenen Sexualität und Lust sowie die bewusste Sinnlichkeitspflege in Form von achtsamen Beautyritualen.

Der Körper nimmt über die Sinne die Phänomene der Welt wahr. Unsere Augen lassen uns die Schönheit der Welt erkennen, unser Geruchsinn kann durch ätherische Öle und süße Düfte stimuliert werden, und liebevolle Berührung der Haut schenkt Geborgenheit, Lustempfinden und Entspannung. Je stärker die Sinne mit aphrodisierenden Düften, öligen Massagen, harmonisierenden Klängen und erotischen visuellen Eindrücken stimuliert werden, desto besser kann die eigene Fruchtbarkeit erblühen und Frau in purer Lebensfreude erstrahlen. Dabei muss die Sexualität nicht immer in Verbindung zu einem Partner ausgelebt werden. Denn Schönheit bedeutet, weibliche Sinnlichkeit in den Alltag einfließen zu lassen und durch Ernährung, Bewegung, Massagen, Schönheitspflege und Atmung eine bewusste und lustvolle Verbindung zu unserem Körper einzugehen.

Im Genuss des eigenen Körpers erfahren wir einen tieferen Zugang zu unserer weiblichen Natur, ihrer Fruchtbarkeit und Lebenslust.

Fruchtbarkeit vollzieht sich nicht nur in deinem Körper. Dein Leben fruchtbar zu machen bedeutet, dass du in den Fluss kommst. Dass du lernst, mit dem Leben zu fließen. So wie das Wasser – manchmal sanft, dann wieder kraftvoll. Manchmal lernst du, zu stehen und empfangend zu warten, um dann im nächsten Moment

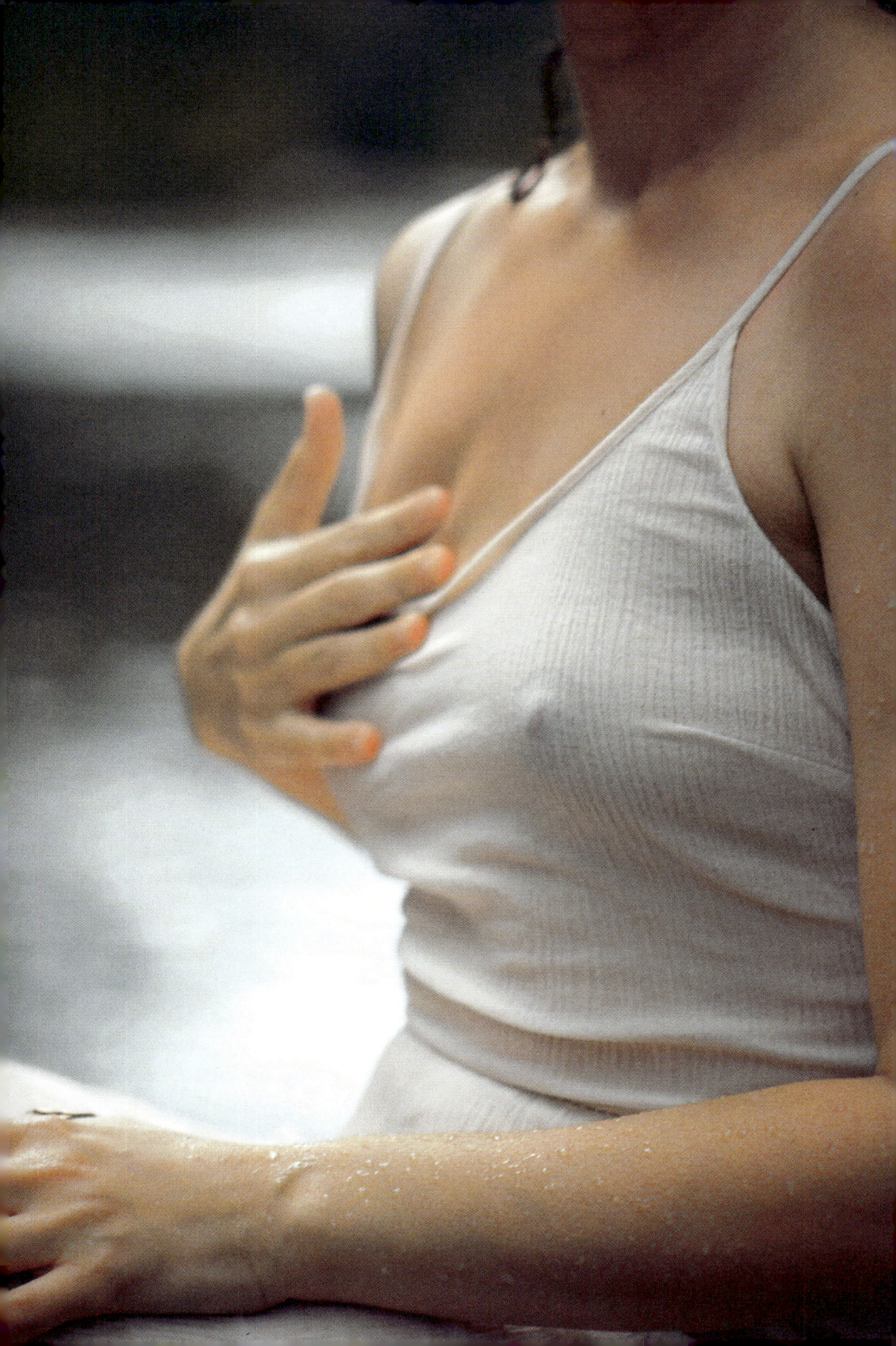

wie ein Wasserfall in deiner ganzen Fülle überzufließen. Fruchtbar zu sein bedeutet, dich selbst in dein Leben hineinzugeben. Authentisch zu sein. Mit all dem, was du sagst, fühlst, sprichst und denkst. Fruchtbarkeit ist nicht nur die biologische Fähigkeit, schwanger zu werden. Du kannst deine Fruchtbarkeit in deinem täglichen Leben ausdrücken. In deinen Worten. In deiner Kunst. In der Art und Weise, wie du kochst und bäckst, wie du dich nährst und ernährst. Wie du deine Blumen arrangierst. Du kannst deine Fruchtbarkeit in deinem monatlichen Zyklus beobachten, in deiner Beziehungsgestaltung, in der Dekoration deines Heims, in all dem, was du in die Welt schöpfst. Denn du bist das weibliche Prinzip. Shakti. Schöpfung. Mutter Erde. Je mehr du lernst, alles Fruchtbare in deinem Leben zu erkennen, das du täglich schöpfst, desto mehr wird deine Lebens-

freude zunehmen und die Lust, mehr und mehr und noch viel mehr zu schöpfen, zu gebären, hervorzubringen.

Mit dem Wissen, dass du Liebe bist und nur dann in deiner Kraft wandeln kannst, wenn du wirklich erkennst, wer du in deinem Inneren bist. Dein Körper ist ein Tempel. Behandle dich selbst wie einen Tempel! Liebe dich und ehre dich und lass deine Sexualität das Tor zu deiner tiefen Weiblichkeit werden.

Sexualität ist die intimste Beziehung, die wir aufbauen können. Wir öffnen unseren weiblichen Tempel für jemanden, lassen ihn tief in uns eindringen, bereit, neues Leben zu empfangen. Dieser Akt sollte von Liebe getragen sein. Vergeude deine sexuelle Energie nicht mit Menschen, die dich nicht schätzen, ehren, lieben, sich nicht vor dir verneigen und dir nicht sagen, wie schön du bist.

Dein Partner sollte dich in deiner tiefen Schönheit erkennen und berühren.

Frauen sind die kreative Kraft der Schöpfung. Sie halten den Schlüssel zu ihrem Selbstwert in ihrer eigenen Hand und brauchen niemanden, der ihnen sagt, wie schön und wertvoll sie sind. Erkenne deine Sexualität als die stärkste kreative Kraft in dir, die du selbst durch Sinnlichkeit und Schönheit nähren kannst.

Einfacher Apfelstrudel

5 Äpfel, 1 Strudelteig, eine Handvoll ganze Pecannüsse, Ahornsirup, Zimt

Den Ofen auf 180 Grad vorheizen. Den Strudelteig aufrollen. Die Äpfel nicht schälen, aber entkernen und einfach auf den Teig schneiden. Die Pecannüsse darüberstreuen. Mit Zimt und Ahornsirup verfeinern. Teig zusammenrollen, die Enden einschlagen. Im Backofen für 20 Minuten backen. Ein schneller und gesunder herbstlicher Genuss.

Grundmischung

5 EL Rohkakao, 2 EL Maca, 2 TL Zimt,
2 TL Kardamom

Alles vermischen und in ein Einweckglas geben.

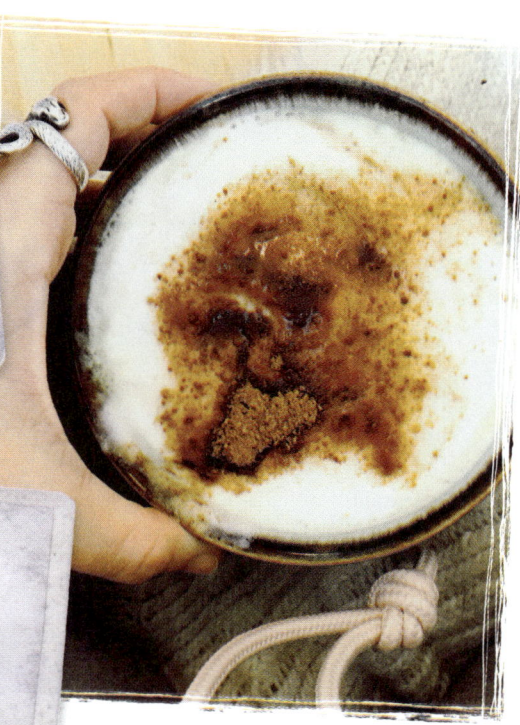

Sexy Kakao

2 TL Grundmischung,
1 Tasse Hafermilch, Honig
oder Ahornsirup

Die Grundmischung in der Hafermilch aufkochen und mit Honig
oder Ahornsirup süßen. Um den
Kakao noch reichhaltiger zu
machen, 1 TL Mandelmus hinzugeben.

Frauenmantel-Rosen-Tee

Grundmischung: Getrockneten
Frauenmantel und getrocknete
Rosenblüten zu gleichen Teilen
vermischen, in ein Einweckglas
geben, an einem dunklen Ort
aufbewahren.

Um deine Gebärmutter und deine
Fruchtbarkeit zu stärken, kannst
du regelmäßig einen Frauenman-
tel-Rosen-Tee trinken. Für eine
Tasse Tee 1 Esslöffel der Grundmischung mit heißem Wasser über-
brühen, zugedeckt 10 Minuten
ziehen lassen. Nach Bedarf mit
Honig süßen.

Espresso-Kakao-Latte

2 EL Grundkakaomischung,
150 ml Mandelmilch, 1 EL Ahornsirup,
1 EL Mandelmus, 1 Tasse Espresso,
frisch aufgebrüht

Kakaomischung und Mandelmilch
aufkochen und verrühren. Ahornsirup,
Mandelmus und Espresso dazugeben
und alles gut verrühren. Der ultimative
Drink, wenn du Kaffee genießen und
gleichzeitig etwas für deine Gesundheit tun möchtest.

Süßkartoffel-Kokosmilch-Curry auf Koriander mit Basmatireis

1 Zwiebel, gehackt, 1 TL Kurkuma, etwas Ingwer, fein gerieben, nach Wunsch 1 TL Kreuzkümmel, 2 Süßkartoffeln, in Stücke geschnitten, 1 Handvoll Erbsen, 1 Dose Kokosmilch (400 ml), 100 g Basmatireis, 1 Bund Koriander, fein gehackt (ersatzweise Petersilie)

Die Zwiebel für ein paar Minuten in Kokosöl anbraten. Gewürze hinzufügen. Die Hitze reduzieren und die Gewürze für ein paar Minuten anrösten, darauf achten, dass sie nicht verbrennen. Süßkartoffeln und Erbsen in den Gewürzsud geben. Mit etwas Wasser ablöschen und für 10 Minuten dünsten. Kokosmilch hinzufügen, salzen und weitere 10 Minuten auf kleiner Flamme gut einkochen lassen. In der Zwischenzeit den Basmatireis kochen. Wenn er fertig ist, salzen und Koriander untermischen (wenn du keinen Koriander magst, nimm Petersilie). Den Reis anrichten und das herrlich duftende Curry darübergeben.

Yoga für die Fruchtbarkeit – Kali Asana

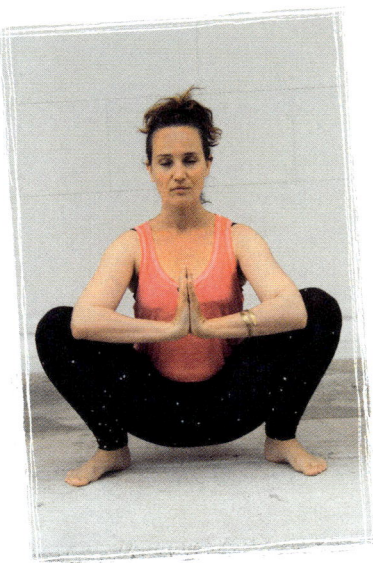

Stelle dich weiter als hüftbreit hin. Die Zehen schauen nach außen. Geh nun in die Hocke. Wenn deine Fersen nicht den Boden berühren, dann lege eine aufgerollte Yogamatte oder ein großes Polster darunter. Bring die Oberarme zwischen die Knie. Die Knie drücken gegen die Oberarme und die Oberarme drücken gegen die Knie. Richte dich auf und hebe dein Brustbein. Lass dein Becken und dein Steißbein Richtung Boden fließen. Spüre die Verbindung deiner Füße zur Erde. Stell dir vor, wie du mit deinen Fußsohlen einatmest und mit deinem Bauchnabel ausatmest. Immer und immer wieder – so lange, bis du das Gefühl hast, dass das Atmen zu einem Fluss geworden ist und dieser Fluss sich in deinem Becken ausbreiten darf.

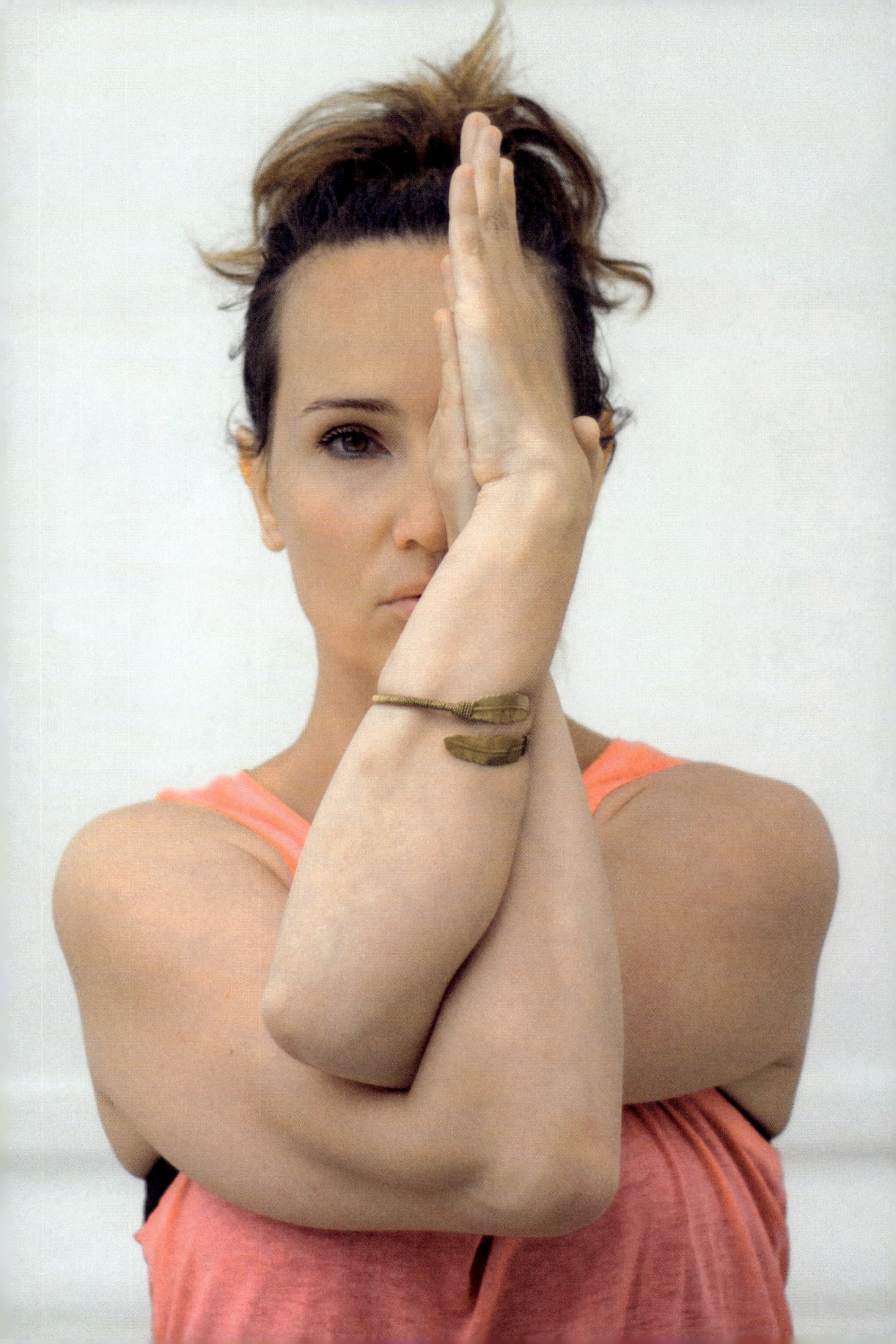

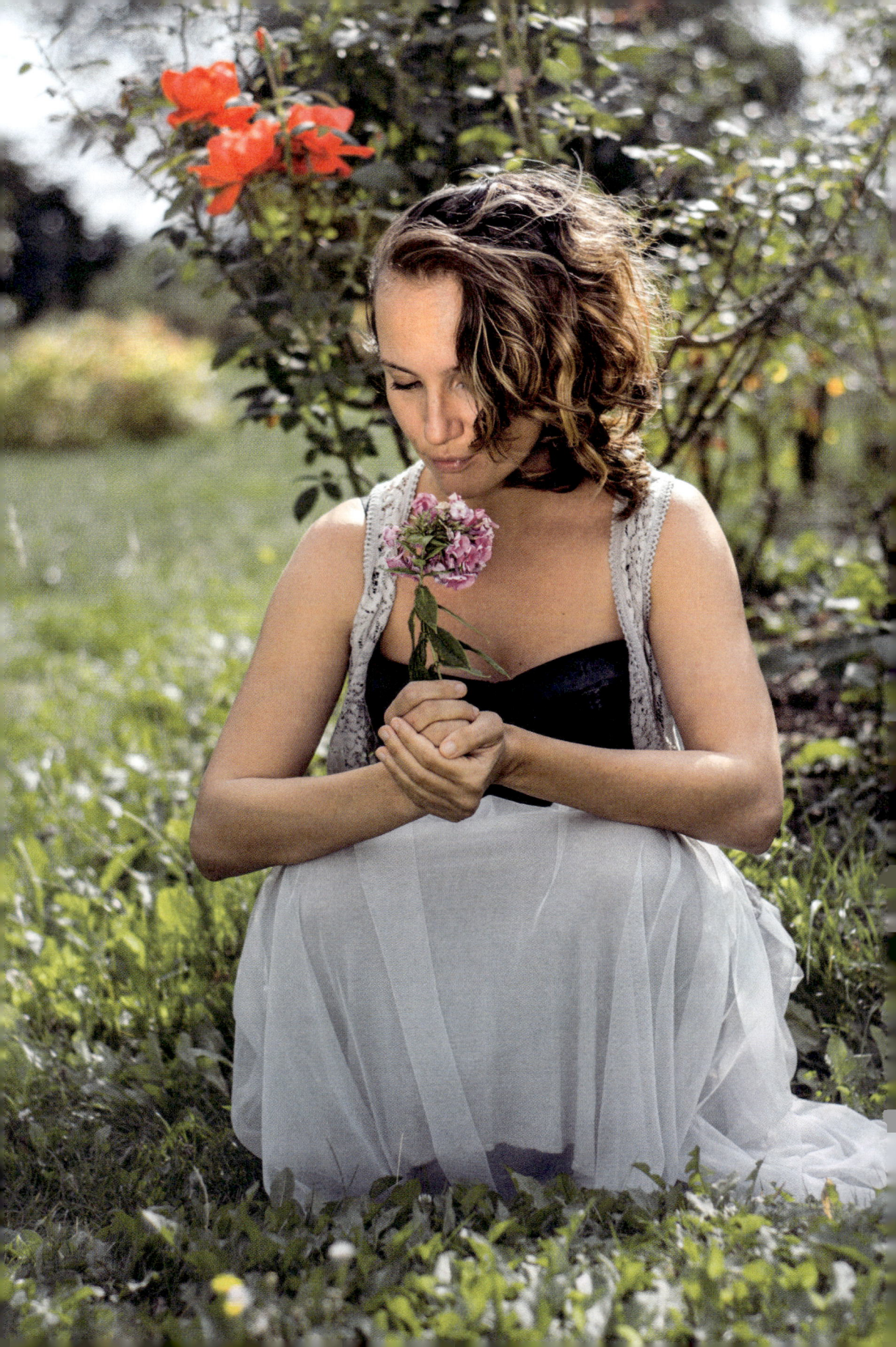

Haut*schönheit* und Hormon*spiele*

Die Haut ist unser größtes Sinnes-organ, unser Kontakt zur Außenwelt, das, was uns von ihr trennt, aber auch mit ihr verbindet. Durch die Haut laufen Millionen von Nervenzellen, und du kannst über die Energiebahnen der Haut deine Organe, dein Innerstes berühren.

Die Haut empfindet und fühlt. Ihre Berührung kann dich glücklich stimmen. Die Wärme, die du über die Haut aufnimmst, kann dich tief entspannen.

So, wie die Haut Reize nach innen zu deiner Gefühlswelt schickt, so ist sie auch ein Spiegel deiner Emotionen ins Außen. Über die Haut zeigst du dich und all das, was in deinem Inneren ist. Und deswegen ist die Haut für viele Frauen ein großes und essenzielles Thema. Das, was sich auf deiner Haut spiegelt, kannst du nicht verstecken. Deine Haut offenbart dich. Ist sie trocken, fehlt dir Feuchtigkeit. Ist sie rot, bist du vielleicht wütend. Ist sie kühl, tun dir lange Badewannenrituale gut, und ist sie fettig, solltest du ihr viel Öl zuführen. Die Haut zeigt dir, wo du stehst, mit deiner Ernährung, deinem Lebensstil, deinen Emotionen.

Sinnlich-ganzheitliche Schönheitspflege versteht, dass die Nahrung, die du deiner Haut zuführst, auch alles andere in dir nährt: dein Blut, dein Hormonsystem, deine Knochen und Muskeln, deine Nerven, deine Organe, ja sogar deine Gefühle. Wie berauschend kann es sein, eine Rosencreme aufs Gesicht aufzutragen, wie sinnlich, sich eine wärmende Selbstmassage mit einem Weihrauchöl zu gönnen! Den Geruch von Erde und frischen Kräutern einzuatmen, wenn man das Gesicht mit Heilerde reinigt! Mach deine Schönheitspflege zu einem Ritual, das alle deine

Sinne berührt. Alle Ebenen deines Selbst.
Körper, Geist und Seele. Denn wenn du
beginnst, dich selbst über deine Haut zu
berühren, wirst du ein ganz neues Gefühl
von Sinnlichkeit entdecken.

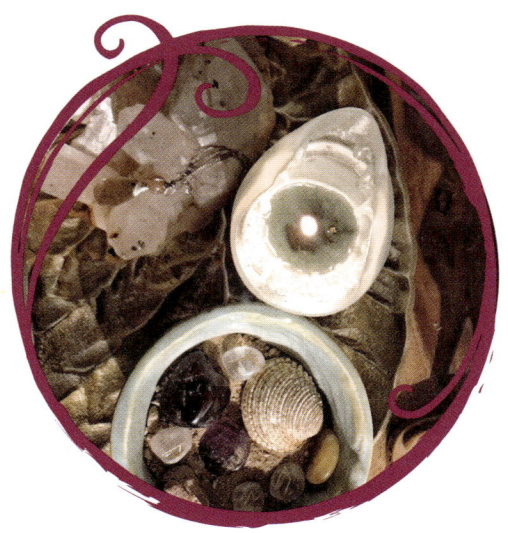

*Deine Haut ist der Zugang
zu dir als Frau. Indem du
sie nährst, nährst du viele
Ebenen deines Seins und
du schaffst ein wohliges Gefühl
in deinem Körper.
All das kannst du über
deine Haut beleben.*

Weihrauch-Myrrhe-Ölungen deines Unterbauchs

**100 ml Mandelöl, 10 Tropfen
ätherisches Weihrauchöl, 5 Tropfen
ätherisches Myrrheöl**

Mische das Mandelöl mit dem
Weihrauch- und Myrrheöl in einem
Pipettenglas. Massiere damit regelmäßig deinen Unterbauch, vor
allem dann, wenn du dich mit
deiner Sinnlichkeit verbinden willst.

Das ayurvedische Konzept von Schönheit
beruht auf natürlicher Schönheitspflege,
die leicht selbst herzustellen ist und dich
mit der Kraft von Pflanzen, Kräutern,
Lebensmitteln und ätherischen Ölen in
deiner Weiblichkeit berührt. Mach dir
bewusst, dass die Haut Nährstoffe direkt
aufnimmt: Sie gehen nicht durch den
Verdauungstrakt, gelangen ungefiltert ins
Blut und beeinflussen damit das Hormonsystem. Betrachte deine Schönheitspro-
dukte als Kosmetika – Dinge, die dich
schmücken und schön machen, nicht nur
von außen, sondern auch von innen.
Willst du deine Haut gut nähren und
ernähren, so benötigst du vor allem frische,
energiereiche und gut verdauliche Lebensmittel. Je mehr Vitalstoffe aus hochwerti-
gen Lebensmitteln du deinem Organismus
zuführst, umso besser kann der Zellstoffwechsel arbeiten.
Vor allem der Genuss von bitteren Gemüsen und Kräutern, wie beispielsweise
Spinat, Artischocken, Petersilie oder

Koriander, wird mit einem schönen, strahlenden Hautbild belohnt.

Die »Wunderwurzel« schlechthin für die Haut ist Kurkuma, die Gelbwurz. Das intensiv gelbe Gewürz aus der asiatischen Küche zählt durch seine antiseptischen, entzündungshemmenden und blutreinigenden Eigenschaften zu den besten Hauttherapeutika. Bereits ein halber Teelöffel täglich wirkt Erkrankungen, Unreinheiten und dem natürlichen Alterungsprozess der Haut entgegen. Im Ayurveda wird Kurkuma seit Jahrtausenden verwendet. Gerade in der Entschlackungszeit kann das Gewürz bei der Entgiftung der Leber und der Verdauungsorgane unterstützen. Seine stark entzündungshemmenden Eigenschaften wirken sich positiv auf den Darm und verschiedenste Verdauungsprobleme aus. Außerdem reinigt die gelbe Wurz das Blut. Wenn du leicht schwitzt und dir eher warm ist, du zu entzündlicher Haut neigst und in der Sonne schnell rot wirst, solltest du Kurkuma zu deinem täglichen Begleiter machen. Du kannst es in Suppen und Gemüsegerichten verwenden. Ich liebe meinen veganen Kurkuma-Latte mit Vanille und Honig zum Frühstück oder einfach zwischendurch.

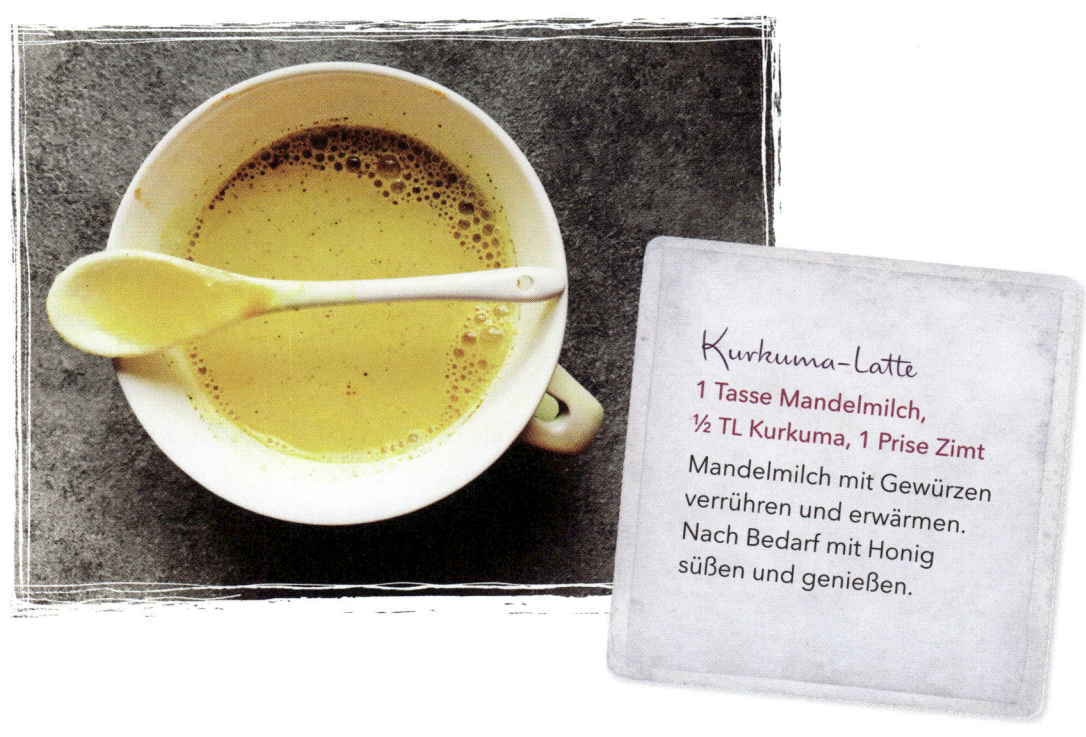

Kurkuma-Latte
1 Tasse Mandelmilch,
½ TL Kurkuma, 1 Prise Zimt
Mandelmilch mit Gewürzen verrühren und erwärmen. Nach Bedarf mit Honig süßen und genießen.

Das Hautbild wird direkt von den weiblichen Hormonen Östrogen und Progesteron beeinflusst. Hormone regen die für eine straffe Haut so wichtige Kollagenproduktion an. Auch das weibliche Bindegewebe wird durch Hormone entweder tonisiert oder erweitert. Sie beeinflussen auch die Bildung von neuen Hautzellen. Noch faszinierender ist: Die Haut stellt – in geringen Mengen – selbst Hormone her, die ihr Aussehen definieren.

Kurkuma-Deluxe-Maske

1 Avocado, etwas Sesamöl, ½ TL Kurkuma

Diese Maske reinigt die Haut und bringt sie zum Strahlen. Allerdings solltest du beachten, dass der in Kurkuma enthaltene Farbstoff Kurkumin stark färbt! Also solltest du beim Auftragen der Maske nicht gerade dein Lieblingsshirt tragen oder ein Handtuch verwenden, das keine bleibenden Flecken bekommen soll. Mische alle Zutaten zu einer cremigen Paste und trage sie auf die Gesichtshaut auf. 20 Minuten einwirken lassen, dann mit warmem Wasser abnehmen.

Welche Frau kennt das nicht? Kurz vor dem Hormonchaos der Menstruation sprießt hier oder da ein Pickel, unsere Haut wird trockener oder fahler. Deswegen hat die Natur viele Kräuter und Pflanzen geschöpft, die unser Hormonsystem ausbalancieren und uns eine schöne Haut schenken können. Du kannst zum Beispiel Granatapfelkerne, Rosen, Mandeln, Frauenmantel, alle Sorten Beeren, Rotklee, Vanille, Safran, Maca oder Mönchspfeffer in deinen täglichen Ernährungsplan einbauen. Trinke über einen längeren Zeitraum entweder Granatapfelsaft oder Frauenmanteltee. Iss viele Beeren in der Beerenzeit und genieße Mandeln, wenn du Lust darauf hast.

Wenn du wieder lernst, auf die Stimme deiner inneren Frau zu lauschen, wirst du genau wissen, wann du was brauchst.

Denk einfach und bleibe einfach. Entspanne dich. Wenn du langsam beginnst zu spüren, wie, was und wann welche Nahrungsmittel wie, was und wann bei dir machen, wirst du ganz von selbst immer zu dem greifen, was dir genau in diesem Moment guttut.

Zutaten für eine schöne Haut

Es gibt einige Dinge, die du deiner Haut über Ernährung und Beautypflege täglich zuführen kannst, um sie langfristig schön, strahlend und straff zu halten. Das steigert nicht nur die Schönheit, sondern macht dich fit und vital.

- Vitamin A für die Zellerneuerung: enthalten in Karotten, roten Paprika, grünem Gemüse, Süßkartoffeln, Honigmelonen, Mangos, getrockneten Aprikosen.
- Vitamin-B-Komplexe unterstützen die Durchblutung der Haut: enthalten in Blattsalaten, Sesam, Grünkohl, Linsen, Bananen, Spinat, Avocados. Quinoa, mein Beauty-Lieblingsfood, enthält alle B-Vitamine.
- Vitamin C als Antioxidans: enthalten in Granatäpfeln, Grünkohl, Spinat, Brokkoli, Petersilie, Zitronen.
- Vitamin E als Feuchtigkeitsspender: enthalten in Mandeln, Avocados, Süßkartoffeln, Leinsamen, Haselnüssen, Sonnenblumenöl, Weizenkeimöl.
- Silizium ist das »Schönheitsmineral« für Haut, Haar und Nägel. Leider kann es aus pflanzlichen Quellen (Hirse, Hafer, Gerste, Kartoffeln) vom Körper nicht gut verwertet werden. Du kannst es aber bei Mangelerscheinungen wie bei brüchigen Nägeln und Haaren zusätzlich als Nahrungsergänzungsmittel einnehmen.
- Zink verjüngt die Haut nachhaltig und ist unter anderem in Sonnenblumen- und Kürbiskernen enthalten.
- Wasser ist essenziell für eine schöne Haut, denn die Haut besteht zu 80 Prozent aus Wasser und kann somit nur durch Wasser von innen versorgt werden. »Ayurvedischer Champagner« ist das beste Wasser, das du trinken kannst, mindestens 1,5 Liter am Tag. Koche einfach Wasser 15 Minuten ab und fülle es in eine Thermoskanne. Trinke es über den ganzen Tag verteilt in kleinen Schlucken.

An Tagen, an denen es deiner Haut an Ausstrahlung fehlt, hilft ein kleines Selbstliebeneritual im Badezimmer, mit Kerzenlicht, einem selbst gemachten Peeling und einer Maske. Mach es dir gemütlich – im Bad sollte es angenehm warm sein, damit du dich so richtig entspannen kannst. Massiere dein Gesicht in kreisenden Bewegungen sanft mit dem selbst gemachten Peeling. Dann gebe die Maske auf dein Gesicht und lege dich in ein Vollbad mit einem Badeöl, das du liebst. Entspanne dich. Atme den duftenden Dampf ein. Schließe die Augen. Mache eine kleine Meditation. Komm ganz bei dir an.

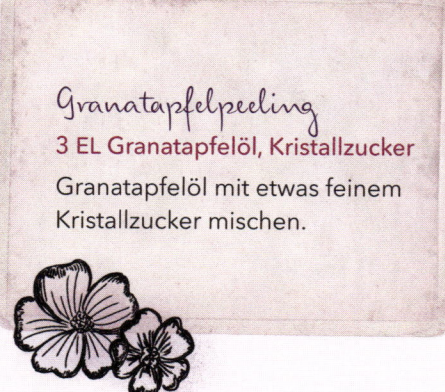

Granatapfelpeeling

3 EL Granatapfelöl, Kristallzucker

Granatapfelöl mit etwas feinem Kristallzucker mischen.

Beautymaske mit Avocado und Rosenwasser

1 Avocado, etwas Schlagsahne,
2 EL Rosenwasser, 1 TL Honig,
1 Prise Vanillepulver, 3 Tropfen
ätherisches Sandelholzöl,
3 Tropfen ätherisches Patchouliöl

Alles zu einer cremigen Paste mischen. Auf das trockene Gesicht auftragen und für 15 Minuten einwirken lassen. Die Maske ist drei Tage im Kühlschrank haltbar.

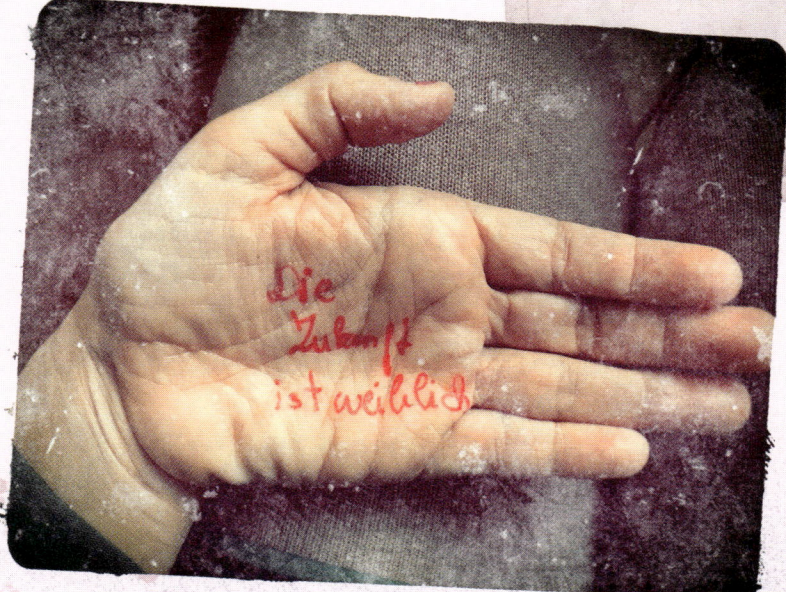

Schöne Rituale
und Rezepte für alle Jahreszeiten

Im Rhythmus der Jahreszeiten durch das Leben zu wandern, verändert dich als Frau. Du lernst wieder, den Botschaften der Jahreszeiten zu lauschen, ihre speziellen Gemüse, Früchte und Kräuter für deine Gesundheit zu genießen. Auf die inneren Zyklen des Lebens zu vertrauen und ganz und gar in der Schönheit der Natur zu erwachen und ihre Kraft für deine Weiblichkeit zu nutzen.

Das Leben im Einklang mit Mutter Erde, im Wissen, dass alles seine Zeit hat, berührt mich tief. Im Frühling erwache ich gemeinsam mit den Vögeln, Bäumen und Gräsern zu neuem Leben und entfache mein inneres Verdauungsfeuer mit Brennnessel, Löwenzahn und frischen Bitterstoffen in grünen Salaten. Im Sommer feiere ich die Fruchtbarkeit und tanze in lauen Sommernächten bei Holunderblütensaft und Erdbeerkuchen. Im Herbst sage ich Danke für die reiche Ernte und stärke mein Immunsystem mit Kürbis, Hagebutte und Esskastanien. Im Winter schlafe ich viel, meditiere in das Feuer des Kamins und trinke Kakao mit Zimt und Vanille.

Im Rhythmus der Erde habe ich meinen eigenen Rhythmus erkannt. Meinen Lebensrhythmus, der immer anders ist. Zyklisch. Rund. Ganz. Mal gebärend, mal nährend, mal still, mal aktiv, mal passiv.

Alles zu seiner Zeit, denn alles hat Zeit im ewigen Kreislauf der Jahreszeiten.

Während sich der weibliche Körper im Sommer nach kühlenden Beautyritualen mit Kokosnuss, Koriander und Mango-Smoothies sehnt, braucht er im Winter viel Wärme in Form von Suppen, Eintöpfen und aromatisch duftendem Ofengemüse. Im Frühling will der Körper mit scharfen Gewürzen erwachen, im Herbst Erdung, Stabilität und ganz viel Ruhe bekommen.

Betrachte den Zyklus der Erde als deinen eigenen Zyklus und nutze ihre saisonalen Gaben für dein Leben.

Denn nur so kannst du dich und deine weibliche Gesundheit in einer gesunden Ganzheitlichkeit und einem sinnlichen Gleichgewicht verankern. Nur so kannst du deine Intuition stärken, wieder lernen, deiner inneren Stimme zu vertrauen und dich jedes Jahr aufs Neue auf die Jahreszeiten und ihre geheime Botschaft für dein Leben freuen. Jahr für Jahr. Zyklus für Zyklus.

Frühlingserwachen

Im Frühling erwachen wir aus dem Winterschlaf. Körper, Geist und Seele sehnen sich nach Wärme, den ersten Sonnenstrahlen und Fliedergeruch. Wir sind müde vom langen Winter und der Dunkelheit und brauchen viel Feuerkraft, um in die Gänge zu kommen. In dieser Zeit empfiehlt sich eine Entschlackungskur. Suppen, Löwenzahnrisotto und viel Würze in unseren Mahlzeiten geben uns Schwung und Vitalität. Die Devise lautet: Richtig ins Schwitzen kommen, um den gemütlichen Winterspeck, der uns beschützt und gewärmt hat, zum Schmelzen zu bringen. So, wie die Pflanzen nun aus der Erde sprießen, so ist es auch für uns Zeit, aktiv zu werden, unser inneres Feuer zu entzünden und wieder raus ins Leben zu gehen.

Anregungen für die Frühlingszeit

- Mache eine Entschlackungskur. Dein inneres Verdauungsfeuer braucht nun leichte, anregende, reinigende und würzige Kost, um wieder in Schwung zu kommen.
- Misch dir ein entschlackendes Körperpeeling. Entschlacken ist immer ganzheitlich und deshalb ist es essenziell, dass du auch deiner Haut eine Entlastung gönnst. Verzichte auch mal auf Make-up und Puder. Mach dich frei. Befreie dich. Lege die Masken ab. Das bringt dich zurück zu deiner Essenz.

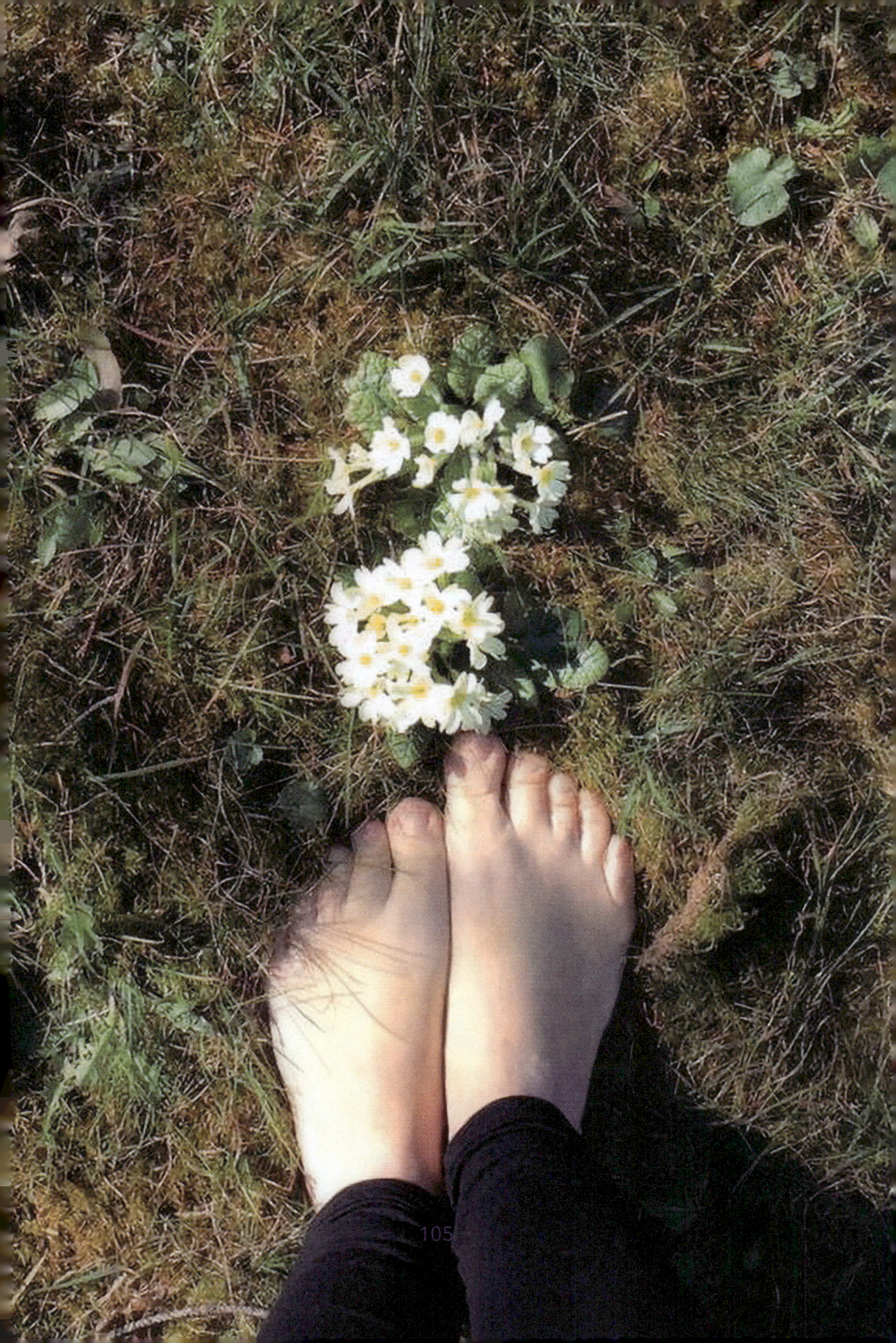

Brokkoli-Erbsen-Reis mit Chicorée

100 g Naturreis, Tamarisauce,
100 g Erbsen, 1 kleiner Brokkoli,
1 TL geriebener Ingwer, 1 TL Curry, etwas
Thai-Currypaste, ein kleiner Chicorée, klein
geschnitten

Den Naturreis in reichlich Wasser mit einem
Schuss Tamarisauce etwa 40 Minuten kochen.
Kurz bevor der Reis gar wird, die Erbsen und
den Brokkoli in etwas Kokos- oder Olivenöl
kurz anbraten und für 5 Minuten zugedeckt
dünsten lassen. Ingwer, Curry und Thai-
Currypaste hinzugeben und mit Salz abschmecken. Das Gemüse über den Reis
geben und eine Hand voll frischen Chicorée
untermischen. Mit Olivenöl und eventuell
noch mehr Thai-Currypaste abschmecken.

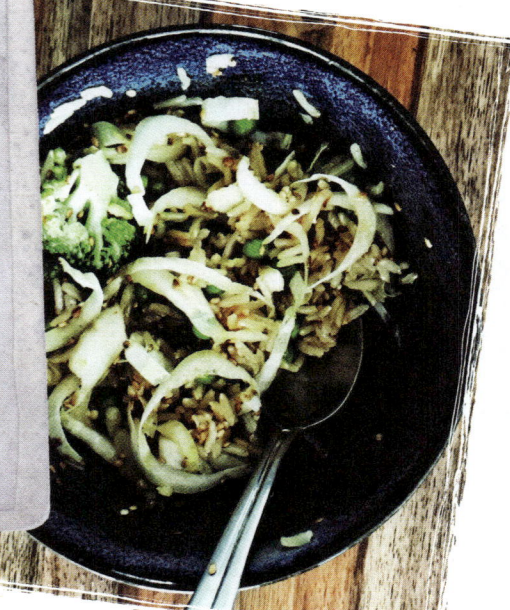

Anregendes Frühlings-Peeling mit Kaffee und Salz

Natursalz, gemahlener Kaffee, Sesamöl, 5 Tropfen ätherisches
Ingweröl, 10 Tropfen ätherisches Zitronenöl, Honig, Saft von einer
Zitrone

Ein Einweckglas (720 ml) halb mit feinem Natursalz, halb mit
gemahlenem Kaffee füllen. So viel Sesamöl dazugeben, dass die
Mischung gut bedeckt ist. Ingwer- und Zitronenöl hinzugeben,
mit etwas Honig und dem Zitronensaft verfeinern, dann noch
einmal gut durchmischen. Massiere deinen ganzen Körper mit
dem Peeling und dusche dich dann heiß ab.

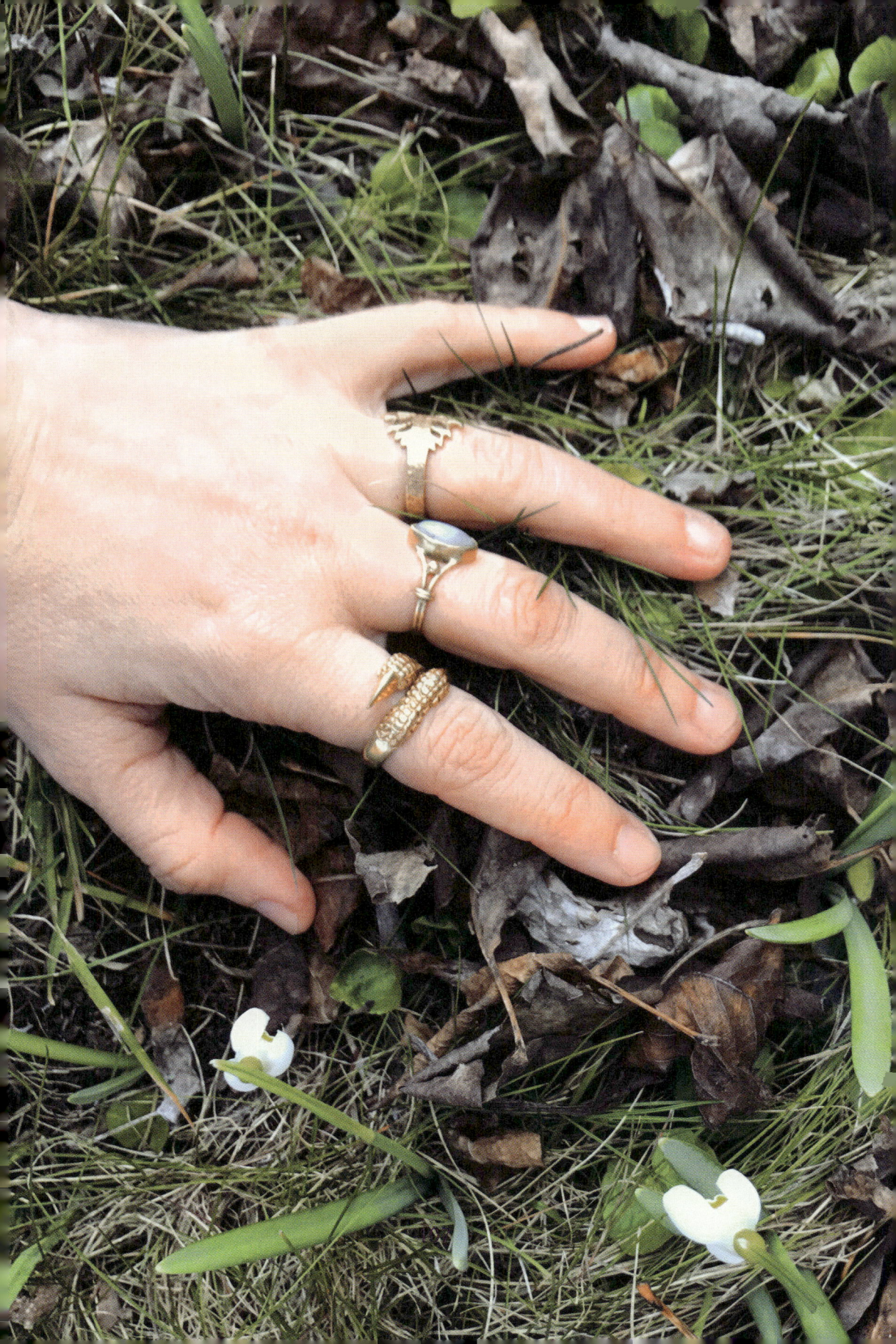

Sommerbrise

Der Sommer ist die Zeit im Jahr, die uns einlädt zu genießen, die Seele baumeln zu lassen, zu tanzen, die Sonne mit dem Bauchnabel einzuatmen und Ja zum Leben zu sagen. Das Feuer ist groß, die Lebenslust unbändig. Es zieht uns hinaus in die Natur, um ihre Fruchtbarkeit in vollen Zügen zu genießen, dem Summen der Bienen zu lauschen und unter Vollmond und Sternen in warmen Nächten den wilden Tanz des Lebens zu tanzen. Im Sommer wollen wir frei sein, neue Welten erkunden, zu den Sternen fliegen und mit neuen Erkenntnissen zurückkommen. Der Sommer ist eine Zeit, um mit den bunten Früchten der Erde, die nun in Hülle und Fülle reifen, unsere Fruchtbarkeit zu stärken. Uns all das zuzuführen, was uns aufbaut, glücklich macht, das Leben feiern lässt.

Anregungen für die Sommerzeit

- Die Kokosnuss in allen Variationen, Zubereitungsmöglichkeiten und Verwendungsformen ist *der* Schönheitshelfer für den Sommer, ein wahrer Alleskönner. Sie riecht wie ein Urlaub in der Karibik und macht die Haut samtweich.

- Zu einem perfekten Sommer gehört unbedingt viel Wassermelone, weil diese tiefrote und äußerst knackige Frucht alles liefert, was Körper und Geist an heißen Sommertagen brauchen: Wasser, Frische, Leichtigkeit und eine große Portion an Antioxidantien für eine schöne Sommerhaut. Ihr süßer Geschmack besänftigt das Feuerelement in uns und schenkt uns pure Sommerfreude. Aufgrund ihres hohen Wasseranteils ist sie sehr leicht verdaulich und sättigt gleichzeitig. Bitte iss die Wassermelone, so wie alle Früchte, aber niemals als Dessert, sondern immer für sich alleine. Dadurch unterstützt du den idealen Verdauungsprozess und genießt den vollen Nährstoffgehalt der Wassermelone. Denn frische Früchte sollten laut Ayurveda nicht in Kombination mit sauren Lebensmitteln sowie Milch, Fisch und Fleisch gegessen werden.

- Im Sommer kannst du durchaus mehr Wasser als in den kalten Wintermonaten, wenn der Körper auch viel Wasser speichert, trinken. Ich liebe es, meinem sommerlichen Wasser verschiedene Aromen zu geben, indem ich zum Beispiel eine Handvoll frische Pfefferminzblätter in die Karaffe gebe. Wichtig: Keine Eiswürfel hinzufügen, denn sie schwächen aufgrund ihrer kühlenden Eigenschaften das durch die Hitze bereits geschwächte Verdauungsfeuer noch mehr! Das führt dazu, dass dein Körper, noch mehr Energie verbraucht, um die Körpertemperatur zu halten – du schwitzt mehr. Bevorzuge raumtemperierte Getränke und genieße ruhig ab und zu auch eine warme Sommerlimonade mit etwas Honig und Pfefferminzblättern.

- Sonnenmeditation: Setze dich in die Morgen- oder Abendsonne, am besten auf eine sommergrüne Wiese oder an einen Strand. Schließe die Augen und beginne, die Atmung so zu vertiefen, dass sich die Bauchdecke mit der Einatmung hebt und wieder senkt. Nimm bewusst die wärmenden Sonnenstrahlen auf der Haut wahr und stelle dir vor, du könntest die Sonne einatmen, durch jede Pore deiner Haut. Du atmest pures Sonnenlicht ein und verteilst es mit der Ausatmung in deinem ganzen Körper. Wiederhole diese Atmung zehn Mal und spüre nach. Was passiert in dir? In Gedanken, Gefühlen und im Körper?

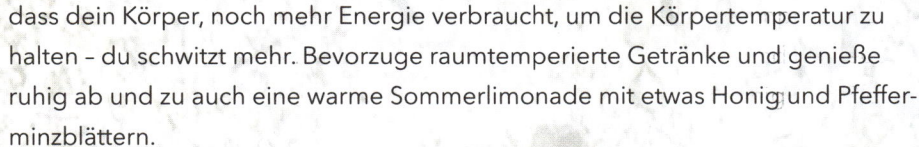

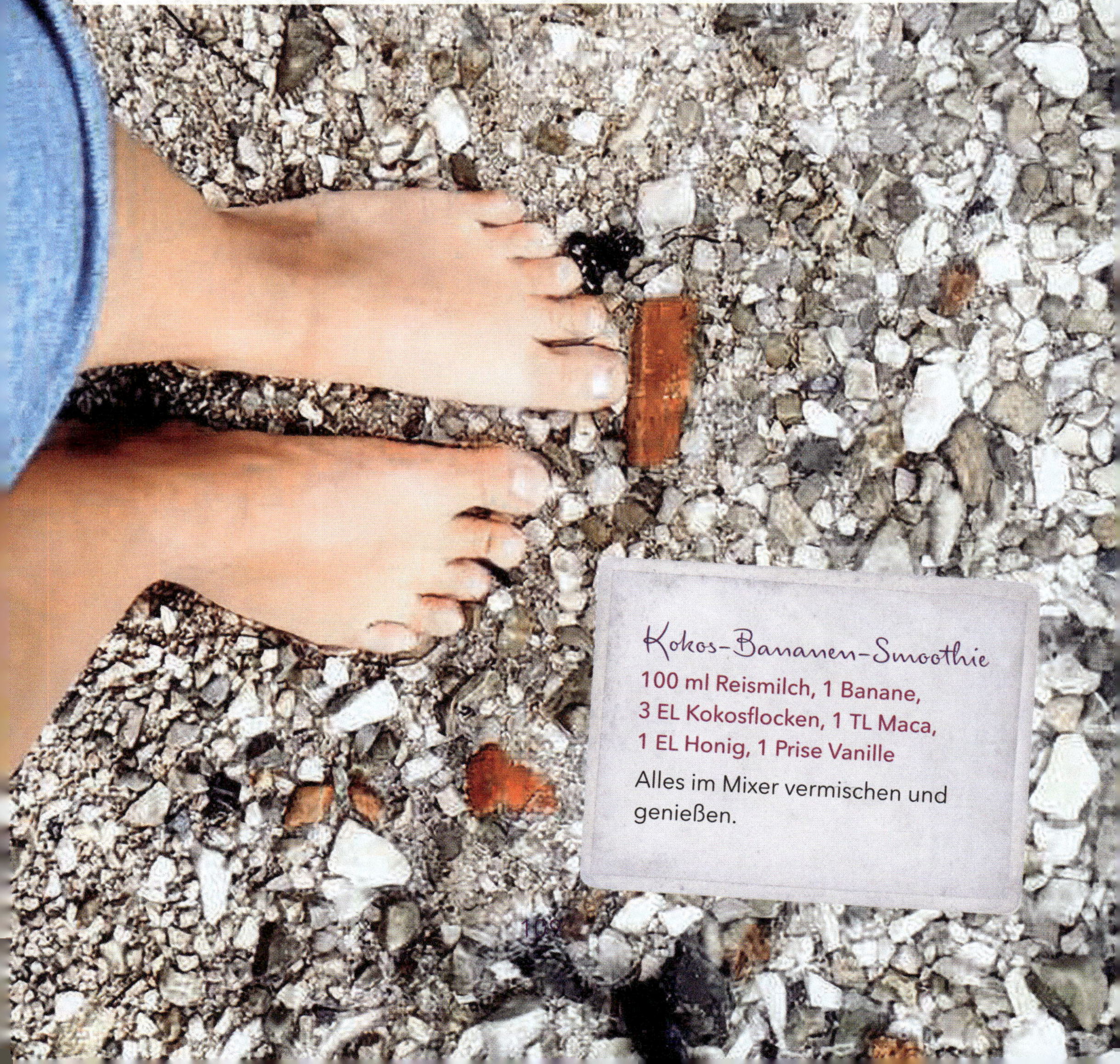

Kokos-Bananen-Smoothie
100 ml Reismilch, 1 Banane,
3 EL Kokosflocken, 1 TL Maca,
1 EL Honig, 1 Prise Vanille
Alles im Mixer vermischen und genießen.

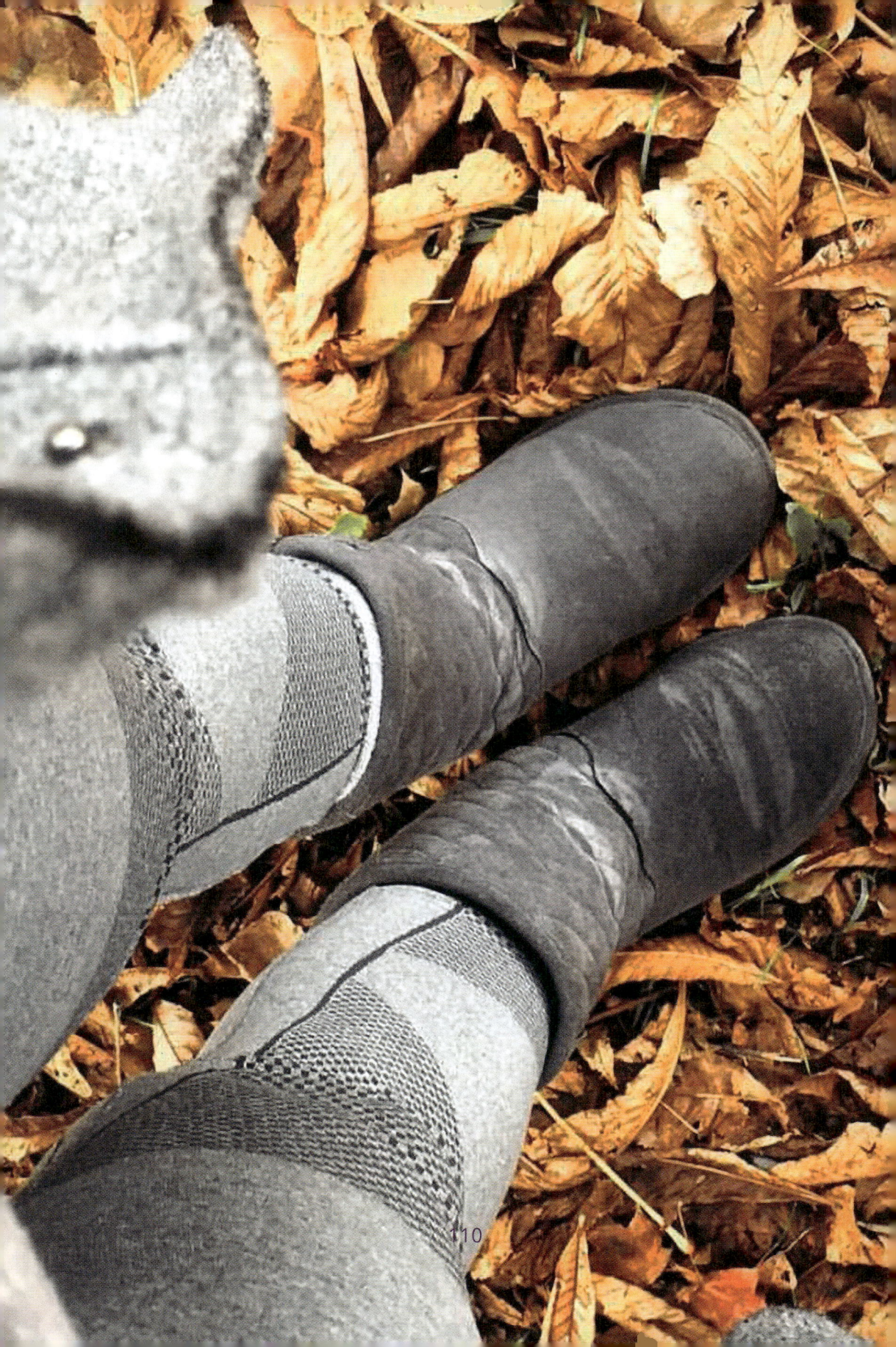

Herbstkraft

Der Herbst ist eine besondere Zeit im Jahr, mit seinen kühlen Winden, bunten Blättern, dem Duft nach Wein und der reichen Ernte, die uns die Erde nun schenkt. Es ist eine Zeit, die nach wärmenden, anregenden, sanft entlastenden Nahrungsmitteln und Beschäftigungen verlangt. Warme Tees, aus den Sommerkräutern gebrüht. Nährende Selbstölungen mit Mandel- und Johanniskrautöl. Erdende Gerichte, viele Suppen und kräftigende Frühstücksvariationen.

Der Herbst ist eine Zeit des Übergangs. Die kalten Winde, die Regenfälle und die unberechenbaren Wetterumschwünge können das Immunsystem angreifen und uns für Erkältungskrankheiten anfällig machen. Jetzt sollten wir die in der Sommersonne gereiften Früchte genießen – ihre wertvollen Inhaltsstoffe stärken uns für den bevorstehenden Winter. Mais, Weintrauben, Cranberrys, Kürbisse und Granatäpfel versorgen uns mit den notwendigen Vitaminen und Mineralstoffen für ein gesundes Immunsystem. Wärmende Gewürze wie Zimt, Ingwer und Vanille verfeinern leckere Frühstücksrezepte und Tees. Die Sommerkräuter Salbei, Rosmarin und Thymian sind nun zum Trocknen bereit, damit sie uns mit ihren Heilkräften gut und stark durch den Winter bringen.

Der Herbst ist auch die Zeit der großen inneren Ernte. Man blickt auf das Jahr zurück, zieht Resümee, labt sich freudvoll an den geernteten Früchten des eigenen Lebens und zieht sich langsam, gleich der Sonne, ins Innen zurück. Man schreibt einen Brief der Dankbarkeit und auch einen darüber, was man loslassen möchte, wenn die magischen Nebel des Novembers in die Lande ziehen und uns langsam darauf einstimmen, dass nun die Zeit des Winterschlafs hereinbricht.

Der Herbst ist eine goldene Zeit – eine Zeit der Fülle, des Genusses, der Innenschau und des Stillwerdens.

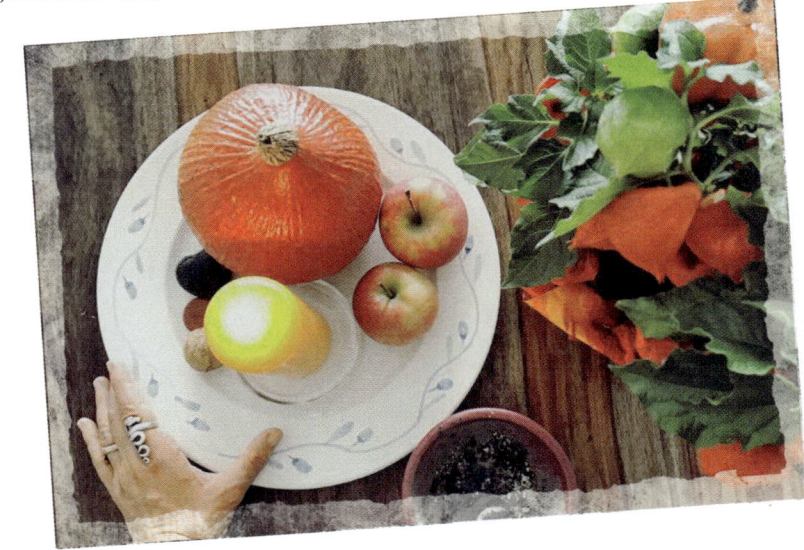

111

Anregungen für die Herbstzeit

- Im Ayurveda spielt das Frühstück eine außergewöhnliche Rolle. Sich morgens mit leichten, nahrhaften Lebensmitteln zu stärken, bestimmt den Grundton des ganzen Tages. Gerade im Herbst reagiert der Körper auf ein warmes, nährendes Frühstück mit Energie und Dankbarkeit. Deswegen solltest du den Tag mit den Qualitäten warm, nährend, stabilisierend und erdend beginnen: mit einer heißen Dusche, einem sanften Yogaflow und nahrhaften Getreidesorten, die dir alle Mineralstoffe und Vitamine schenken, die du für eine stabile Herbstkraft brauchst.

- Jetzt, wo es oft windig, nass und kalt ist, sind nährende und erdende Eintöpfe unsere besten Begleiter. Sie sind leicht und doch kraftvoll, belasten die sensible Verdauung nicht, aber können uns alle wichtigen Mineral- und Nährstoffe schenken. Eintöpfe kann man aus fast allem machen.

- Der Herbst ruft dich ins Innere. In dein Haus, aber auch in deine Innenwelt. Für mich ist mein Haus die Erweiterung meines Innersten. Ich liebe es, mein Heim schön zu gestalten, an verschiedenen Plätzen Altarplätze zu bauen, wo ich Kristalle, Kerzen, Figuren, Bilder aufstelle, die mich inspirieren oder mit meiner Kraft verbinden. An kalten Herbsttagen mache ich es mir zusätzlich gemütlich, mit vielen Kerzen, Kissen, Räucherstäbchen, sanfter Musik mit Mantren. Es ist so kuschelig, zusammen mit meiner Familie auf dem Sofa einen Zimttee zu trinken! Ich versuche mein Heim zu einem Ort zu machen, wo ich mich entspannen kann, wo ich mich aufladen kann, wo ich mich beschützt fühle und wo ich mich entfalten kann. Mein Heim ist mein Tempel. Schau dich in deinem eigenen Heim um: *Wie kannst du es gestalten, damit es dir in der dunklen Jahreszeit als Rückzugsort dient? Was möchtest du vielleicht loswerden, um im Sinne des Herbstes Blätter fallen zu lassen, frei zu werden? Wie kannst du mehr Licht in dein Heim bringen? Wie aus deinem Tempel einen Ort machen, der dir viel Kreativität und Spielraum für dein Selbst im Winter schenkt?*

Wurzelgemüse de luxe

1 kleine Stange Lauch, in Scheiben geschnitten,
3 cm Ingwer, gerieben, 2 Knoblauchzehen,
gepresst, 1 TL Kurkuma, 1 TL Ajwain,
1 TL gemahlener Koriander, 3 Kartoffeln,
1 Päckchen Suppengrün, 2 kleine gelbe Rüben
(falls nicht erhältlich, durch Karotten ersetzen),
3 Karotten, alles in grobe Stücke geschnitten,
1 EL Bio-Gemüsebrühepulver, 1 TL Reismiso,
2 EL Hefewürzflocken

Lauch mit Ingwer und Knoblauch in etwas
Ghee oder Sonnenblumenöl kurz anbraten.
Kurkuma, Ajwain und Koriander hinzufügen.
Anrösten und mit etwas kochendem Wasser
ablöschen. Das Wurzelgemüse hinzugeben.
Alles mit 1 Liter Wasser kochendem Wasser
aufgießen, Suppenwürze hinzugeben und
ca. 20 Minuten kochen lassen – das Gemüse
sollte noch bissfest sein. Reismiso und Hefewürzflocken untermischen, mit Salz
abschmecken.

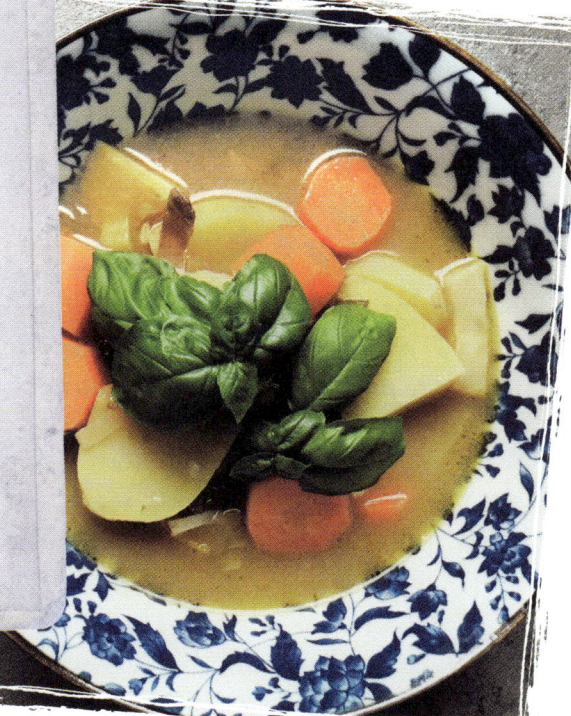

Kürbis-Süßkartoffel-Eintopf

1 Zwiebel, gehackt, 2 Knoblauchzehen und 1 kleines Stück Ingwer,
klein geschnitten, 2 Süßkartoffeln und 1/2 Hokkaidokürbis, in würfelgroße
Stücke geschnitten, 2 TL Kreuzkümmel, 1 TL edelsüßes Paprikapulver,
1 Handvoll gelbe Linsen, etwas Tamarisauce

Zwiebel, Knoblauch und Ingwer in etwas Sonnenblumenöl anbraten.
Süßkartoffel und Kürbis hinzufügen und zusammen mit den Gewürzen
kurz anbraten. Wasser zugießen, bis das Gemüse bedeckt ist. Aufkochen
lassen. Linsen hinzugeben und alles für rund 20 Minuten auf kleiner
Flamme kochen lassen, bis der Eintopf cremig und gut eingekocht ist.
Auf Wunsch mit Tamarisauce verfeinern. Dazu passen Basmatireis, Brot
oder eine Avocado.

Winterstille

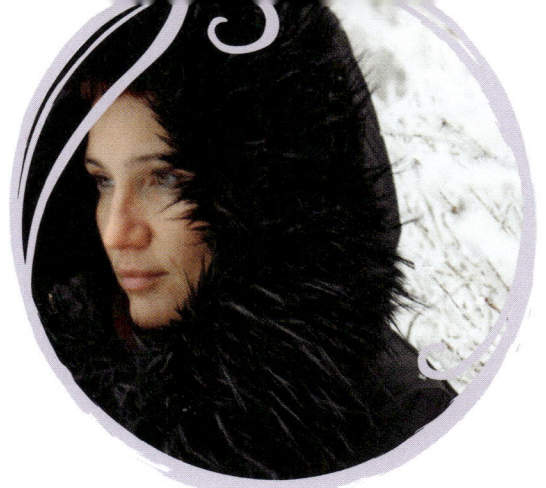

Der Winter ist die natürliche Zeit des Rückzugs, der Stille und des Friedens. Die Tage sind kurz, die Nächte lang. Oft bedeckt eine weiße Schneedecke die schlafende Erde und signalisiert, dass es auch für uns Zeit wird, uns zurückzuziehen, in die Stille zu gehen und zu ruhen. Alles scheint im Winter reglos. Es ist dunkel, kalt, feucht und windig. An Tagen, an denen die Sonne scheint, ist es oft klirrend kalt. Viele Tiere machen Winterschlaf oder ruhen ausgiebig. Alles ist im Rückzug, nach innen gekehrt.

Die Erde zeigt uns ihre pure Nacktheit. Die Bäume erinnern mit ihren kahlen Ästen an Skelette und führen uns den Tod in seiner puren Essenz vor Augen. Der Winter ist die Zeit des Todes und des Stillstands. Er zeigt uns, dass das, was im Frühling geboren wurde und im Sommer seine Hoch-Zeit feierte, im Herbst gestorben und nun tot ist.

Deswegen ist der Winter die ideale Zeit, um nach innen zu gehen. Deine innersten Welten zu erforschen.

Dich selbst und all deine in dir verborgenen Gedanken und Gefühle besser kennenzulernen. Zeig dir selbst deine Nacktheit. Reise tief. Meditiere. Schöpfe neue Ideen für den nächsten Zyklus, der schon bald, im Frühling, beginnt.

Die winterliche Dunkelheit ist ein essenzieller Teil der Schöpfung. Jeder Same gedeiht nur in der Dunkelheit. Aus der Dunkelheit ist das ganze Universum geboren. Der Embryo entwickelt sich in der Dunkelheit der Gebärmutter zu einem lebensfähigen Menschen. Dennoch haben die meisten Menschen heute keinen Bezug mehr zur Dunkelheit. Denn überall sind wir von elektrischem Licht umgeben. Dadurch haben viele ihre natürliche Verbindung zur Magie der Nacht verloren, die symbolisch dem Geheimnis, dem Verborgenen, dem nicht Sichtbaren zugeordnet ist. Die Dunkelheit ist wichtig, damit das Licht wiedergeboren werden kann. Deswegen lass dich im Winter von der natürlichen Dunkelheit umarmen, die draußen herrscht. Schließe die Augen. Blicke nach innen und setze in der Dunkelheit der Meditation jene Samen in Gedanken und Gefühlen, die du im Frühling erblühen lassen möchtest. Denn nur in der Dunkelheit erkennen wir das Geheimnis des Lebens.

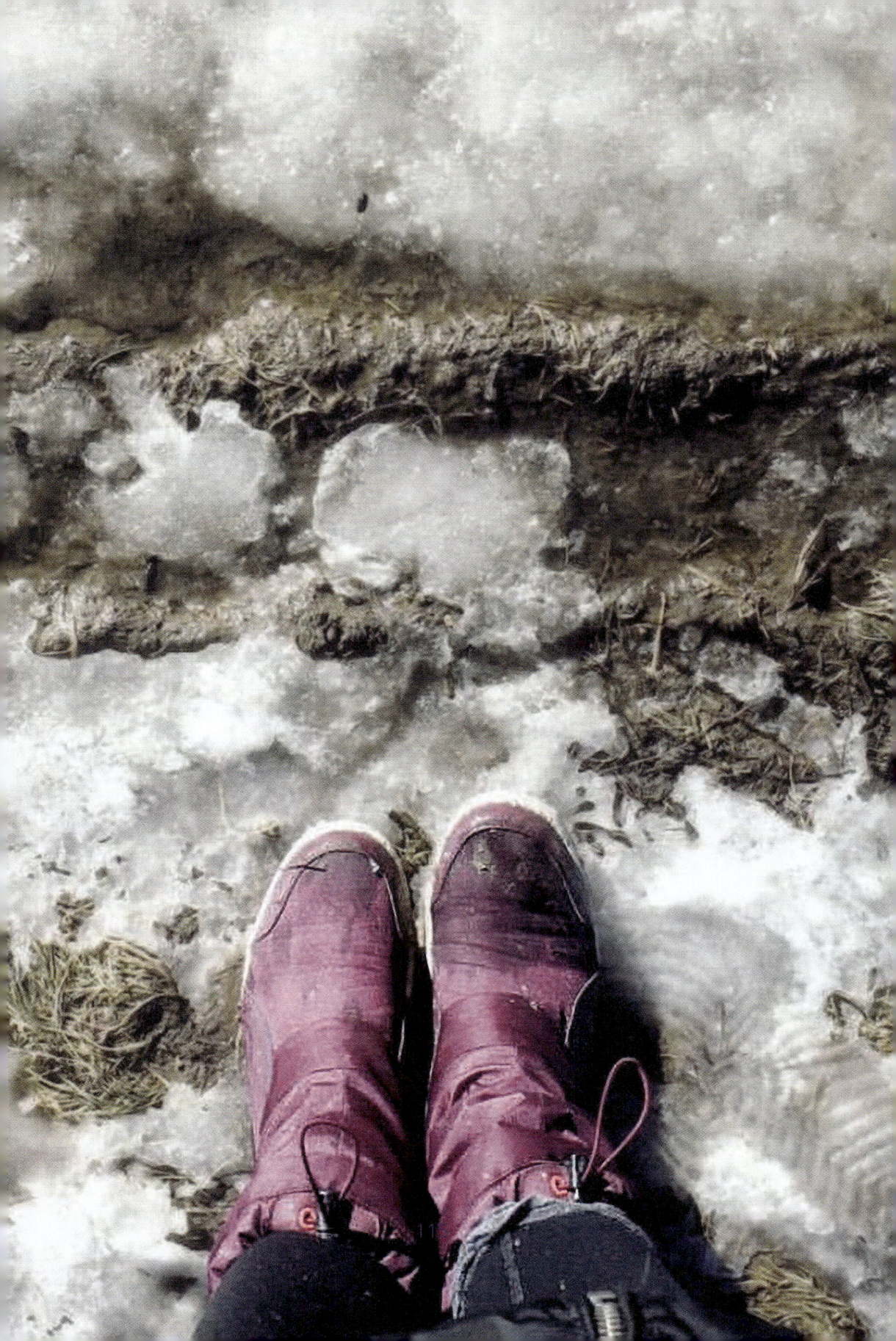

Anregungen für die Winterzeit

- Die Kakaobohne ist wohl eine der sinnlichsten Schöpfung von Mutter Erde. Das wussten bereits die Azteken und Mayas – sie verehrten den Kakao für seine Heilwirkungen. Rohkakao wirkt auf die Glückshormone Serotonin und Dopamin, enthält jede Menge Mineralstoffe, Antioxidantien und sekundäre Pflanzenstoffe, er wirkt verjüngend, anregend, aphrodisierend, stimmungs- aufhellend, aktiviert die Reaktionsfähigkeit des Gehirns, senkt Bluthochdruck, wirkt positiv auf die Herzfunktion und ist ideal gegen depressive Verstim- mungen. Gönn dir im Winter also ruhig täglich eine Tasse heiße Schokolade, achte aber darauf, dafür Rohkakao zu verwenden! Das Rezept für die Grund- mischung (»Sexy Kakao«) findest du im Kapitel »Fruchtbarkeit und Lebens- lust«.

- Wärme ist im Winter essenziell. Denn wir kommen nur in Balance, wenn wir die Kräfte im Außen durch ihren Gegensatz im Innen ausgleichen. Umgib dich mit viel Wärme, wenn du glücklich und entspannt durch den Winter fließen willst. Jetzt ist nicht die Zeit für Rohkost und kalte Speisen! Körper, Geist und Seele fühlen sich wohl, wenn du sie mit wärmenden Gewürzen, cremigen Suppen, sinnlichen Ölmassagen, Saunagängen, vielen Kuschelein- heiten und langen Waldspaziergängen verwöhnst.

- Träumen gehört zum Winter wie Tanzen zum Sommer. Jede große Errungen- schaft der Menschheit ist aus einem Traum entstanden. Jede Schöpfung hat mit einer Vision begonnen. Und zu einem guten Winterschlaf gehört einfach ein vielversprechender Traum. Was erwartet uns, welchen Weg wird unser Leben einschlagen? Oft hindern Angst und Zweifel uns daran, groß zu träu- men, mit unserem Geist bunte Visionen für unser Leben zu malen und uns den tiefsten Sehnsüchten unserer Seele hinzugeben. Ich möchte dich ermuti- gen: Lass den Winter dich im Träumen begleiten. Lass alles zu, was in deinem Bewusstsein hochkommt. Schreibe es auf. Male es. Gehe mit deinen Träumen schlafen und wach mit ihnen wieder auf. Glaube an sie – vielleicht werden sie im nächsten Frühling aus dir heraus ins Leben geboren. Die kurzen Tage, die langen Nächte, viel zu Hause zu sein und mehr zu schlafen unterstützen deinen Traum. Erlaube es dir, zu träumen und führe im Winter dein ganz persönliches Traumtagebuch.

Kurkuma-Ingwer-Trunk

2 Zitronen, mit Schale, in kleine Stücke geschnitten, 5 Scheiben frischer Ingwer, 2 EL Kurkuma, 4 EL Honig, Saft von 2 weiteren Zitronen

Zitronenstücke und Ingwer mit 200 ml Wasser für rund 30 Minuten kochen (oder so lange, bis das Wasser verkocht ist). Abseihen, dabei Zitronen und den Ingwer im Sieb gründlich ausdrücken. Kurkuma, Honig und Zitronensaft daruntermischen und den entstandenen Sirup in ein Einweckglas füllen. Für eine Tasse Tee 3 TL des Sirups mit kochend heißem Wasser aufgießen. Ich trinke diesen Trunk immer dann, wenn ich krank bin, drei Tage lang, denn es gibt bei Erkältungen kaum ein stärkeres Naturheilmittel als Kurkuma.

Kakaomaske

3 EL Honig, 3 EL Kakaopulver, 2 EL Kokosöl, ½ Avocado

Alle Zutaten mit einem 1 EL Wasser vermischen, bis eine cremige Paste entsteht. Auf die Gesichtshaut auftragen, 10 Minuten einwirken lassen und währenddessen genüsslich die Reste der Creme verspeisen. Diese Wintermaske nährt deine Haut bis in die tiefsten Schichten und schenkt ihr Elastizität und Spannkraft.

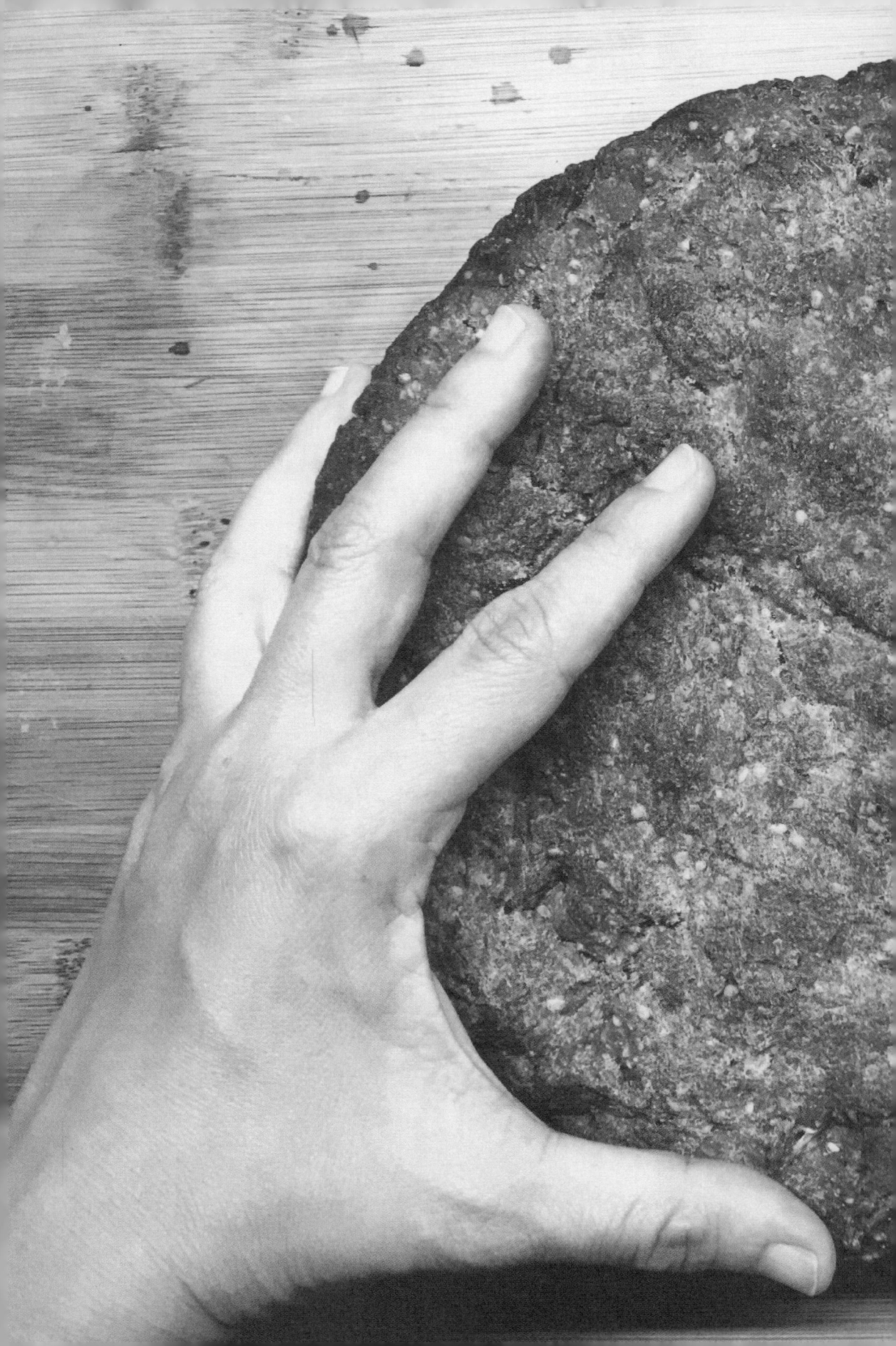

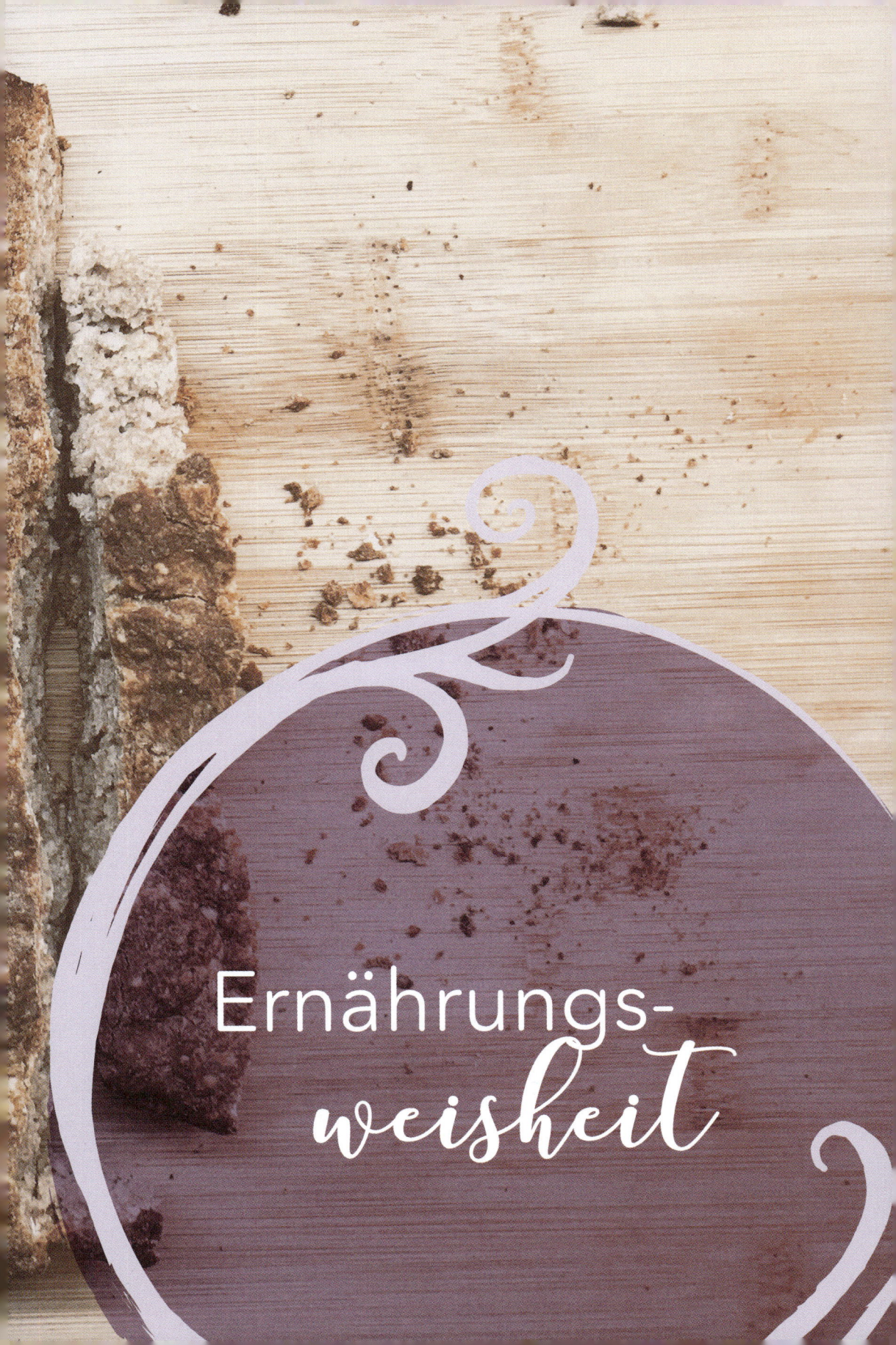

Ernährungs-
weisheit

Mondschöne Ernährung –
Grundlagen

Frau: Dein Körper ist kein Trend. Ich werde dir nicht sagen, was, wie und wann du essen sollst. Ich will dich inspirieren, dich damit zu beschäftigen, womit du dich und deinen Körper im Alltag nähren kannst. Ich will dir neue Wege zu deiner Vitalität, deiner Gesundheit und deinem Gleichgewicht aufzeigen. Ich will dich dazu einladen, herauszufinden, was genau dir – und nur dir – guttut, was dich sinnlich befriedigt, dir Energie schenkt, dich in deine Mitte bringt. Eine für dich optimale Ernährung schenkt dir Kraft für dein Leben, Energie für dein Sein und das Bewusstsein, in eine tiefe Verbindung zu dir selbst zu treten. Letztlich kann Ernährung dich zu innerem Frieden führen – mit dir selbst, deinem Körper und der Art und Weise, wie du dein Leben lebst. Ich liebe es, mich nach meiner Intuition zu ernähren. Im Zyklus der Erde und des Mondes. Es gibt Tage, da trinke ich morgens nur einen Grüntee mit Honig. Dann wieder esse ich wochenlang nur Suppen mit getoastetem Brot. Manchmal koche ich ständig vegan-ayurvedische Gerichte und dann brauche ich wieder eine einen heißen und nährenden Eintopf nach der Ernährungslehre der Traditionellen Chinesischen Medizin gekochte Kraftsuppe. Ernährungsvorschriften machen mich unfrei in meinem weiblichen Sein und Fließen. Für mich ist Ernährung Genuss, und ich habe gelernt, auf die Bedürfnisse meines Körpers und meiner Seele zu hören. Denn Ernährung macht so viel mehr, als nur unserem Körper jene Bausteine zu liefern, die er braucht, um zu leben.

Ernährung ist Nahrung – für alle Ebenen deines Seins. Und was dich nährt, das weißt du am besten.

Ernährung ist etwas, das zum Leben dazugehört, aber nichts, womit wir uns zwanghaft auseinandersetzen müssen. Sie ist ein Teil unseres Lebens, sollte aber unser Leben nicht kontrollieren. Wenn wir uns den ganzen Tag darüber Gedanken machen, was wir wann und in welcher Menge essen dürfen, dann hat das nichts mehr mit weiblichem Fließen, Sein, Genießen und Leben zu tun.

Beim Zubereiten gesunder Mahlzeiten geht es nicht um möglichst viel grünes Gemüse oder Zuckerverzicht. Es geht um die Liebe, die Achtsamkeit und das Bewusstsein, das wir uns selbst und unseren Mahlzeiten, während der Zubereitung und während des Essens, schenken. Und das schließt natürlich die richtige und vor allem bewusste Wahl unserer täglichen Nahrung ein. Das Wissen darüber, was uns guttut und was nicht. Was wir gut verdauen können und was nicht. Für manche Frauen sind grüne Smoothies morgens ideal, doch andere bekommen davon Verdauungsbeschwerden. Manche Frauen lieben Salate, während anderen vor allem im Winter von zu viel Rohkost unangenehm kalt wird. Manche Frauen verzichten bewusst auf Zucker, andere gönnen sich gern einen süßen Schoko-Brownie,

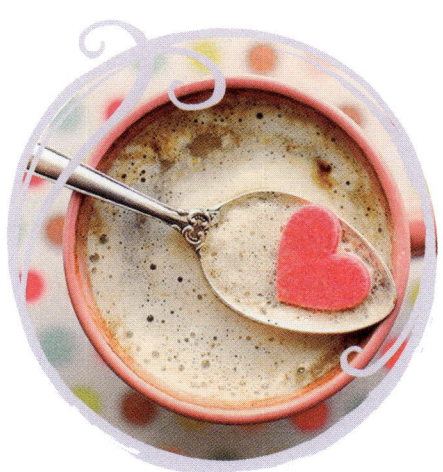

einfach, weil er sie glücklich macht. Kaffee übersäuert den Magen von Frauen, die sehr viel Feuer haben, anderen schenkt er den notwendigen Konzentrationsschub und Körperschwung nach schweren Mahlzeiten an heißen Sommertagen.

Die einzige Regel, die es in puncto Ernährung für mich gibt, lautet:

Ernährung ist so individuell wie du.

Es gibt kein Rezept, das allen schmeckt, denn unsere Ernährung ist so unterschiedlich wie wir.

Ich persönlich mag vegane Süßspeisen, weil ich sie leicht verdauen kann. Und es gibt auch Tage, an denen ich mein Glück in einer leckeren Sachertorte in einem Wiener Kaffee finde. Oft habe ich von Rohkost Blähungen bekommen, während ein Stück Rohkakaoschokolade mich entspannt. Im Sommer esse ich niemals Eis, sondern trinke warme Gewürztees, im Winter verführt mich ein süßer, heißer Rotwein dazu, es mir auf meiner Couch mit einem Buch gemütlich zu machen. Ich genieße es, mich im Einklang mit den Jahreszeiten zu ernähren und die Welt entsprechend zu erleben.

Ich will mein täglich Brot genießen. In seiner Wahl frei sein. Und doch habe ich einige Prinzipien: regional, saisonal und hochwertig. Um diese Prinzipien einzuhalten, gebe ich gerne mehr Geld aus und verzichte dafür auf andere Dinge. Die Qualität der Nahrung bestimmt die Qualität meines Körpers. Das, was ich esse, formt das Gewebe meiner Erscheinung. Es baut nicht nur den Körper, den ich trage, sondern auch die Art und Weise, wie ich mit der Welt in Verbindung trete. Es formt meine Gedanken, Gefühle und Seinszustände. So wie alles im Leben darf auch die Ernährung in Bewegung sein. Und wie alles bewegt sie vieles in dir. Achte darauf. Beobachte. Mach dir bewusst, welche Wirkung das, was du isst, in dir hat, und du wirst mit der Zeit und mit viel Praxis die ideale Ernährungsform für dich finden.

Meine Kraftsuppe

1 große Zwiebel, gehackt, 3 Knoblauchzehen, gepresst, 2 TL Kreuzkümmel, gemahlen, 1 TL Zimt, 5 Gewürznelken, 1 TL edelsüßes Paprika, 6 große Kartoffeln und 3 Karotten, in Stücke geschnitten, 1,5 Liter Gemüsebrühe, 3 Lorbeerblätter, 5 Wacholderbeeren, 100 g Erbsen (frisch, Dosen- oder Tiefkühlware), 1 Dose Mais (ca. 280 g Abtropfgewicht), 1 Dose Kichererbsen (ca. 250 g Abtropfgewicht), 100 g Rollgerste, 2 EL Hefewürzflocken, 1 Schuss Tamarisauce, Salz und Pfeffer, 50 g getrocknete Cranberrys, eine Handvoll frischer Koriander

Zwiebel und Knoblauch in etwas Ghee oder Sonnenblumenöl anbraten. Kreuzkümmel, Zimt, Gewürznelken und Paprikapulver hinzufügen und braten, bis die Gewürze ihren Duft entfalten. Kartoffeln und Karotten in den Gewürzen kurz anbraten und alles mit der Gemüsebrühe aufgießen. Lorbeer und Wacholderbeeren hinzugeben und 5 Minuten kochen lassen. Erbsen, Mais, Kichererbsen und Gerste dazugeben und weitere 15 Minuten kochen bzw. so lange, bis das Gemüse gut durch und die Gerste gar ist. Hefewürzflocken und Tamari untermischen und nach Geschmack mit Salz und Pfeffer würzen. Zum Schluss die getrockneten Cranberrys und den Koriander dazugeben. Schmeckt wunderbar zu frischem, warmem Brot oder zu einer Schale Basmatireis.

Du bist, was du isst.
Wirklich!

Industrielles Weißbrot, das Zwei-Euro-Huhn, in Plastik eingeschweißte Wurst- und Käsescheiben, mit Pestiziden verseuchtes Gemüse und jede Menge Zucker – immer noch zählt für viele Menschen beim Thema Essen der Preis mehr als Inhalt. Herz-Kreislauf-Erkrankungen, Diabetes und massives Übergewicht sind in den Industriestaaten verbreiteter denn je. Und der Ursprung dieser Erkrankungen liegt oft in der täglichen Ernährung.

Ernährung ist im Ayurveda zu einem großen Teil für deine Gesundheit verantwortlich.

Der Rest ergibt sich aus Bewegung, Sexualität und einem regelmäßigen und rhythmischen Lebensstil. Als du ein Embryo warst, ist der Körper, der dich jetzt durchs Leben trägt, von dem erschaffen worden, was deine Mutter gegessen hat. Du hast in diesem Leben nur diesen einen Körper.

Betrachte ihn als ein Haus, als einen Tempel. Du willst dich doch sicher vital, schön, kraftvoll und entspannt in ihm fühlen? Das kannst du nur, indem du ihn nährst und ernährst. Bitte setze dabei immer auf Qualität. Denn du bist, was du isst – im Wortsinn! All die Gewebe, die deinen Körper bilden, werden aus den Nährstoffen, Mineralien, Enzymen und allen anderen wunderbaren Bausteinen des Lebens geformt, die du täglich in dich aufnimmst. Mach dir bewusst, was du isst, aus welcher Quelle es stammt und wie es sich in dir anfühlt. Dann wirst du selber ein Gespür dafür entwickeln, welche Form der Ernährung für dich die richtige ist.

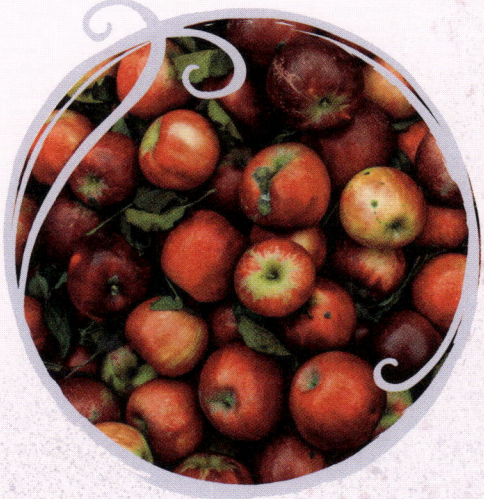

Fernab von Dogmen, Trends und Richtlinien geht es darum, welche Form von Ernährung dir guttut. *Was macht dich fit? Was gibt dir Lebensenergie? Was lässt dich lebendig sein? Was passt gut in deinen Lebensstil? Welche Form von Ernährung lässt dich in ethischem Einklang mit deiner Umwelt sein? Wie kannst du dich selbst nähren und dabei den Pflanzen und Tieren von Mutter Erde mit Respekt begegnen? Wie oft darfst du dir erlauben, einfach einmal loszulassen, ohne dich dafür mit Selbstzweifeln oder gar Bestrafung zu quälen? Wie sehr ist Nahrung für dich Genuss, wie sehr Käfig?*

Das Weibliche nährt. Es ist die Fülle, aus der heraus es nährt. Nicht nur sich selbst, sondern alles, was rund um sie ist.

Wenn du dich nicht gut genährt fühlst, wird alles rund um dich darunter leiden. Wenn du auf der Suche nach Selbstliebe von Diät zu Diät reist und dabei vergessen hast, wie geil und befreiend es sein kann, ohne Reue eine Schokomousse auf deiner Zunge zergehen zu lassen, wirst du vielleicht irgendwann einen Körper haben, der in einem Modemagazin gut aussieht, doch der Inhalt der weiblichen Kraft, den du nur in deinem Inneren nähren kannst, wird leer sein. Ausgehöhlt. Unbefriedigt. Das Weibliche in dir wird nicht durch Kargheit, Verzicht und Strenge erfüllt, sondern lässt sich von jener Qualität in dir berühren, die weiß, dass sinnlicher Genuss befreiend ist. Nicht die Frage, was du isst, ist bei deiner täglichen Ernährung entscheidend. Vielmehr ist es elementar, dich zu fragen:

Wie sehr kann ich meine innere Weiblichkeit achtsam und bewusst durch das, was ich esse, nähren? Auf allen Ebenen ihres Seins?

Es gibt unendlich viele Informationen über alle möglichen Ernährungsformen. Lass dich inspirieren, probiere aus, bilde dich weiter, hör auf alte Weisheitslehren. Mach ruhig eine Ernährungsberatung oder folge dem letzten Trend – aber konzentriere dich letztendlich nur auf dein eigenes Körpergefühl. Denn dort liegt dein individueller Schlüssel zu deiner individuellen Ernährungsform.
Nach vielen Jahren des Kämpfens fühle ich mich gut in meinem Körper verankert. Ich liebe es zu genießen – auch Süßes. Für mich ist Genuss ein wichtiger Aspekt meiner Weiblichkeit. Und obwohl ich keinem Ernährungsdogma folge, habe ich einige Prinzipien für mich aufgestellt, die mich täglich begleiten. Vielleicht findest du auch für dich einige Inspirationen darin.

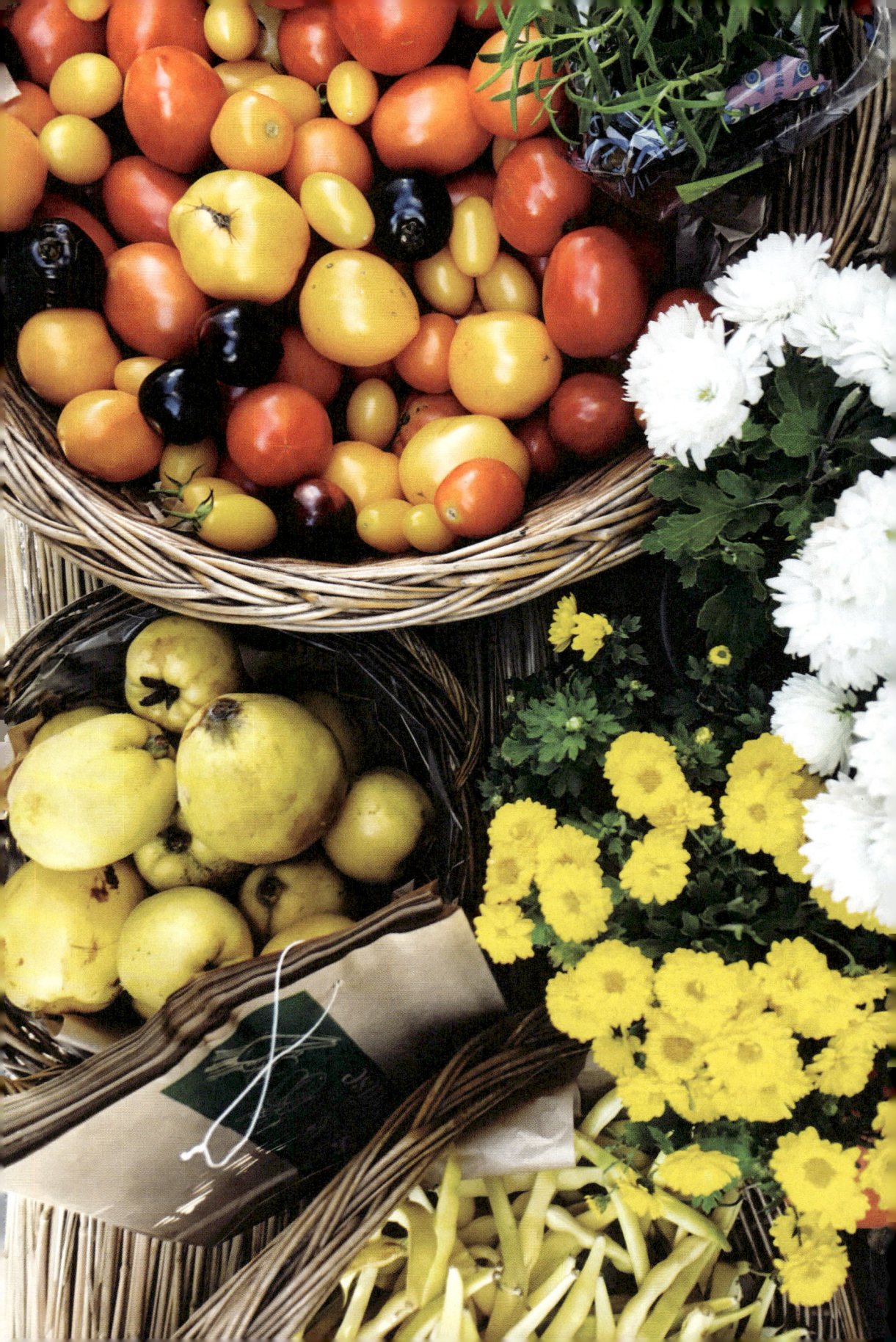

Meine Ernährungsprinzipien

Frisch. Mein oberstes Prinzip! Ich kaufe alle zwei Tage frisches Obst und Gemüse, denn nur frische Nahrung kann mir die optimale Lebenskraft schenke.

Leicht verdaulich. Nach dem Essen fühlt man sich im besten Fall so, als hätte man fast nichts gegessen. Im Ayurveda gibt es ein Sprichwort: *Du bist, was du verdaust.* Auf das Feuer kommt es an: Gesund ist die Frau, die ein starkes Verdauungsfeuer hat, das die aufgenommene Nahrung gut verstoffwechseln kann.

Daher achtet man im Ayurveda immer darauf, dass das Agni, das Verdauungsfeuer, gut brennt.

Eine gute Verdauung erkennst du daran, dass eine tägliche Entleerung stattfindet, du dich vital und kraftvoll fühlst, nach den Mahlzeiten leicht und erfrischt bist und ein gesundes Hungergefühl hast.

Saisonal. Eine der gesündesten und natürlichsten Ernährungsformen ist es, sich im Zyklus der Natur durch das Leben zu essen. Das, was die Erde zu den unterschiedlichen Jahreszeiten gibt, ist das, was zu dieser Zeit am gesündesten ist. Jedes Gemüse, Obst und Kraut schenkt uns genau jene Eigenschaften, die wir zu bestimmten Jahreszeiten brauchen. Kartoffeln erden und stärken uns im Winter. Pfirsiche erfrischen im Hochsommer. Kürbis schenkt uns wertvolle Betakarotine und Sonnenkraft im Herbst und Blattsalate unterstützen unsere Entschlackungsprozesse im Frühling. Besorge dir eine Liste mit den Saisonzeiten von Obst und Gemüse und versuche, deinen Ernährungsstil entsprechend anzupassen.

Fleischlos. Ich habe mich bereits vor vielen Jahrzehnten für eine (fast) fleischlose Ernährung entschieden. Ich fühle mich damit nicht nur körperlich besser, sondern auch seelisch. Ich ernähre mich aus ethischen Gründen vegetarisch, und wenn ich Milchprodukte esse, dann wenig, sehr ausgewählt und von höchster Bioqualität.

Hochwertig. Ich kaufe niemals, absolut niemals billiges Essen. Für mich steht die Hochwertigkeit und Qualität meiner täglichen Ernährung an erster Stelle. Ich kaufe lieber weniger, dafür hochwertig. Denn die typischen Schnäppchen aus dem Supermarkt sind keine Nahrung. Nichts darin nährt deinen Körper, einiges macht ihn sogar krank. Wenn solche »Nahrungsmittel« regelmäßig in deinem Einkaufskorb landen, dann versuch, eine Liste zu erstellen, wodurch du sie ersetzen kannst. Frisches Gemüse statt Konserven, selbst gebackenes Brot (billiger und einfacher geht es nicht) statt Toast aus der Tüte, Frischkäse vom Bauern statt abgepackter Käsescheiben usw. Mach es dir bewusst. Höre auf dein Gefühl und folge deinem Bauch.

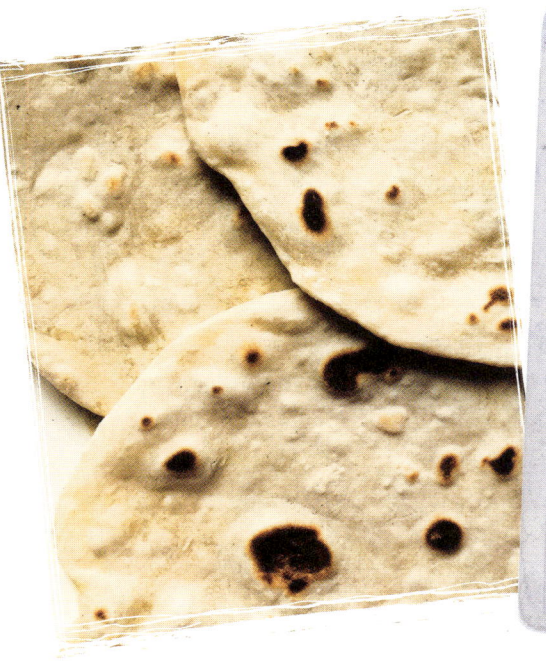

Chapati

200 g Dinkelmehl, 1 EL Ghee oder Olivenöl, ½ TL Salz, etwas lauwarmes Wasser

Ich liebe diese kleinen, runden Brote aus der indischen Küche, die wunderbar zu allem passen und schnell zu machen sind: Alle Zutaten vermischen und einen Teig daraus kneten. Teig stückchenweise zu kleinen Bällchen formen, diese zu Fladen ausrollen. Eine große, flache Pfannkuchenpfanne ohne Fett erhitzen und die Fladen darin ausbacken.

Aus kleiner Produktion. Ich spaziere sehr gern über kleine Bauernmärkte, die eine Vielfalt an regionalen und saisonalen Produkten verkaufen. Dort kann ich den Menschen, die diese Nahrungsmittel produzieren, mein Geld direkt in die Hand legen. Damit tue ich nicht nur etwas Gutes für meine Gesundheit, sondern unterstütze außerdem kleine Betriebe, die es schwer haben, neben den Lebensmittelgroßkonzernen zu bestehen. Vielfältig. Ich esse täglich etwas anderes. Manchmal gibt es nur Tee zum Frühstück, dann wieder einen Haferflockenbrei mit Zimt oder einen Smoothie. Ich versuche, je nach saisonalem und regionalem Angebot alles in meine tägliche Ernährung zu integrieren, worauf ich gerade Lust habe. Wenig. Dieses Prinzip bezieht sich nicht nur auf die Menge, die ich bei jeder Mahlzeit zu mir nehme, sondern auch auf die Zutatenliste. Es gibt für mich nichts Schlimmeres als ein lecker klingendes Rezept … und eine unendlich lange und komplizierte Liste an Zutaten. Ich verwende maximal fünf Zutaten für alle meine Gerichte und komme wunderbar damit aus. Was die Größe meiner Mahlzeiten betrifft, versuche ich, mich an den ayurvedischen Leitsatz zu halten:

Das, was in meine Hände passt, wenn ich sie zu einer Schale forme, ist das, was ich essen kann, wenn ich meine Verdauung nicht belasten will.

Keep it simple. Ich bin ja wirklich begeistert von den Kreationen an gesunden Gerichten, die man im Internet und in Kochbüchern zuhauf findet, von Zucchininudeln bis zu veganen Fünfschichtentorten. Dennoch: Ich liebe einfache, schnelle Gerichte, in denen vielleicht sogar die gleichen Dinge stecken wie in den aufwendigen Kreationen – nur, dass sie simpler in der Zubereitung sind. In meiner Küche bleibe ich auf dem Boden. Gemüse aus dem Backofen. Ein schneller Gemüsereis. Haferflocken mit karamellisierten Äpfeln. Oder ein herbstlicher Apfelkuchen mit Zimt.

Intuition. Ich höre auf mein Bauchgefühl. Beim Einkaufen, Kochen und auch beim Essen gehen. Denn mit den Jahren habe ich gelernt, meinem Körper zu vertrauen. Und ich möchte dich ermutigen, das ebenfalls zu tun.

Haferflocken-Apfel-Porridge

5 EL Haferflocken, 250 ml Hafermilch, 1 Apfel, geschält, entkernt und in kleine Stücke geschnitten, 1 TL Vanillepulver

Haferflocken in der Hafermilch aufkochen. Apfelstücke und Vanillepulver hinzufügen. Das herrlich duftende Porridge 10 Minuten auf kleiner Stufe köcheln lassen. Falls noch Flüssigkeit fehlt, einen weiteren Schuss Hafermilch hinzufügen. Dieses Porridge ist schnell, einfach und ein fruchtig-süßes Herbstgedicht.

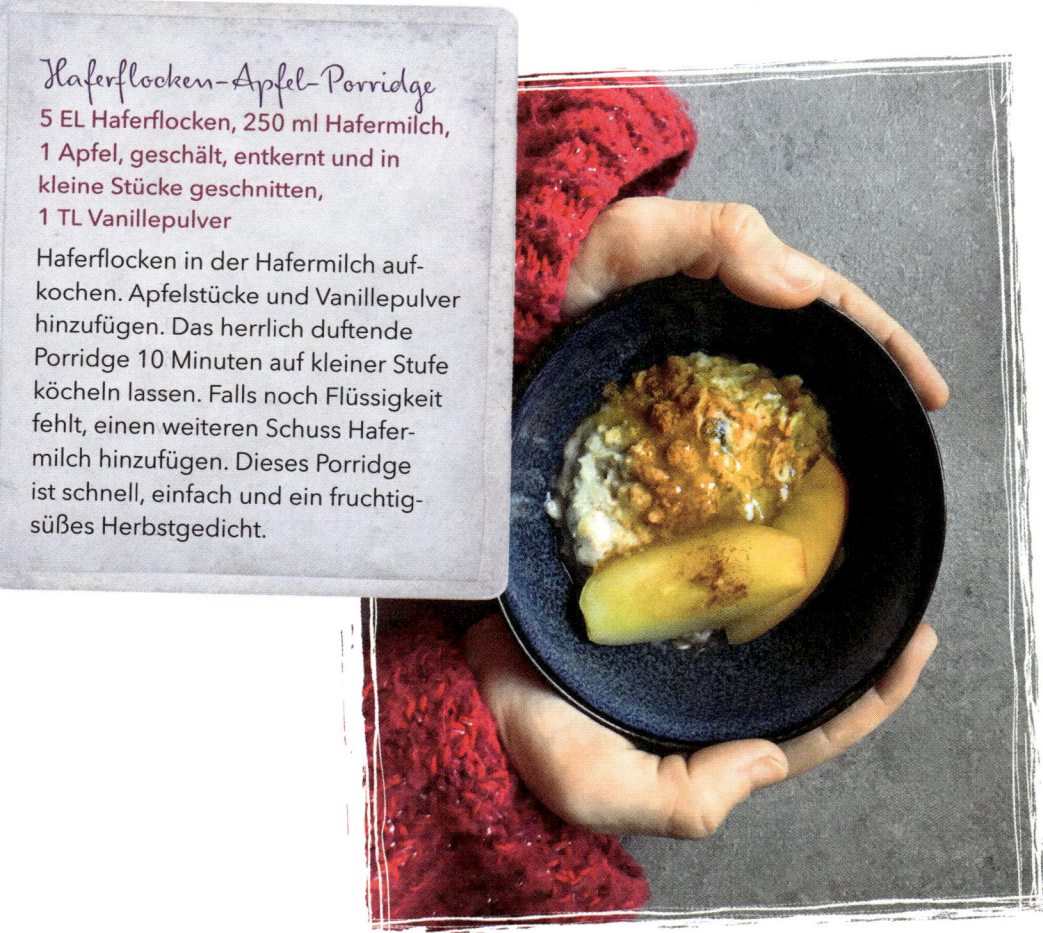

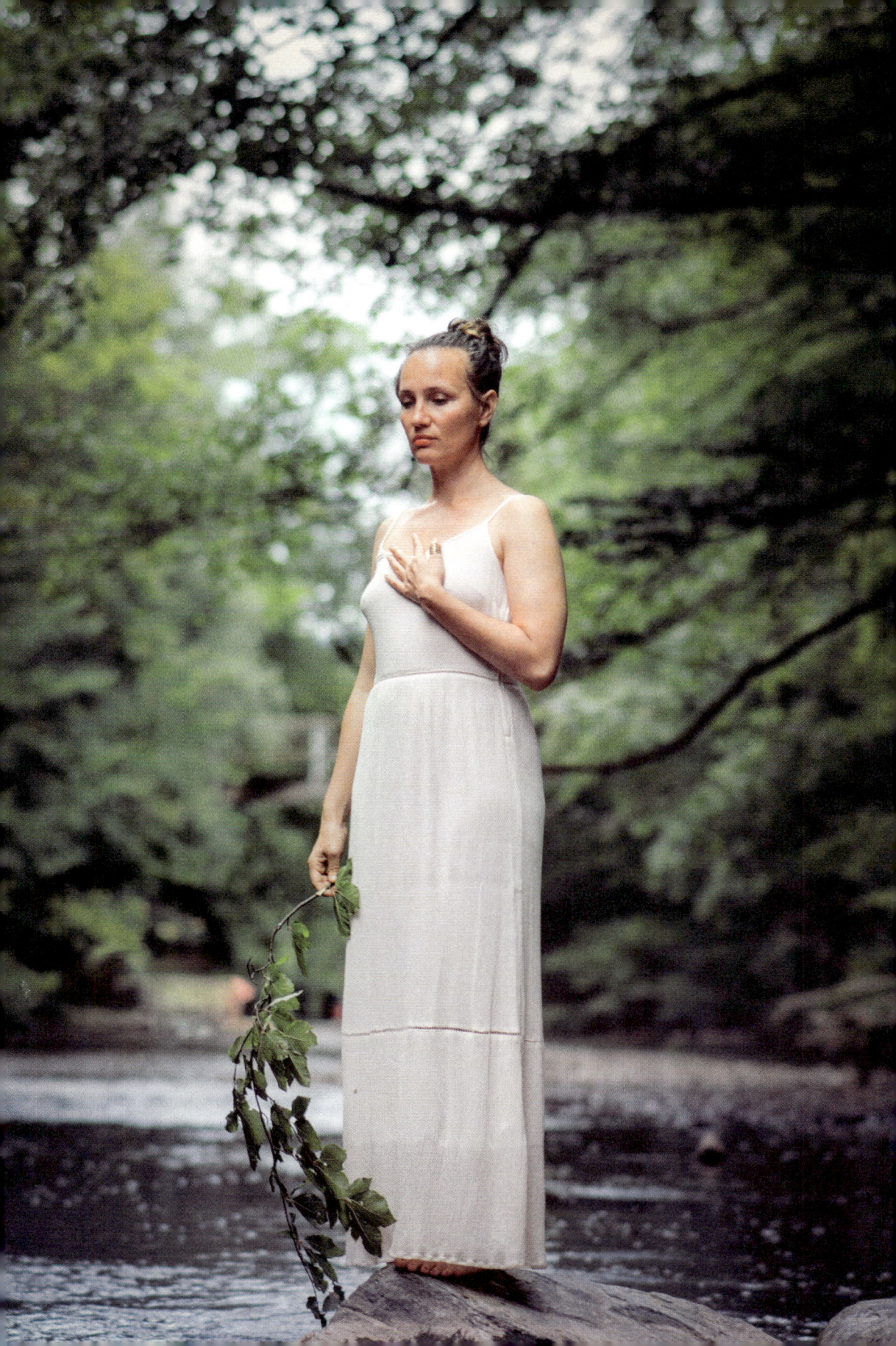

Ernährungszyklen
im *Mondkreis*

Wenn du beginnst, dein weibliches Leben nach den Zyklen des Mondes auszurichten (siehe dazu auch das Kapitel »Frau sein im Licht des Mondes«), kannst du auch damit beginnen, dich im Sinne der einzelnen Mondphasen zu ernähren. Dadurch wirst du dich ganz natürlich in einem gesunden und vitalen Körpergefühl verankern.

Der Mond und seine Energien erinnern dich jeden Monat aufs Neue daran, dass alles seine Zeit hat.

Lass jeden Monat etwas Neues in deine tägliche Ernährung einfließen und beobachte, was sich verändert. Dein Gewicht wird sich regulieren – denn es gibt eine Zeit, um zu entschlacken, eine, um zu genießen, und eine, um dem Körper intensive Aufbaukuren zu gönnen. Probiere es aus. Langsam. Achtsam. Ohne Druck. Der Mond gibt dir Zeit. Jeden Monat aufs Neue. Ideal ist es natürlich, wenn deine Blutung auf den Neumond und deine fruchtbare Phase auf den Vollmond fällt – dann ergänzen sich meine Empfehlungen aus dem Kapitel der Ernährung mit deinem Menstruationszyklus mit diesen. Doch wenn es nicht so ist, dann versuche dich immer zuerst im Sinne deines eigenen Zyklus zu ernähren, der sich mit der Zeit natürlich an den Zyklus des Mondes anpassen wird.

Zunehmender Mond

Dies ist die Zeit, um viel Nährendes in deinen Ernährungsplan einzubauen. Wenn du dir eine Kur mit speziellen Nährstoffen und essenziellen Mikronährstoffen gönnen willst, dann sind die zwei Wochen des zunehmenden Mondes ideal dafür. Gib deinem Körper spezielle Kräuter, Superfoods, aufbauende Gewürze, Kokosmus, Blütenpollen. Oder auch alle anderen Nährstoffe, die dich rufen. Alles in dir darf zunehmen – im Sinne des Aufbaus. Jetzt kann dein Körper Kraft und Energie tanken, und alles, was du ihm zuführst, wird effektiv verwertet. Wie immer achte ich in dieser Zeit darauf, mir vorwiegend hochwertige Mahlzeiten zu gönnen und mache regelmäßig spezielle Kuren für

meine innere Weiblichkeit. Ich trinke zum Beispiel über einen Zeitraum von zwei Wochen regelmäßig Frauenmanteltee oder Granatapfelsaft, nehme Blütenpollen oder Aroniabeeren ein, je nachdem, welche Jahreszeit gerade herrscht oder was mich persönlich ruft.

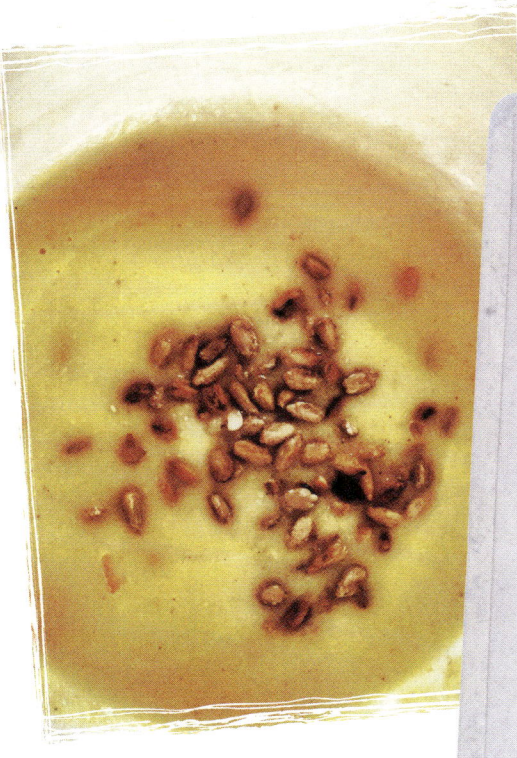

Selleriesuppe mit Zitrone

1 Zwiebel, in Würfel geschnitten, 1 kleines Stück Lauch, in Scheiben geschnitten, 1 Sellerieknolle, in Stücke geschnitten, 1 Kartoffel, in Stücke geschnitten, 1 Suppenwürfel, 1 Hafercuisine (Hafercreme), 1 Handvoll Sonnenblumenkerne, 2 EL Hefewürzflocken, Saft und abgeriebene Schale von 1 Zitrone

Zwiebel und Lauch in etwas Sonnenblumenöl anbraten, Sellerie und Kartoffel hinzufügen. Gemüse kurz anbraten, dann mit 1/2 Liter Wasser aufgießen. Suppenwürfel hinzufügen, aufkochen lassen. Etwa 20 Minuten weiterkochen, bis das Gemüse weich ist. Hafercuisine hinzugeben und nach Geschmack salzen. Suppe pürieren und Hefegewürzflocken untermischen. Zitronensaft und -schale dazugeben. Die Sonnenblumenkerne kurz in einer heißen Pfanne ohne Öl anrösten. Suppe mit Sonnenblumenkernen und einem Schuss Kürbiskernöl anrichten.

Vollmond

Die Zeit des Vollmonds verlangt nach Genuss. Zu dieser Zeit bauen wir stärker Gewebe auf, vor allem dann, wenn wir rund um Vollmond unsere Tage haben. Deswegen solltest du darauf achten, an diesen Tagen im Monat nicht zu viel schwer Verdauliches zu essen, wenn du dazu neigst, leicht zuzunehmen. Zu Vollmond mache ich meine Kakaozeremonie – sie nährt mich auf allen Ebenen meines Seins (siehe Kapitel »Innere Reise«). Ich genieße viel Granatapfelsaft für meine Fruchtbarkeit und bereite mir, wenn es mein Alltag zulässt, ein kleines Festessen mit besonders sinnlichen Speisen zu.

Abnehmender Mond

Dies ist die ideale Zeit, um alles aus deiner Ernährung zu verbannen, was dir nicht guttut. Lass den Kaffee weg. Verzichte bewusst auf Zucker. Baue blutreinigende und entschlackende Tees mit Löwenzahn und Brennnessel und entschlackende Kräuterrezepturen in deinen Alltag ein. Du kannst auch entwässernde Tinkturen für die Leber und die Niere (gibt es in Apotheken und gut sortierten Bioläden zu kaufen) sowie Gemüse und Früchte zu dir nehmen, die eine entwässernde Wirkung haben: Artischocken, Fenchel, Gurken, Karotten, Kartoffeln, Kopfsalat, Kürbis und Kürbiskerne, Meerrettich, Rettich, Sauerkraut, Sellerie, Spargel, Tomaten, Zucchini, Wassermelonen und Trauben.

Kürbisrisotto

1/2 Stange Lauch, in kleine Streifen geschnitten, 1 kleiner Hokkaidokürbis, in kleine Stücke geschnitten, 1 Handvoll Erbsen, 200 g Risottoreis, 500 ml Brühe, 2 EL Mandelcreme, nach Wunsch frischer Koriander

Lauch in etwas Olivenöl anbraten. Kürbis, Erbsen und Reis hinzugeben. Unter Rühren anbraten, bis der Reis glasig wird. Etwas Brühe über die Mischung gießen, stetig umrühren, bis die Flüssigkeit, die immer leicht köcheln sollte, fast vollständig aufgenommen wurde. Diese Prozedur wiederholen, bis der Reis gar ist - außen weich, innen noch bissfest. Zum Schluss zwei Esslöffel Mandelmus unterrühren, nach Wunsch mit frischem Koriander bestreuen und mit einem Schuss Olivenöl verfeinern.

Wassermelonen-Sommerwasser

Saft von einer halben Wassermelone (inkl. Kerne), Saft von 1/2 Limette, 1/2 Tasse Himbeeren, 2 EL Rohrzucker

Alles im Mixer zusammen mit ca. 200 ml Wasser vermengen - ein perfekter Sommerdrink! Über den Tag verteilt trinken, um dich von innen zu nähren und zu befeuchten. Wie alle Sommergetränke bitte ohne Eiswürfel genießen.

Neumond

Der Neumond lädt dazu ein, einige Entschlackungstage einzulegen, denn an diesen Tagen lässt der Körper, unterstützt von den Energien des Neumondes, Schlacken und Altlasten leichter los. Ich trinke rund um Neumond regelmäßig entschlackende Kräuter- oder Gewürztees. Manchmal, wenn es gut in meinen Alltag passt, versuche ich, einen Tag lang Kitchari zu essen – ein ayurvedisches Gericht, das den Körper nicht belastet und die Verdauung von innen her erneuert. Man sollte die sämige Linsen-Reis-Suppe mit leckeren Gemüsehappen am besten den ganzen Tag über, zum Frühstück, Mittagessen und Abendbrot, genießen, bei starkem Hungergefühl auch zwischendurch.

Kitchari

1 Bund Suppengrün, klein geschnitten, ein Stück Ingwer (ca. 2 cm), gerieben, 1 TL Kreuzkümmel, 100 g gelbe Linsen, 50 g Basmatireis, Saft von ½ Zitrone, frischer Koriander oder Petersilie, gehackt

Suppengrün in ganz wenig Sonnenblumenöl leicht anbraten, bis es anfängt zu duften. Ingwer und nach Wunsch auch Kreuzkümmel dazugeben. Alles mit 1 l kochendem Wasser aufgießen. Linsen und Reis hinzufügen, 20 Minuten auf mittlerer Stufe kochen lassen. Die Suppe mit Salz und ordentlich Pfeffer würzen, dann mit Zitronensaft und Koriander oder Petersilie verfeinern.

Neumondtee

2 EL Zinnkraut, 3 Scheiben frischer Ingwer, ½ Zimtstange

Alles mit 1 Liter kochendem Wasser übergießen, 10 Minuten ziehen lassen und über den ganzen Tag verteilt trinken. Ein wunderbarer Tee, der den Stoffwechsel anregt und dich so richtig in Schwung bringt.

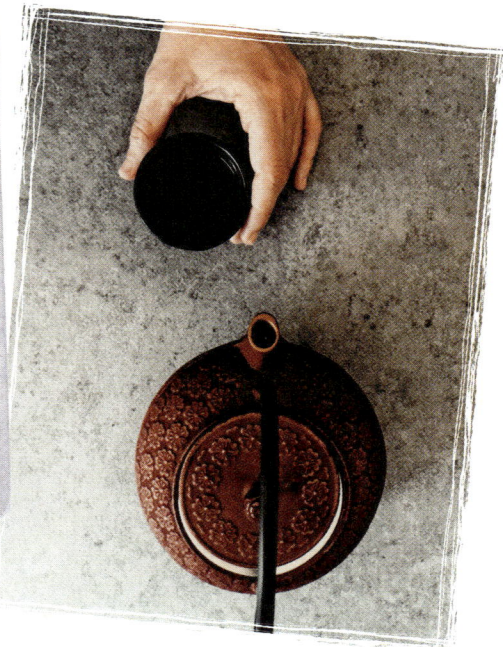

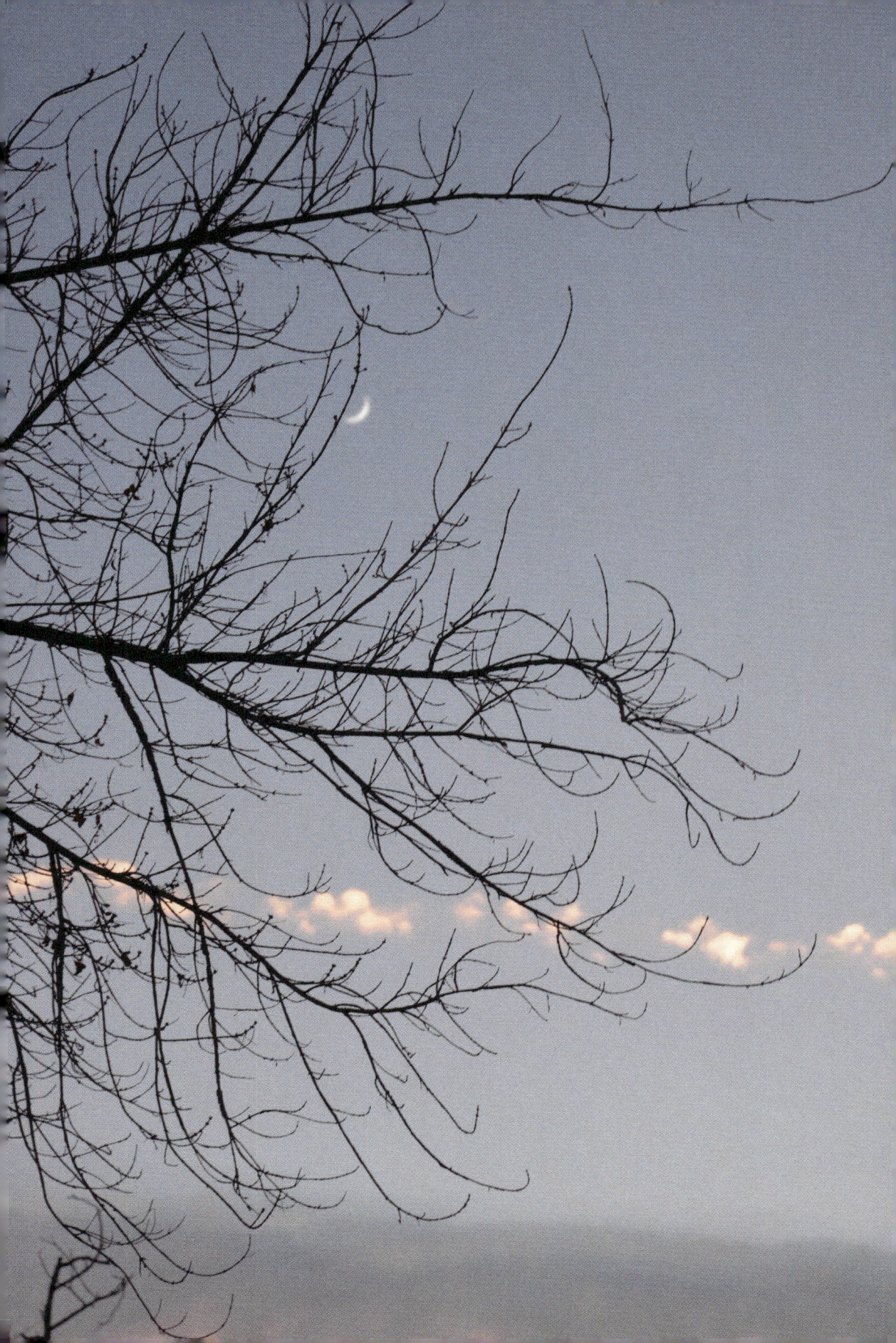

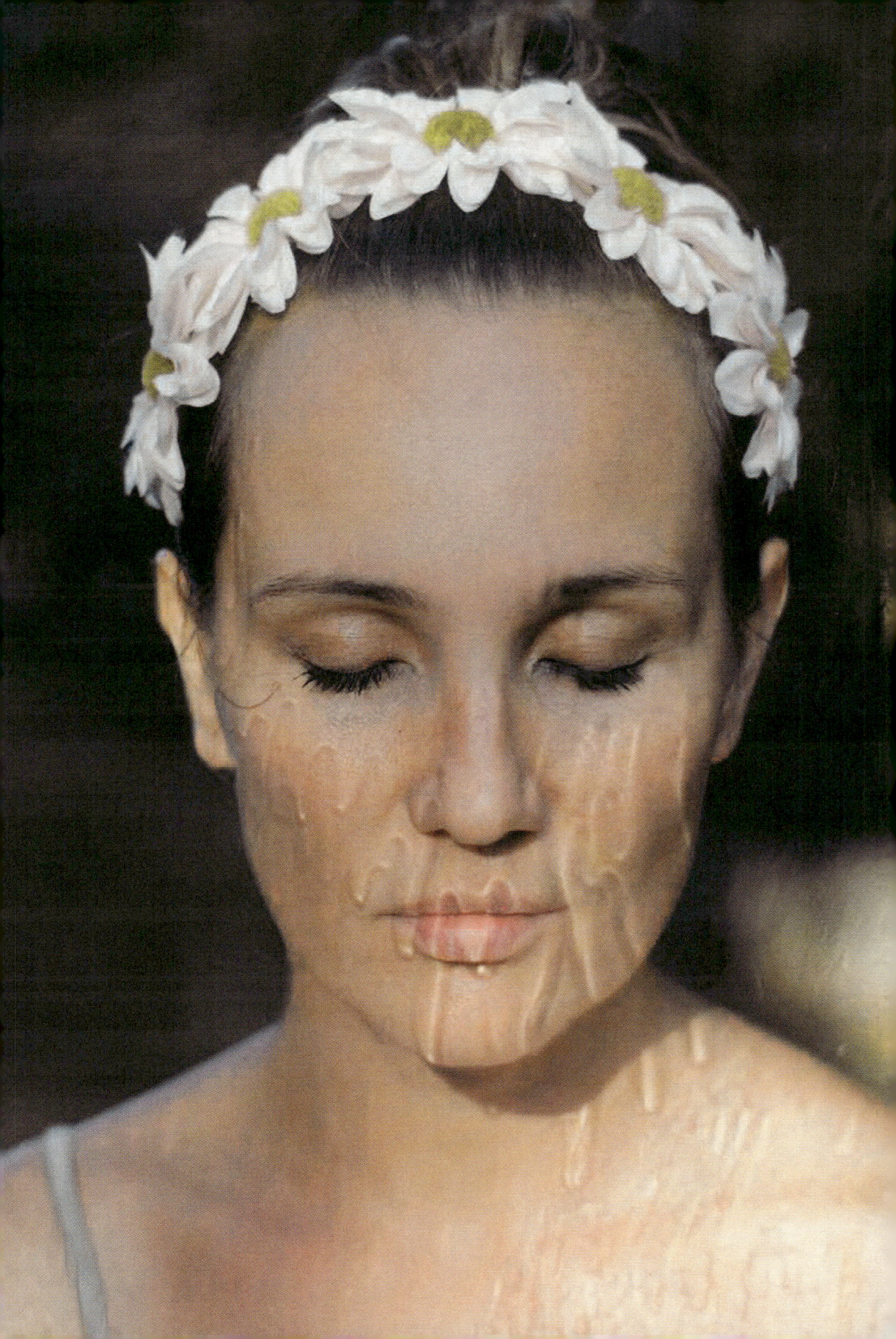

Von Better Aging
und schönem Altern

Das Altern ist ein natürlicher Prozess des menschlichen Lebens. Es gehört einfach dazu! Wir Frauen sollten Frieden schließen mit dem Älterwerden. So, wie sich das Jahr im Zyklus der Jahreszeiten verändert, so verändert sich auch unser weibliches Leben: von der jungen, wilden, freien Abenteuerin über die nährende, liebende, gebende Mutter bis hin zur weisen Alten, die das Leben in all seinen Aromen gekostet hat und nun in der Reife bei sich selbst ankommen darf.

Altern erinnert uns daran, dass alles vergänglich ist.

Es gibt nichts festzuhalten, einzufangen, stillzuhalten. Das Leben ist ein Fluss. Es entspringt an der Quelle der Geburt und mündet im Tod. Keiner kann daran etwas ändern. Altern ist ein wunderschöner Prozess des Lebendigseins, des Menschseins. Je früher Frau diesen natürlichen Vorgang des Lebens zu umarmen lernt, desto tiefer wird sie sich selbst in ihrer ursprünglichen Kraft begegnen.

Ja sagen zum Altern – in Würde, Gesundheit und Schönheit. Mit Falten, einem geschmeidigen Körper, strahlenden Augen und weißen Haaren.

Mit einer Haut, die vor Gesundheit strahlt. Mit einem Geist, der wach und klar ist. Mit Träumen vom Leben danach. Mit Liebe, Geduld und dem Wissen über die Vergänglichkeit des Lebens.

Die Suche nach der Quelle des ewigen Lebens ist so alt wie die Menschheit selbst. Schon seit jeher war die Sehnsucht der Menschen nach Jugend und Schönheit groß. Aber tief in unserem Innern wissen wir alle, dass das Altern ein natürlicher und unvermeidbarer Prozess des Lebens ist und dass wir alle ein gemeinsames Endziel haben: den Tod. In seinem ganzheitlichen Verständnis vom Leben weiß Ayurveda, dass der Tod ein Tor ist, durch das wir alle gehen müssen, um wieder in den Kreislauf der kosmischen Schöpfungskräfte einzutauchen.

Alterungsprozesse im Körper

Mit zunehmendem Alter verlangsamen sich die Zellteilung und der Zellstoffwechsel. In der ersten Lebenshälfte erneuern sich die Zellen alle 28 Tage, ab etwa 40 Jahren nur noch alle 30 bis 40 Tage. Das bedeutet, dass du länger mit alten Zellen leben musst und deine Vitalität und Lebenskraft abnehmen. Der Stoffwechsel wird langsamer und die Prozesse im Körper nehmen an Aktivität und Intensität ab. Auch die Zahl der stützenden Fasern im Gewebe – Kollagen und Elastin – nimmt bereits ab dem 25. Lebensjahr ab. Die ständigen Auf- und Abbauprozesse verlagern sich langsam, aber sicher, bis mehr Zellen abgebaut als neu produziert werden. So geschieht Alterung in deinem Körper.

Das betrifft jeden Menschen auf dieser Welt, egal, wo er lebt, wie viel er verdient oder wie reich oder arm er ist. Doch der Grad und die Schnelligkeit des Alterns wird in grundlegender Weise von deinem Lebensstil und deiner Ernährung bestimmt. In Würde zu altern und dabei schön und gesund zu bleiben, ist die Aufgabe eines ganzheitlichen Lebensstils, bei dem Ernährung, Bewegung, ausreichend Schlaf und ganz viel Freude eine wesentliche Rolle spielen. Denn neben all den guten Lebensmitteln, Yogaübungen, Kräutern, Gewürzen und Massagen ist vor allem ein Better-Aging-Rezept essenziell: Versuche, Stress und negative Gefühle aus deinem Leben zu verbannen.

Freude, Glück und Dankbarkeit sind die besten Jungbrunnen.

Asiatischer Brokkoli auf Basmatireis

3 Frühlingszwiebeln, in Scheiben geschnitten, etwas fein geriebener Ingwer, 1 Knoblauchzehe, klein geschnitten, evtl. 1 kleine Chilischote, gehackt, 1 Brokkoli, in Röschen geschnitten, 250 g Zuckererbsenschoten, Sojasauce, Salz, Basmatireis

Frühlingszwiebel mit Ingwer und Knoblauch in etwas Kokosöl anrösten. Für Extra-Schärfe die Chili hinzugeben. Brokkoli und Erbsenschoten kurz scharf in dem Gewürzsud anbraten, dann mit reichlich Sojasauce ablöschen und einige Minuten dünsten. Basmatireis kochen, anrichten und das Gemüse darüber verteilen. Gut dazu passt eine in feine Scheiben geschnittene Avocado.

Beeren-Beauty-Smoothie

1 Tasse Beeren nach Wahl, 1 Banane, 150 ml Mandelmilch, 1 Prise Vanille, 1 Prise Zimt, 1 TL Honig

Alle Zutaten im Mixer zu einem Smoothie verrühren.

Besser essen, besser altern

In vielen Kulturen dieser Welt gibt es Legenden über eine Frucht oder ein Kraut der Unsterblichkeit. In ihnen geht es aber weniger ums ewige Leben, sondern vielmehr darum, ein Zaubermittel zu finden, das dem Altern eine gewisse Leichtigkeit, Schönheit und Vitalität verleiht.

In der Ming-Dynastie des alten China verwöhnten Königinnen ihre Haut mit Perlenpulver, um ihr ausreichend Feuchtigkeit zuzuführen. Die Pfefferminze zum Kühlen und Desinfizieren wurde für entzündliche Haut benutzt. In Indien galt Safran als wichtigste Schönheitszutat für strahlende Haut. Für die ägyptischen Hohlpriesterinnen waren das edle und aromatisch duftende Weihrauchharz und die Myrrhe essenzielle Bestandteile von Beautyölen und Masken. In Japan trinken Frauen grünen Matchatee, nicht nur, weil er ihren Stoffwechsel anregt, sondern weil er eines der stärksten Antioxidantien enthält. In Frankreich entschlacken sich Frauen seit vielen Jahrtausenden mit der Kraft der Algen, und in Griechenland ist der Granatapfel nicht nur das Attribut der Liebesgöttin Aphrodite, sondern auch als Quelle der Gesundheit speziell für die weiblichen Fruchtbarkeitsorgane wohlbekannt.

Die effektivste Better-Aging-Kur kommt von innen – über deine tägliche Ernährung. Du bist, was du verdaust, sagt Ayurveda. Und all das, was du verdaust, formt deine Gewebe, in erster Linie deine Haut. Die Haut lebt von all den Nährstoffen, Vitaminen, Mineralstoffen und sonstigen Substanzen, die dein komplexer Verdauungsapparat aus deinen täglichen Mahlzeiten absorbiert und ihr zuführt. Die äußere Pflege der Haut kann unterstützend wirken, aber viel wichtiger ist, wie du deine Haut von innen heraus nährst.

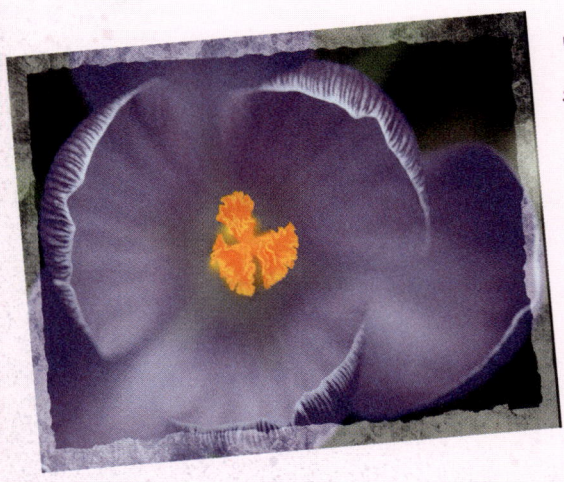

Versuche, viele Nahrungsmittel mit positiven Nähreigenschaften in deinen täglichen Ernährungsplan zu integrieren – vertraue dabei auf deine Intuition.

Superfoods für schöne Haut

Die folgenden Lebensmittel eignen sich ganz besonders gut dafür, die eigene Haut schön und jung zu erhalten:

- Mandeln sind mit ihrem hohen Vitamin-E-Gehalt wahre Jungbrunnen und nähren die Haut von innen. Vor allem trockener Haut tun sie gut, weil sie essenzielle Fettsäuren liefern. Im Ayurveda stärken Mandeln die Ojas – die essenzielle Lebenskraft – und haben daher auch eine direkte fördernde und aufbauende Wirkung auf die Fruchtbarkeitsorgane.
- Die Kokosnuss ist in all ihren Bestandteilen eine echte Verjüngungsquelle. Im Ayurveda ist sie seit Jahrtausenden für ihre kühlenden, nährenden, verdauungsfördernden und stark antioxidativen Eigenschaften bekannt. Durch ihren hohen Gehalt an Elektrolyten, Mineralstoffen und mittelkettigen gesättigten Fettsäuren ist sie ein Geschenk für unsere Gesundheit. Ob als Öl (Kokosöl ist hoch erhitzbar und eignet sich deshalb sehr gut zum Kochen und Braten), Wasser, Mus, Frucht, in Form von Kokosblütenzucker oder Kokosmehl – genieße sie in allen Variationen, so viel und so oft du kannst.
- Grüner Tee gilt zum Beispiel in China seit Jahrtausenden als Verjüngungsquelle, was daran liegen könnte, dass er voller Antioxidantien ist.
- Safran wirkt stark euphorisierend und stimmungsaufhellend. In den alten ayurvedischen Büchern gilt er sogar als aphrodisierend. Er stärkt Leber und Milz (unsere Reinigungsorgane) und macht das Herz weit, offen und liebevoll. Safran baut im Ayurveda viel Ojas, also Lebensessenz auf – seine energetische Zusammensetzung ist so fein und hochschwingend, dass sie unser Bewusstsein weitet, liebevollen Frieden schenkt und eine sehr gute Nährstoffquelle für Körper, Geist und Seele ist.
- Der Granatapfel, heute als Superfood gepriesen, gilt im Ayurveda als Frucht der Jugendlichkeit und Lebenskraft. Saft und Kerne sind ein einzigartiges Geschmackserlebnis und sorgen zudem für eine schöne Haut und strahlendes Aussehen: Der tiefrote Saft und das kostbare Öl der knackigen, leicht bitter schmeckenden Kerne wirken stark zellerneuernd und regen die Kollagenproduktion an, die für einen frischen und straffen Teint sorgt. Ich trinke regelmäßig über einen Zeitraum von vier bis sechs Wochen puren Granatapfelsaft mit etwas Wasser verdünnt. Als Saft ist diese wunderbare Frucht für mich am leichtesten in den Alltag einzubauen, denn das Befreien der Kerne aus der Schale ist etwas mühsam und meist mit vielen roten Flecken an Haut und Kleidung verbunden. Im Sommer am Strand kann dieses Ritual aber durchaus befruchtend und befreiend sein.

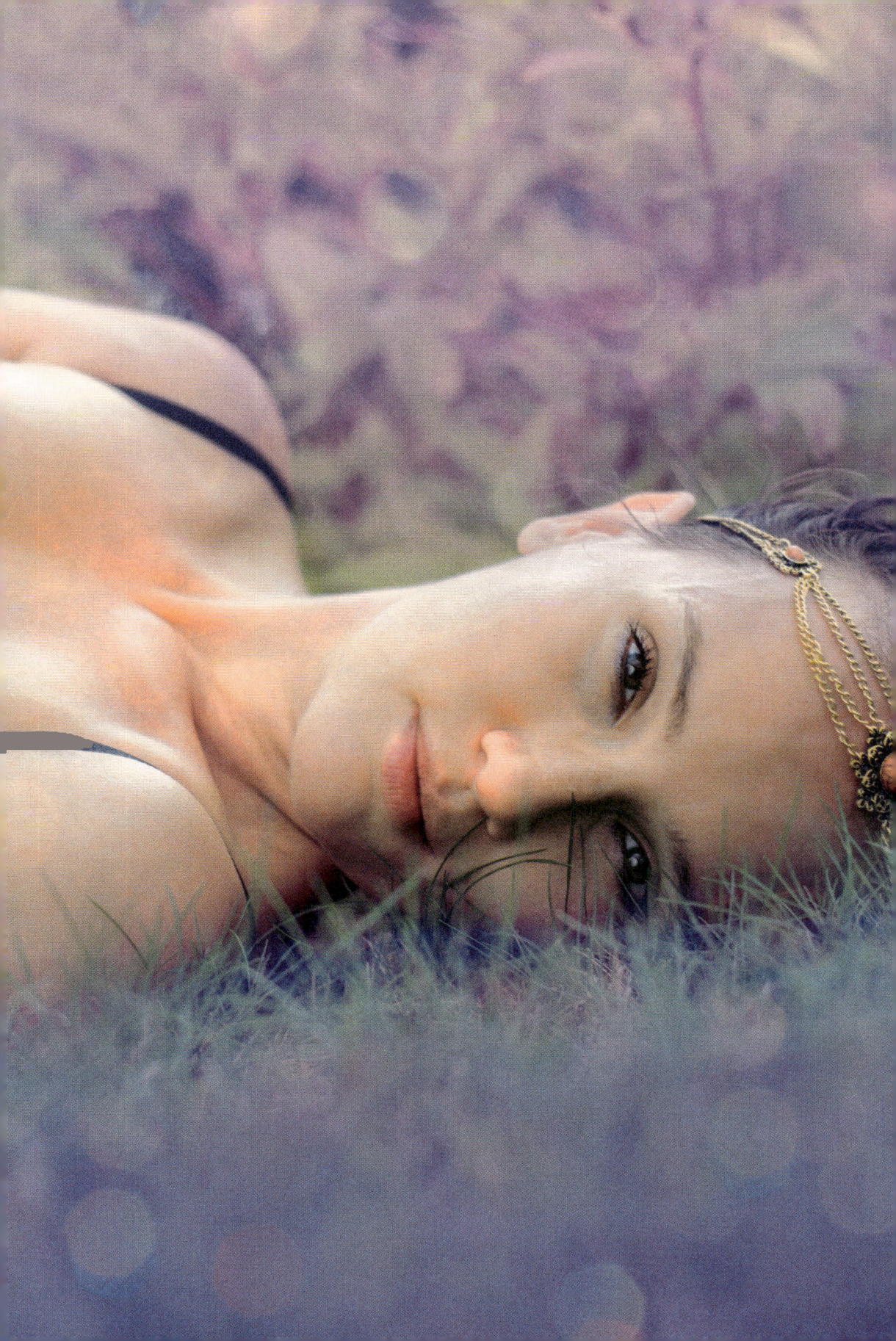

- Datteln regen sanft die Verdauung an, und alles, was deiner Verdauung guttut, macht dich schön. Denn im Ayurveda gilt, dass Gesundheit und ein starkes Immunsystem, die Voraussetzungen für schöne Haut, mit einer gut funktionierenden Verdauung verbunden sind.

- Feigen sind seit jeher das Fruchtbarkeitssymbol der Aphrodite, die sinnlichen Früchte der Lust und sexuellen Kraft. Sie wirken positiv auf die Balance des Hormonsystems und sorgen damit für gut genährte und fruchtbare Geschlechtsorgane mit viel Ojas – essenzieller Lebenskraft. Wenn deine Hormone harmonisch durch dein Körpersystem schwingen, siehst du nicht nur umwerfend aus, sondern fühlst dich auch so: sexy und kraftvoll.

- Rosinen haben viel Vitamin C und Eisen, sind daher natürliche Immunsystem-Booster und kleine, aber sehr hoch konzentrierte Eisenlieferanten während deiner Blutungen. Wenn du oft müde bist oder das Gefühl hast, nach deinen Tagen schlapp zu sein und Energie zu brauchen, dann nähre dich und dein Blut täglich mit einer Handvoll Rosinen. Deine Haut wird wieder besser durchblutet und zudem mit einer großen Portion Antioxidantien versorgt.

- Vanille ist als Frucht der wunderschönen Orchidee neben Safran eines der teuersten Gewürze der Welt. Bis ins 19. Jahrhundert wurde die »schwarze, schlanke Dame« aufgrund ihrer begehrten Heileigenschaften noch in Apotheken verkauft. Vanille wirkt stabilisierend auf den ganzen Organismus, stärkt aber vor allem die Fruchtbarkeitsorgane und wirkt aphrodisierend. Nicht umsonst ist Vanille oft ein essenzieller Bestandteil betörender Parfums und Cremes. Sie wirkt hervorragend bei trockener Haut und hat viele Antioxidantien – ein wahrer Anti-Aging- und Frische-Booster für unsere Zellen.

- Brokkoli zählt zu den grünen Gemüsen, die generell eine sehr hohe Konzentration an Antioxidantien enthalten. Diese kurbeln die Zellfunktion an, binden freie Radikale und bringen deine Haut von innen zum Strahlen.

- Chili ist ein guter Fettverbrenner und Stoffwechselanreger. Er gehört in deine Küche, wenn du dein inneres Feuer entfachen und deine Haut von innen reinigen möchtest.

- Zimt war früher eines der teuersten Gewürze der Welt – und das zu Recht. Die edle Baumrinde sollte in keiner Küche fehlen. Man sagt dem herrlich duftenden und schmeckenden Gewürz eine antidepressive und blutzuckersenkende Wirkung nach. Im Ayurveda ist Zimt, ebenso wie Ingwer, ein Universalheilmittel. Er wärmt, regt den Stoffwechsel an und fördert die Fettverdauung. Gerade in der Weihnachtszeit, wenn wir zu viel und zu oft essen, unterstützt Zimt bei der Verdauung von schweren Speisen. Zudem reguliert er den Zuckergehalt im Blut, und man sagt ihm sogar nach, dass er Krebszellen vernichten kann.

- Der Apfel bringt deine Augen zum Strahlen. Außerdem besteht er aus rund 75 Prozent Ballaststoffen, die sanft die Verdauung regulieren und gleichzeitig lange satt machen. Die in Äpfeln enthaltenen Pektine sind zudem ein wirksames Mittel zur Entgiftung und Reinigung des Körpers.
- Kakao gilt als Antioxidans und Tiefenreiniger. Vor allem bei entzündlicher und zu Unreinheiten neigender Haut gehört er unbedingt in selbst gemachte Masken für Haut und Haare.
- Spargel sieht nicht nur sinnlich aus, sondern enthält auch viel Vitamin A, das dir ein straffes und gesundes Hautbild schenkt.

- Honig ist ein wertvolles Schönheitsserum, er verjüngt durch hochwertige Flavonoide und Vitamin B, reguliert die Faltenbildung und nährt die unteren Hautschichten mit seinen wertvollen Eigenschaften.
- Blütenpollen sind eine wahre Wunderquelle an Vitaminen, Mineralstoffen und Enzymen. In China werden sie seit vielen Jahrhunderten gegen Akne verwendet. Außerdem fördern sie die Fruchtbarkeit. Die in Blütenpollen enthaltenen B-Vitamine wirken stark stressreduzierend und balancieren den Hormonhaushalt aus. Vitamin C und Vitamin E sorgen für schöne Haut.

Scharfe rote Linsen

1 Zwiebel, gewürfelt, 1 TL Kreuzkümmel, 1/2 TL Chilipulver, 200 g rote Linsen, 2 Tomaten, in Stücke geschnitten, 1 Handvoll Korianderblätter

Zwiebel in etwas Olivenöl anbraten und Gewürze hinzufügen. So lange braten, bis die Gewürze anfangen zu duften. Linsen hinzugeben und kochendes Wasser zugießen, bis die Linsen bedeckt sind. Tomaten zugeben und das Ganze etwa 20 Minuten köcheln lassen. Salzen, pfeffern und mit Koriander bestreuen. Dazu passen Basmatireis oder ein warmes indisches Chapati-Brot.

Apfel-Ahornsirup-Kompott

2 Äpfel, geschält, entkernt und in Stücke geschnitten, 200 ml Apfelsaft, 1 Handvoll Rosinen, 1 Schuss Ahornsirup, 1 Prise Zimt

Äpfel mit dem Apfelsaft in einen kleinen Topf geben, aufkochen, Rosinen und Ahornsirup hinzugeben. 10 Minuten köcheln lassen. Das fertige Kompott mit etwas Zimt verfeinern. Es passt hervorragend zu Porridge und Kuchen oder lässt sich pur als warmer, sinnlich-herbstlicher Snack genießen.

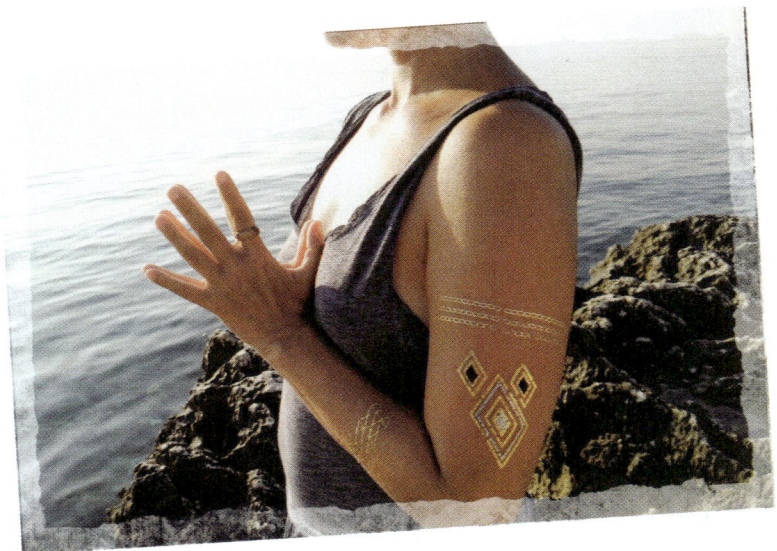

Das beste Better-Aging-Rezept: Glücklich sein

Du kennst sicher das Sprichwort: Man ist so alt, wie man sich fühlt. Und es stimmt, Langlebigkeit und Frische kommen von innen. Deswegen gehört zu einem ganzheitlichen Ayurveda-Lifestyle auch regelmäßige Seelenhygiene – durch Meditation, innere Reisen, Stille, die Beschäftigung mit Kunst und Spiritualität. Denn laut Ayurveda beginnt der Alterungsprozess im Geist und beeinflusst dadurch den Körper. Sind unser Geist, unser Verhalten und unsere Emotionen beglückt und ausgeglichen, so fördert dies die Transformations- und Verdauungsprozesse in unserem Körper. Achte darauf, positive Gedanken zu pflegen. Wenn es dir nicht gut geht, versuche, Gefühle wie Angst, Ärger, Wut, Traurigkeit, Verzweiflung und Neid umzuwandeln. Ich habe die Erfahrung gemacht, dass Meditation dabei sehr gut hilft. Setz dich hin. Atme. Mache eine schöne Yogasequenz. Schreibe oder tanze. Versuche zu erkennen, woher die Gefühle kommen, die dich bedrücken und nicht frei sein lassen. Glücklichsein braucht Übung. Man muss es praktizieren und das Gehirn auf Glück programmieren. Du hast die Zügel deiner Gedanken in der Hand. Je mehr du lachst, je glücklicher du bist, je vitaler und zufriedener du dich fühlst, desto mehr Lebensenergie wird aus dir emporsteigen. Das Leben ist keine lineare Entwicklung von A nach B, von Geburt zu Tod. Es ist ein Kreis mit verschiedenen Lebenszyklen. Wenn du jeden Lebenszyklus in seiner Essenz und Botschaft für dich erkennst, kannst du in jedem Alter das Beste aus deinem Leben machen. Egal, wie alt du bist, du hast immer die Möglichkeit, dir zu sagen: Mein Körper ist vergänglich, doch meine Seele ist ewig. Und wenn ich es mit Disziplin, Wissen, Sinnlichkeit, Schönheit und ganz viel Liebe schaffe, meinen Körper als den Tempel meiner Seele zu nähren, zu pflegen und zu berühren, dann bin ich ewig jung.

Frauenkräuter für jeden Tag

Kräuter sind die älteste Medizin der Menschheit. Sie begleiten Frauen und ihre Familien seit Tausenden von Jahren. Mit Kräutern zu arbeiten, erfordert viel Feingefühl und Intuition. Denn viel wichtiger als die enthaltenen chemischen Stoffe der Pflanze ist ihr Wesen, mit dem sie heilt.

In jeder Phase ihres Seins braucht Frau ein anderes Kraut.

Frauenkräuter haben meistens eine ganze Bandbreite an Wirkungen – je nachdem, was Frau braucht, entfalten sie ihre Kraft und Heilung. Denn die beseelten Kräuter berühren Frauen auf allen Ebenen ihres Seins. So reguliert der Frauenmantel nicht nur Menstruationsbeschwerden, sondern umhüllt die traurige und melancholische Frau mit einem Mantel. Rotklee fördert nicht nur den Eisprung, er stärkt auch die Libido und die Beziehung zur eigenen Sexualität. Bei manchen Frauen wird Rosmarin das Blut reinigen, anderen wird er Kraft und Aufrichtung schenken. Jede Pflanze hat ihre Botschaft. Wenn ich mit Kräutern arbeite, dann versuche ich, das Wesen der Pflanze zu erfassen. Ich betrachte ihr Aussehen, versuche zu erfühlen, wofür es steht und was genau es mir in meiner Weiblichkeit schenken kann. Manchmal lasse ich mich von den Worten anderer weiser Frauen inspirieren. Doch viel wichtiger als das Wissen rund um die individuelle Kraft

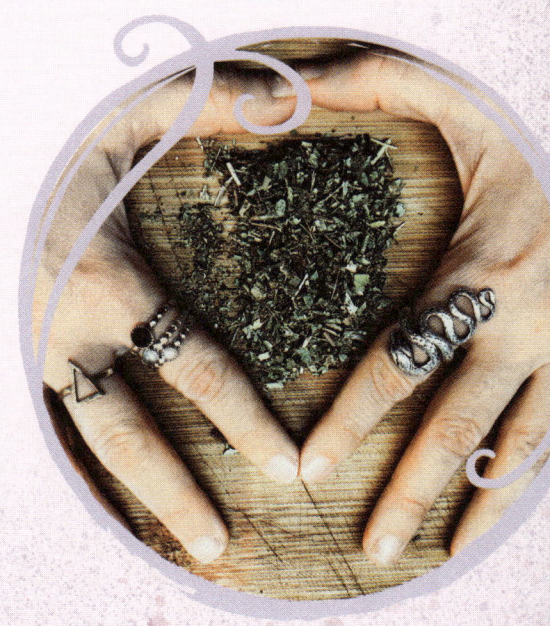

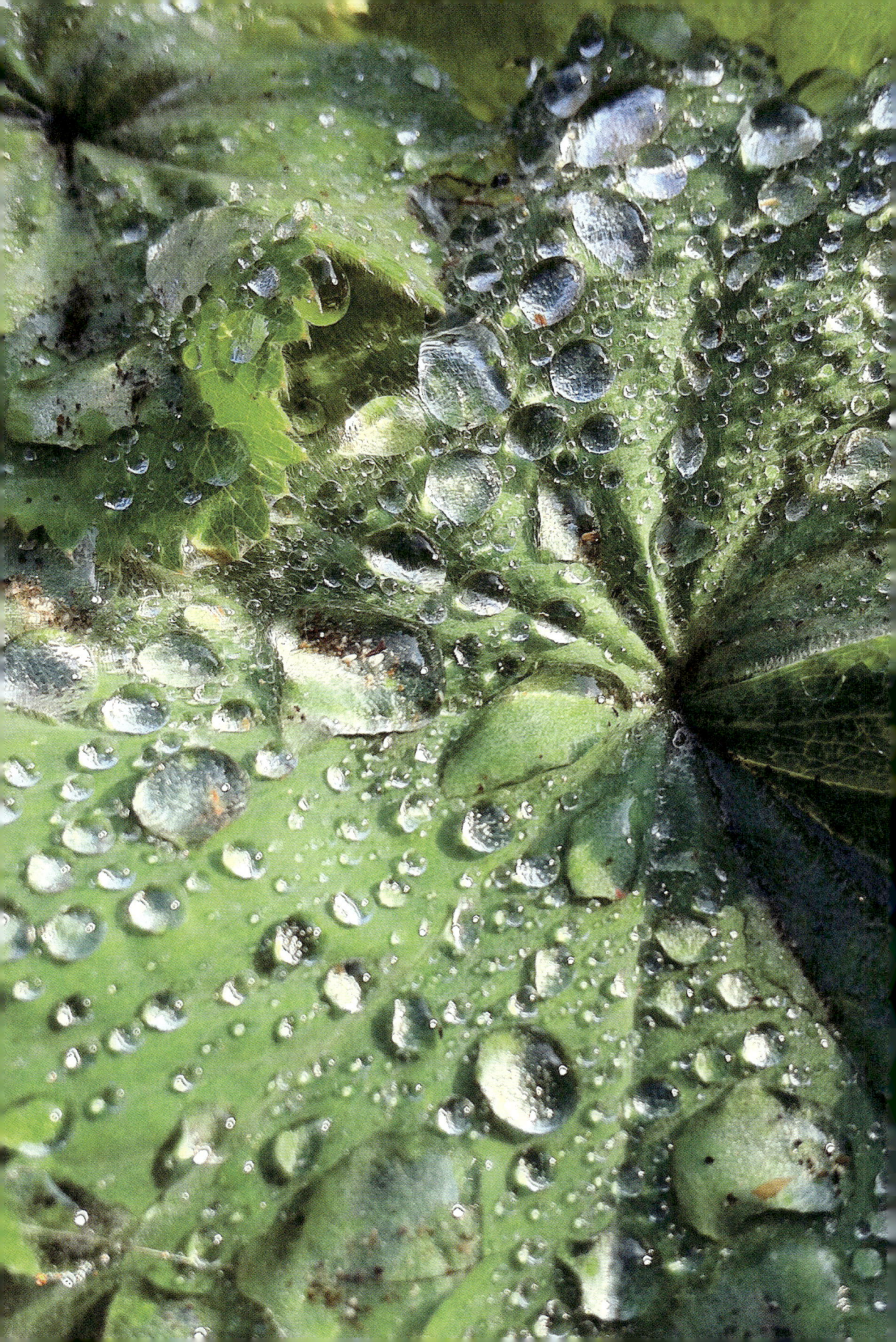

des Krautes ist mir die Botschaft, die die Pflanze für mich hat.

Ruft sie mich oder nicht? Hat sie jetzt gerade in diesem Augenblick ein Geschenk für mich? Brauche ich sie, oder ist es eine andere Pflanze, die mir jetzt gerade guttun würde?

Mit Frauenkräutern zu arbeiten, weckt und sensibilisiert die weibliche Intuition in essenzieller Weise. Denn eigentlich ist dieses Wissen seit vielen Frauengenerationen in uns, weitergegeben von unseren Müttern und Großmüttern. Das weibliche Wissen um die Kräuter ist tief in uns Frauen verwurzelt – wir dürfen den intuitiven Zugang dazu wieder öffnen und beginnen, unserer Stimme zu vertrauen. Die Pflanze findet dich, wenn du sie brauchst und dich für die Arbeit mit ihr öffnest.

Eine sinnliche Reise zum Wesen der Pflanzen

Unsere Sinne verbinden uns mit der Umwelt. Alles, was wir sehen, schmecken, riechen und fühlen können, kommuniziert mit unserem Inneren. Deswegen ist die Erforschung der Frauenkräuter eine äußerst sinnliche Angelegenheit. Wenn uns eine Pflanze sinnlich anspricht, dann hat sie eine Heilkraft für uns. Was siehst du, was schmeckst du, was riechst du in der Begegnung mit der Pflanze?

Wenn du beginnst, deinen Sinnen zu trauen und zu vertrauen, dann wirst du immer die für dich richtige Pflanzenkraft finden.

Denn die Auswahl geschieht nicht allein durch erlerntes Wissen. Vielmehr darfst du in der weiblichen Arbeit mit den Pflanzen deiner uralten Frauenweisheit vertrauen, die genau weiß, was sie braucht, um gesund, vital und kraftvoll durchs Leben zu tanzen.

Wenn ein Kraut oder eine Kräutermischung dich ruft, dann folge diesem Ruf drei Wochen lang und beobachte bewusst und achtsam, was sich in dir verändert. *Wie wirken diese Pflanzen auf dich? Was hat sich in dir gewandelt, seit du sie zu dir nimmst? Was denkst du anders? Was fühlst du anders? Was siehst du anders?* Du kannst dazu auch dein Frauenkräutertagebuch führen und zur Beobachterin werden. So wirst du mit der Zeit lernen, wie ganzheitlich Pflanzen mit dir und deiner weiblichen Kraft arbeiten und wie sie alle Ebenen deines Seins berühren, verwandeln und ins Gleichgewicht bringen.

147

Kleine weibliche Pflanzen- und Kräuterheilkunde

Die folgenden Pflanzen und Kräuter sind meiner Meinung nach ganz besonders wertvoll, um Schönheit, Gesundheit und Weiblichkeit zu unterstützen:

- **Basilikum** kannst du ganz einfach auf der Fensterbank ziehen und ganzjährig in deine Ernährung integrieren. Das aromatische Kraut fördert den Eisprung, stärkt das Lustempfinden, wirkt durchblutungsfördernd und weckt die Lebensgeister, wenn du dich müde fühlst. Er passt gut zu Tomaten, Suppen, Auberginen und allem, was einen italienischen Touch hat. In Indien gibt es eine spezielle Basilikumart – Tulsi. Seit jeher als heiliges Kraut verehrt, ist Tulsi eine wunderbare Pflanze für deine Haut und deine Fruchtbarkeitsorgane. Du kannst es als einen wohlschmeckenden Tee trinken. Wenn du mit Basilikum und Tulsi im Kreis des Mondes arbeiten möchtest, dann verwende es vor allem rund um deinen Eisprung.

- **Beerenblätter** sind in allen Formen, Größen und Arten echte Schönheitsbooster. Sie gleichen Ungleichgewichte der Haut aus, bringen deine Hormone in Balance und steigern deine Fruchtbarkeit. Vor allem die Eireifung wird durch Beerenblätter beeinflusst. Außerdem stärken sie das Bindegewebe, wenn du zu schlaffer Haut neigst. Du kannst dir eine Mischung aus Beerenblättern in einer Kräuterdrogerie zusammenstellen lassen und sie dann als Tee trinken, zum Beispiel zu gleichen Teilen Himbeerblätter, Erdbeerblätter und Brombeerblätter.

- **Beifuß** ist eine der stärksten und ältesten Heilpflanzen Europas. Bereits bei den Kelten galt der Beifuß als weibliche Zauberpflanze, die Frauen physisch stärkte und ihnen Macht verlieh. Sie reguliert schwerwiegende Ungleichgewichte, stärkt den Beckenboden und wirkt einer zu schwachen Blutung entgegen; seine Anwendung zur Regulierung einer zu schwachen oder ausbleibenden Menstruation sollte nicht länger als sechs Tage betragen und kann etwa sechs Tage vor Beginn der Blutung angefangen werden. In alten Geschichten heißt es, dass der Beifuß dir die Kraft und Macht der Artemis verleiht, der griechischen Göttin des Mondes, des Waldes und der Jagd, der Beschützerin der Frauen. Artemis weiß, was sie will und hat ihr Ziel fest im Visier, und genau diese Qualitäten kann der Beifuß in dir stärken.

- **Brennnessel** ist meine liebste Pflanze im April und Mai. Pünktlich zur Entschlackungszeit wächst sie wild und kraftvoll an den unmöglichsten Orten und zeigt uns damit ihr ungebändigtes

Wesen. Sie schafft Gleichgewicht an Orten, wo vermeintlich Chaos besteht. Ihr grüner Farbstoff Chlorophyll ist flüssiger Sonnenschein, belebt Körper, Geist und Seele und versorgt dich mit Energie und Frische. Die Produktion der roten Blutkörperchen wird angeregt, das Blut gereinigt, Blasen- und Nierenfunktion werden aktiviert und die Verdauung wird gefördert. Der hohe Eisengehalt der Brennnessel ist eine wahre Wohltat für das weibliche Wohlbefinden, vor allem rund um die Menstruation. Eine Kur mit frischen Brennnesselblättern ist eine ideale Möglichkeit, um im Frühling ordentlich durchzustarten. Für ein leckeres, kalt oder warm zu genießendes Brennnesselgemüse einfach die frischen Blätter in etwas Öl und Knoblauch andünsten und mit dem Saft von einer halben Zitrone verfeinern.

- **Frauenmantel.** Dieses Kraut sollte jede Frau in ihrem Teeschrank haben. Es ist *das* Frauenkraut mit unzähligen wunderbaren Eigenschaften, für jede Frau, in jedem Alter. Ich nehme sogar ein Säckchen davon mit in den Urlaub, weil Frauenmantel über die Jahre zu meiner Seelenpflanze geworden ist. Frauenmantel reguliert das weibliche Hormonsystem auf sanfte Art. Er kann als Tee mit etwas Honig gesüßt ganz leicht in den Alltag integriert werden und wirkt zum Beispiel bei Menstruations- und Wechseljahrbeschwerden,

bei Unfruchtbarkeit, Akne oder Ekzem. Außerdem ist er ein Kraftspender für die weibliche Seele. Frauenmantel verjüngt von innen und außen und reduziert Falten. Durch seine Gerbstoffe wirkt er stark entzündungshemmend auf alle Arten von Eierstockbeschwerden. Menstruationsungleichgewichte werden durch die pflanzeneigenen Hormone natürlich reguliert. Frauenmantel unterstützt die Fruchtbarkeit von Frauen, die sich ein Kind wünschen, er stärkt die Frau nach der Geburt und regt die Milchproduktion in den Brüsten an. Er lindert Wechseljahrbeschwerden und stärkt alle Muskeln im Körper, vor allem die Gebärmutter.

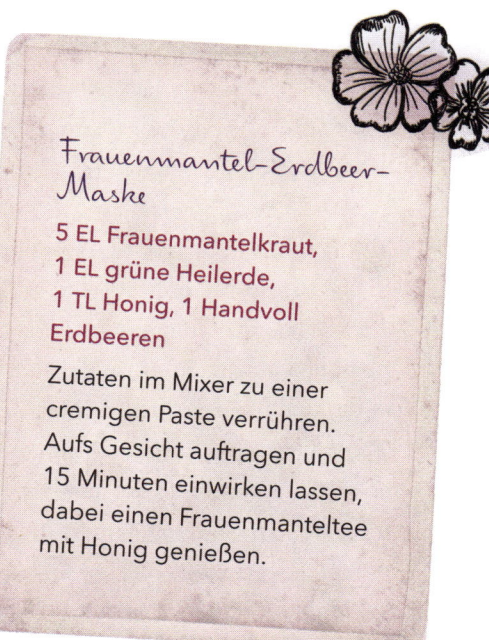

Frauenmantel-Erdbeer-Maske

5 EL Frauenmantelkraut,
1 EL grüne Heilerde,
1 TL Honig, 1 Handvoll
Erdbeeren

Zutaten im Mixer zu einer cremigen Paste verrühren. Aufs Gesicht auftragen und 15 Minuten einwirken lassen, dabei einen Frauenmanteltee mit Honig genießen.

- **Ingwer** gilt im Ayurveda seit Jahrtausenden als universales Heilmittel. Er kann sowohl in pikanten als auch süßen Gerichten, als Bestandteil in Tees oder auch in Form von ayurvedischen natürlichen Pflanzenarzneien in die Ernährung integriert werden. Zu den wundervollen Wirkungen des Ingwers zählt sein kraftvoller Einfluss auf die Verdauung. Er stärkt dein Immunsystem und deine Mitte und reinigt dein Blut von Schlacken und Stoffwechselrückständen. Gerade Frauen, die oft unter Kälte leiden, schenkt Ingwer erdende Wärme. Er ist eine Pflanze mit starker Feuerkraft und kann so dein eigenes Feuer stärken, wenn du das Gefühl hast, dass es zu schwach brennt. Er stärkt das Herz, ist hilfreich bei Migräne und löst Menstruationskrämpfe. Ich überbrühe mir oft drei Scheiben frischen Ingwer mit heißem Wasser und süße den Sud mit etwas Honig.

- **Johanniskraut** ist eine Sonnenpflanze, deren Kraft du im Sommer durch die Herstellung eines Johanniskrautöls einfangen kannst, damit sie dich durch die dunklen Monates des Winters begleitet.
Nach dem Sommer ist das kostbare Öl reif für die Anwendung. Um Winterdepression und Melancholie vorzubeugen, reibe ich meinen Solarplexus ab Herbst täglich oder nach intuitivem Bedarf mit dem Öl ein. Es schenkt mir Kraft und Geborgenheit, gerade wenn Ängste in mir hochkommen. Früher war das Johanniskraut als starkes Schutzkraut bekannt, das die Kraft hatte, durch die Dunkelheit ins Licht zu führen. Allerdings führt es auch zu höherer Lichtempfindlichkeit, wenn man es länger einnimmt. Es regeneriert dein Inneres, baut auf, stärkt das Selbstvertrauen. Zu Entzündungen neigende Haut pflegt es balsamisch und heilsam.

Johanniskrautöl für die äußerliche Anwendung

Im Juni Blüten und Stiele von Johanniskraut sammeln. Zerkleinern und in einem guten Olivenöl eingelegt sechs Wochen in der prallen Sonne reifen lassen. Ich mische gerne noch andere Pflanzen wie Lavendel, Ringelblumen oder Sonnenblumenblütenblätter hinein. Dann in sterile Glasflaschen abfüllen und dunkel lagern. Johanniskrautöl ist für mich ein ausgemachtes Winteröl, weshalb ich es bis maximal in den Februar hinein verwende. Ich liebe es, mich damit, wenn die Nächte lang und dunkel sind, vor dem Schlafengehen zu verwöhnen. Ich streiche es mir nicht nur auf den Bauch, sondern verteile es auf meinem ganzen Körper. Dann ab in einen kuscheliges Pyjama und ins warme Bett. Das ist sehr erholsam und tief regenerierend.

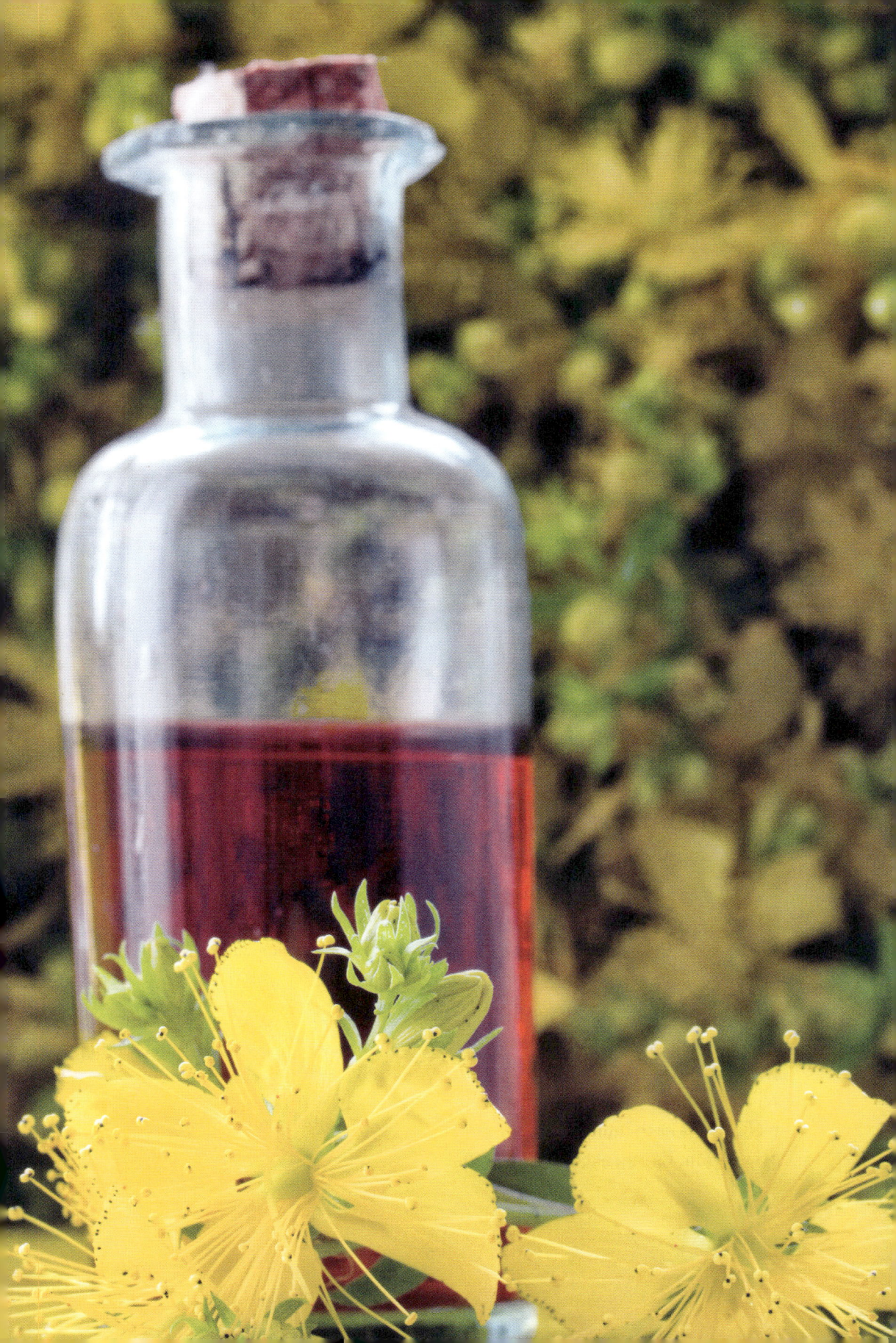

- **Lavendel** ist mein Liebling für eine tiefe Entspannung. Oft werden wir Frauen von den Anforderungen des Alltags übermannt. Schnell wird uns alles zu viel und wir verlieren die Verbindung nach innen. In diesen Momenten ist Lavendel das Kraut der Kraft. Die meist tief violette Pflanze entspannt das Nervensystem und lässt dich ganz bei dir ankommen. Nach einem stressigen Tag gebe ich gern ein paar Tropfen ätherisches Lavendelöl in ein warmes Fußbad und genieße für 20 Minuten.

- Der **Löwenzahn** hat seine Hoch-Zeit im Mai, wenn seine gelben Blüten ganze Wiesen verschönern und er uns sanft zuruft: Strecke deinen Kopf der Sonne entgegen! Löwenzahn bringt mit seiner anregenden Wirkung auf Niere, Blase, Galle und Leber alles wieder in den Fluss. Er wirkt stark entwässernd und leitet so die Schwere und Feuchtigkeit des Winters aus unseren Knochen und Geweben, trägt uns kraftvoll aus der winterlichen Eisstarre ins frühlingshafte Leben zurück. Seine Bitterstoffe wirken appetitanregend und verdauungsfördernd sowie immunstimulierend. Gerade, wenn du zu Blasen- und Vaginalinfekten neigst, kannst du verstärkt Löwenzahntee in deine Ernährung einbauen. Lecker und gesund sind eingelegte Löwenzahnknospen. Diese werden kurz gekocht und dann in Olivenöl eingelegt und machen

sich sehr gut in Salaten oder Pasta-gerichten.

- Die **Melisse** wirkt so, wie ihr Name klingt – sanft und eindringlich. Sie besänftigt und bringt Heiterkeit zurück ins Herz. Gerade Frauen, die leicht zunehmen und schweres Essen nicht so gut verdauen können, dürfen verstärkt auf die Melisse zurückgreifen. Melisse gilt als eines der besten natürlichen Mittel gegen Herpes. Und falls du manchmal abends nicht zur Ruhe kommst, dann gönn dir einen Melissen-tee mit Honig und eine Fußmassage mit warmem Sesamöl.

- Der **Mönchspfeffer** ist ein Gefährte, der Feuer macht – und eine der stärksten Frauenpflanzen überhaupt. Er reguliert PMS und starke Menstruationsbeschwerden, wärmt von innen und leitet überschüssiges Wasser aus dem Körper aus. Viele Frauen sammeln aufgrund der natürlichen weiblichen Konstitution und der Verbindung zum Wasserelement leicht zu viel Wasser in ihren Geweben an. Wenn du das auch spürst, dann solltest du (in Absprache mit deiner Frauenärztin) Mönchspfeffer als Tinktur oder in Form von Kapseln in dein Leben holen. Als Abkömmling der Pfefferfamilie regt Mönchspfeffer außerdem den Stoffwechsel an und wirkt kalten Händen und Füßen entgegen.

- Die **Rose** gilt seit Jahrtausenden als die Blüte der Schönheit. Vor allem für die zu Entzündungen neigende, leicht reizbare, empfindliche Haut ist sie ein essenzielles Heilmittel. Sie ist die Blüte des Herz-Chakra. Ihr unverwechselbarer Duft schenkt Liebe, Hoffnung und Mitgefühl. Selbstvertrauen und Selbstliebe werden genährt und Frau taucht in ihre weibliche Kraft ein. Zudem wirkt die Rose stimmungsaufhellend. Du kannst sie vor allem während der Sommermonate als Tee trinken, in Blütenform deiner Gesichtsmaske untermischen, aber auch als ätherisches Öl in Cremes einrühren oder als Parfum direkt auf dein Herz auftragen. Sie tonisiert die Gebärmutter, fördert die Intuition, reguliert Menstruationsungleichgewichte, ist bei Hautproblemen hilfreich, besänftigt Vaginaljucken, löst Traurigkeit und stärkt das Herz. Sie kann, wenn du sie in dein Leben holst, zu deiner besten Freundin werden und dich in vielen alltäglichen Herausforderungen liebevoll und sanft begleiten.

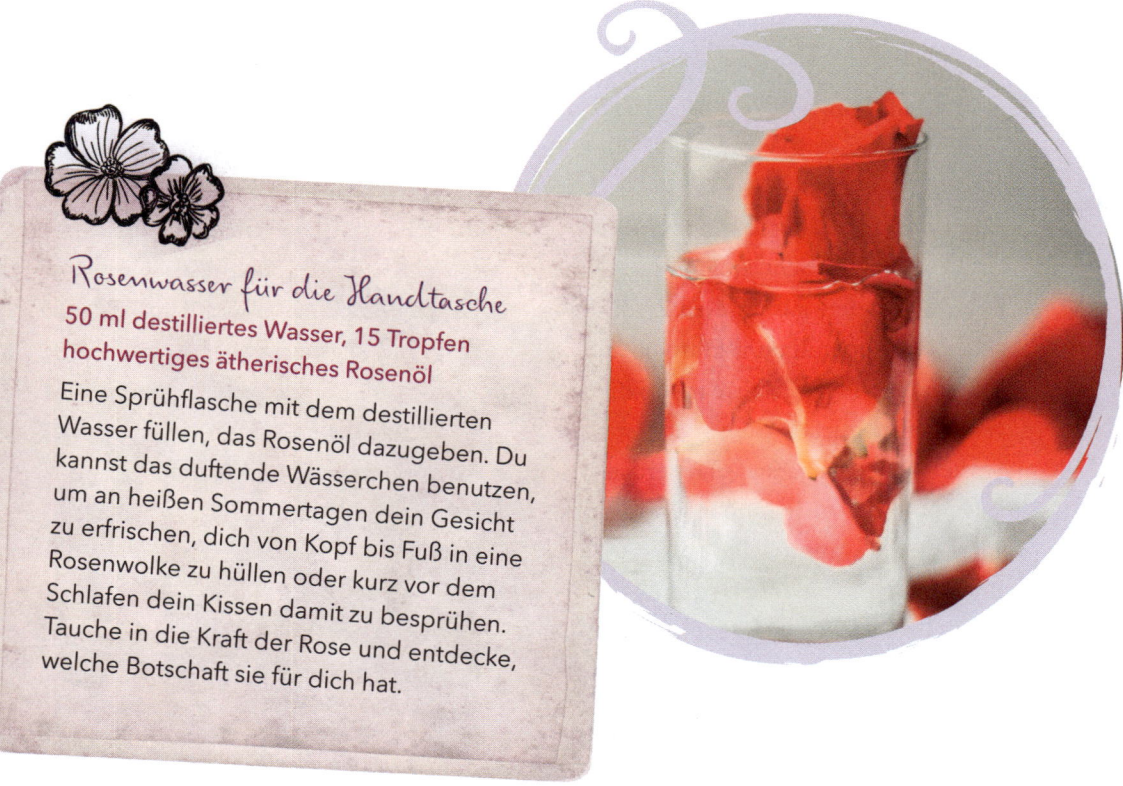

Rosenwasser für die Handtasche

50 ml destilliertes Wasser, 15 Tropfen hochwertiges ätherisches Rosenöl

Eine Sprühflasche mit dem destillierten Wasser füllen, das Rosenöl dazugeben. Du kannst das duftende Wässerchen benutzen, um an heißen Sommertagen dein Gesicht zu erfrischen, dich von Kopf bis Fuß in eine Rosenwolke zu hüllen oder kurz vor dem Schlafen dein Kissen damit zu besprühen. Tauche in die Kraft der Rose und entdecke, welche Botschaft sie für dich hat.

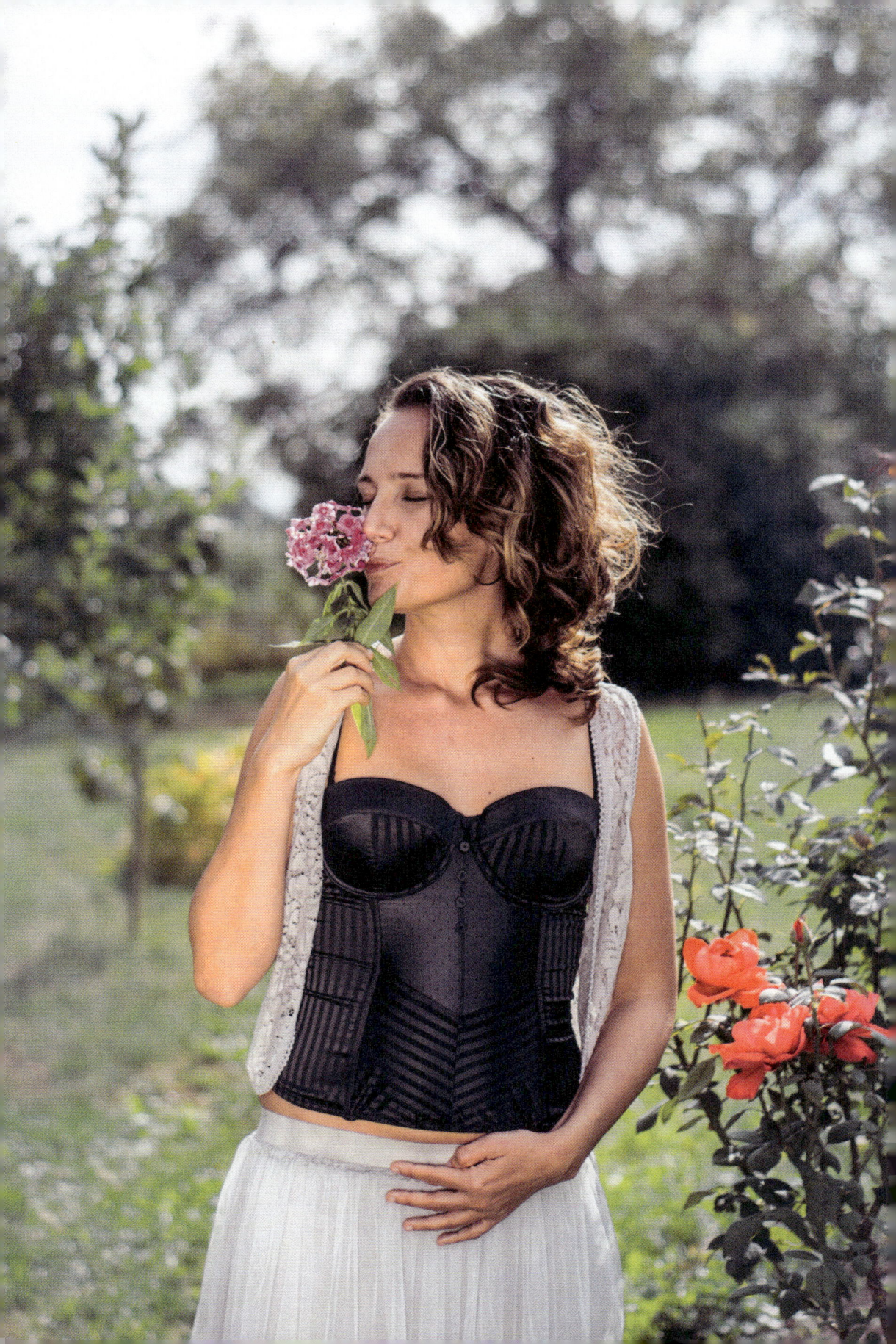

- Die **Schafgarbe** ist eine essenzielle Pflanze in der Regulation von Menstruationsbeschwerden und auch bei PMS. Sie stärkt die Mitte, verbessert die Durchblutung, fördert die Fettverdauung und stärkt die Gefäßwände. Ich habe eine Mischung aus Rose, Schafgarbe und Lavendel, als getrocknete Pflanzen zu gleichen Teilen gemischt, zu meinem Lieblings-Blutungstee erklärt.

- **Shatavari** – eine Spargelart aus Indien, erhältlich in Ayurvedaläden, Apotheken und natürlich über das Internet – ist das ayurvedische »Ginseng für Frauen«. Es ist eines der stärksten und wichtigsten Verjüngungsmittel im Ayurveda. Seine stärkende Wirkung auf das weibliche Genital- und Fortpflanzungssystem ist unschlagbar. Ich nehme im Lauf des Jahres immer wieder mal Shatavari, um meine Weiblichkeit auf allen Ebenen jung zu halten. Shatavari macht dich einfach von innen und außen schön und schenkt dir dabei viel Kraft und Energie für den Alltag.

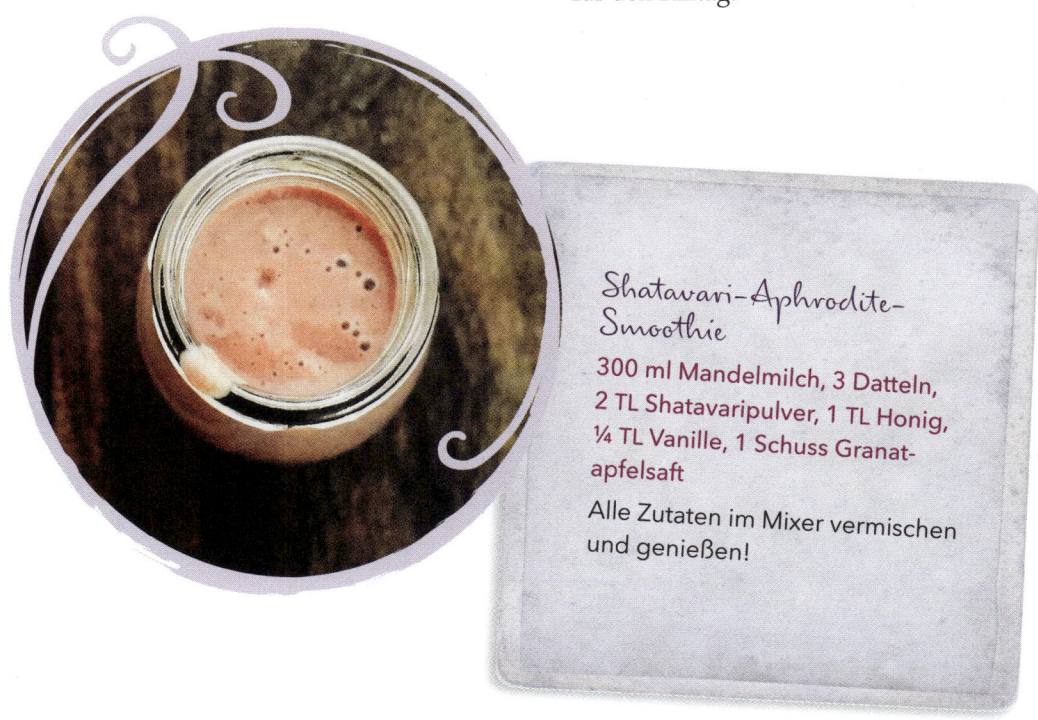

Shatavari-Aphrodite-Smoothie

300 ml Mandelmilch, 3 Datteln, 2 TL Shatavaripulver, 1 TL Honig, ¼ TL Vanille, 1 Schuss Granatapfelsaft

Alle Zutaten im Mixer vermischen und genießen!

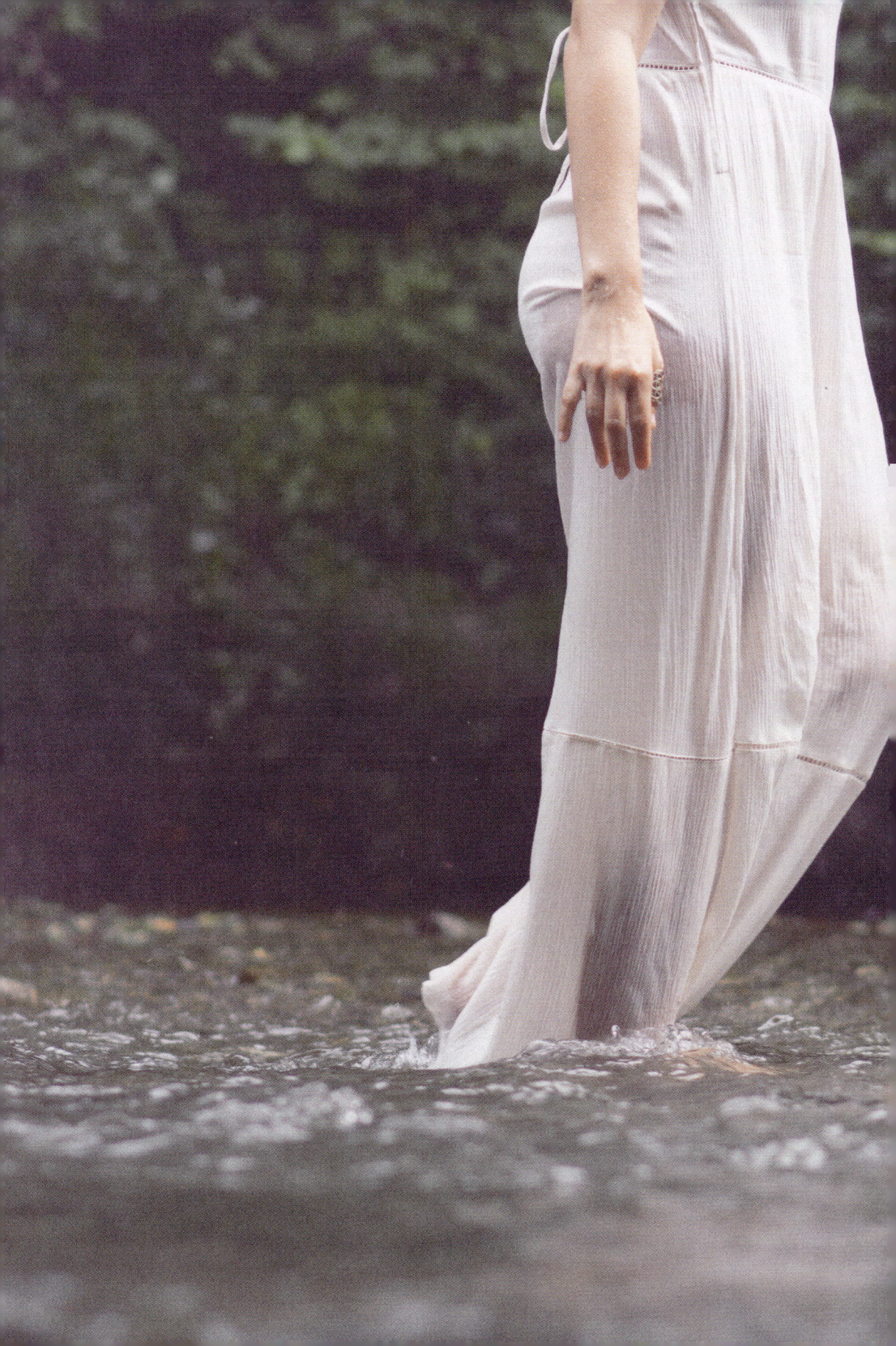

Reise nach innen

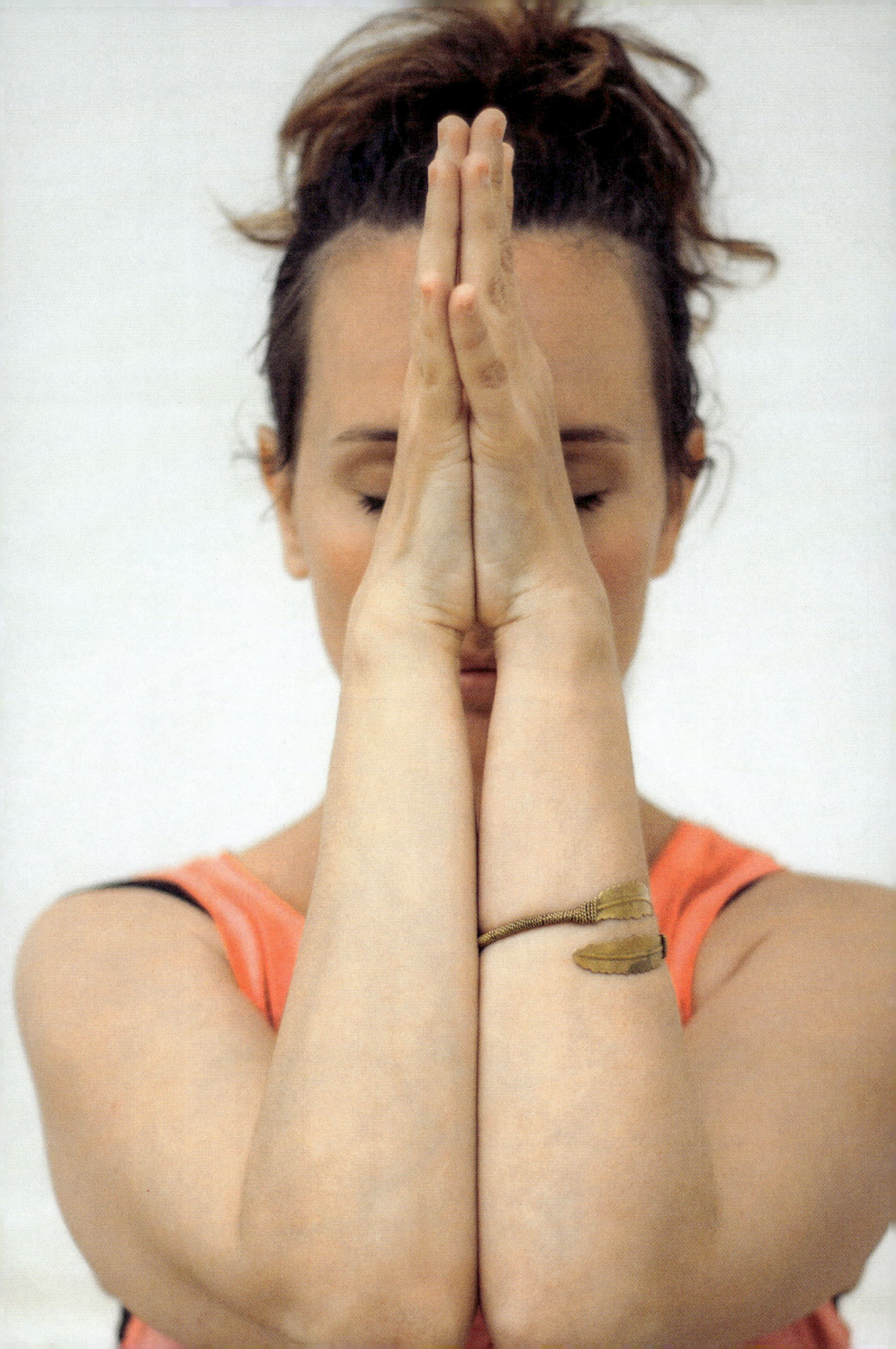

Die Innenwelt
erforschen

Wenn du als Frau beginnst, nach innen zu reisen, wirst du immer weniger im Außen brauchen, um Erfüllung, Verankerung und Frieden zu finden. Die Reise nach Innen ist eine tiefe Begegnung mit all deinen Wünschen, Träumen und Sehnsüchten und verankert dich in deinem Frausein. Dort findest du die Antworten, nach denen du oft sehnsuchtsvoll im Außen suchst.

Das Weibliche nährt sich in der Innenwelt.

Eine Verabredung mit dir selbst ist mehr wert als jeder Shoppingtrip. Die Verwurzelung mit und die Kraft in dir kannst du letztlich nur in deinem Inneren finden. Je öfter du dich ganz dir selbst widmest, desto mehr wird dein Alltag von deinem Inneren beseelt und desto deutlicher entfaltet sich vor dir ein Lebensweg, in dem sich deine innerste Essenz, das, was du bist, tatsächlich widerspiegeln kann. In den Räumen deines Unbewussten und den Hallen deiner Innenwelt findest du Antworten auf all die Fragen, die in deinem Herzen brennen.

Meditiere. Geh nach innen. Schließ die Augen. Deine Innenwelt ist eine direkte Verbindung hin zur Seelenwelt. Dorthin zu reisen bedeutet, zurück zu dir selbst zu reisen. In dir liegt die wahre Kraft deiner Weiblichkeit. In dir findest du Heilung an Tagen der Traurigkeit. Mut, wenn du dich kraftlos und erschöpft fühlst. Geborgenheit, wenn du dich nach Liebe sehnst. Licht, um deine Schatten zu beleuchten. Trost, wenn du leidest. Vertrauen, wenn du misstraust.

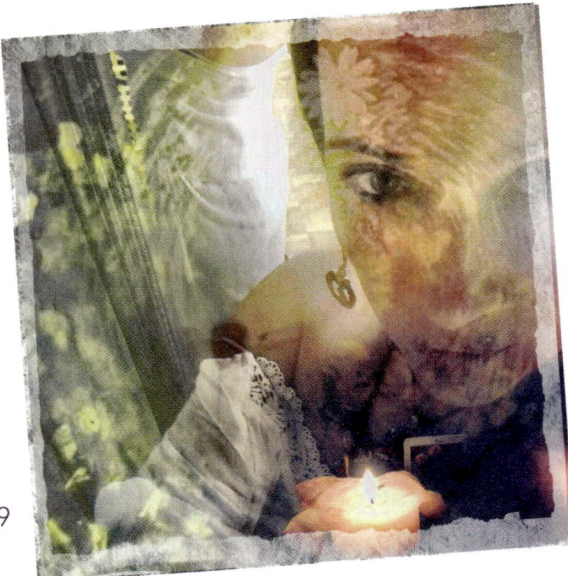

Vollmond- und Neumond*meditationen*

Meditation verändert das Gehirn. Wissenschaftliche Untersuchungen haben gezeigt, dass die innere Stille, die du in der Meditation finden kannst, nachweislich für mehr Entspannung, Ausgeglichenheit, Freude und inneren Frieden im Alltag sorgt.

Meditation reinigt dich.
Holt dich von deinem Stress
wieder auf die Erde.
Klärt deine Sicht auf alles
in deinem Leben.

Dabei geht es nicht darum, nicht mehr zu denken, sondern darum, dein Bewusstsein von all dem zu reinigen, das dich daran hindert, das große Ganze zu sehen. Aus einer höheren Perspektive. Aus der Seelensicht.

Es gibt viele Arten zu meditieren. Suche und finde eine Form, mit der du dich wohlfühlst. Dein Bewusstsein kann durch Mantren, Klänge, Stille oder Bilder stimuliert werden – Geschmackssache. Wichtig ist, dass du dir in deinem Alltag Zeit dafür einräumst. Gerade als Frau wirst du durch dieses Ritual genährt und bekommst die Kraft, deinen Alltag mit all seinen Herausforderungen besser zu bewältigen. Schenke dir täglich Zeit mit dir selbst. Mindestens elf Minuten. Maximal die Ewigkeit. Und beobachte achtsam und bewusst, wie du dich dadurch nicht nur selbst veränderst, sondern wie dein ganzes Leben beginnt, sich in eine neue Richtung zu entwickeln. Vollmond- und Neumondmeditationen sind sehr kraftvoll. Du kannst sie jeden Monat machen – sie werden deiner Praxis zwei feste Ankerpunkte geben, zu denen du immer wieder zurückkehren kannst. Am tiefsten und intensivsten transformierend wirken sie, wenn du sie in dem Zeitraum von drei Tagen rund um Voll- bzw. Neumond machst.

Dann entfaltet der
Mond seine stärkste Kraft.

Du kannst dir auch ein Tagebuch anlegen, wo du die Erfahrungen, Erkenntnisse und Gefühle, die du während der Meditationen hattest, aufschreibst. So kannst du in rund einem Jahr beobachten, wie sich dein Leben mit der Kraft des Mondes verändert hat.

Zu Vollmond tönen

Du kannst diese Meditation mit einem Vollmondbad oder einem Vollmondtanz vorbereiten. Setz dich in das Licht des Mondes und bade darin, während du die Meditation machst – oder stelle dir das Licht des vollen Mondes einfach so intensiv wie möglich vor.

Suche dir einen Platz, wo du für einige Augenblicke alleine und ungestört sein kannst. Mach es dir auf einem Meditationskissen oder auch direkt auf der Erde gemütlich. Setze dich in den Schneidersitz oder Fersensitz, so, dass du das Gefühl hast, dass deine Wirbelsäule aufrecht ist. Schließe die Augen und komme mit ein paar tiefen Atemzügen ganz bewusst in dir an. Nun stelle dir vor, wie mit der Einatmung das Mondlicht durch den Punkt zwischen deinen Augenbrauen – das Ajna Chakra, das dritte Auge – in dich einströmt. Öffne den Mund und atme aus. Wiederhole das dreizehn Mal. Dann atme das Mondlicht wieder durch das Ajna Chakra ein und stelle dir vor, wie die Aus-

atmung durch dein Herz deinen Körper wieder verlässt. Wiederhole das dreizehn Mal. Nun stelle dir vor, wie du mit dem Ajna Chakra das Mondlicht einatmest und mit dem Punkt zwei Fingerbreit über dem Nabel ausatmest. Wiederhole das dreizehn Mal. Nun atme durch dein Scheitel-Chakra – den höchsten Punkt deines Kopfes – das Mondlicht ein und durch dein Wurzel-Chakra am Ende des Steißbeins aus. Wiederhole dies drei Mal. Beginne nun zu tönen. A. U. M. Zunächst das A mit offenem Mund. Spüre, wie das A durch dein Herz in die Welt fließt. Dann das U. Spüre, wie das U dich mit der Erde verwurzelt. Wie das M über den Scheitel zum Himmel emporsteigt. Töne laut und kraftvoll. A – U – M. Versuche, etwa zehn Minuten zu tönen. Dann werde ganz still. Spüre nach. Beobachte Gedanken, Gefühle und Empfindungen. Welche Botschaften hast du empfangen? Schreibe auf, was du in dieser Meditation über dich selbst erfahren hast.

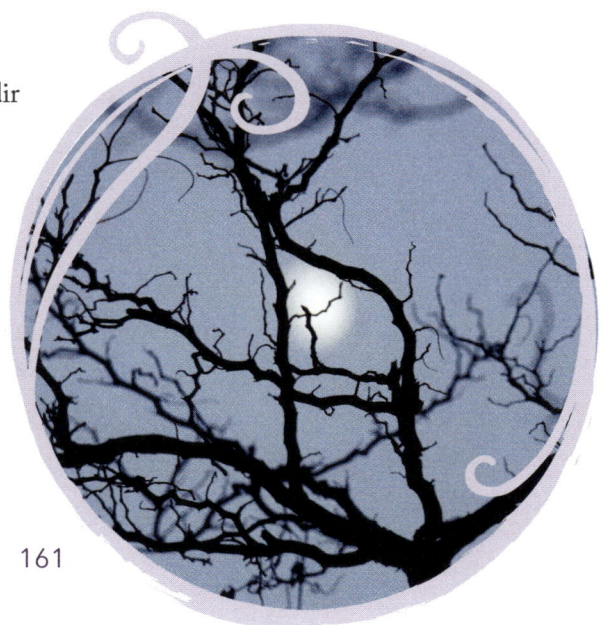

Zu Neumond leer werden

Suche dir einen gemütlichen Platz, eventuell mit Kissen und Decken ausgestattet, wo du ungestört für dich sein kannst. Lasse leise, entspannende Musik laufen. Nun lege dich in die Yoga-Ruhestellung Savasana, das heißt auf den Rücken mit locker abgespreizten Armen und Beinen. Vielleicht möchtest du ein Kissen unter den Kopf oder die Kniekehlen legen oder sogar deinen unteren Rücken unterstützen. Nun schließ die Augen. Komme für ein paar Augenblicke ganz bewusst in dir an. Dann beginne zu zählen, rückwärts von dreißig bis null. Mit jeder Ausatmung stellst du dir die Zahl in deinem Geist vor oder sprichst sie in deinen Gedanken aus. Werde mit jeder Ausatmung leer. Fließe in den Boden. Spüre die Schwerkraft. Spüre die Leere in dir. Lass deine Gedanken vorüberziehen, wie Wolken an einem blauen Himmel. Nimm die unglaubliche Ruhe und Weite in dir wahr. Stelle dir den Mond vor, auch wenn er nicht sichtbar ist. Spüre seine Energie. Wie fühlt sie sich für dich an? Atme noch für ein paar Augenblicke die Leere des Mondes ein, damit auch du ganz leer

wirst. So lange, bis du an einen Nullpunkt kommst – nun, da du dich geleert und Platz für Neues geschaffen hast, kannst du dich deinen Neumondvisionen öffnen. Blicke mit deinem inneren Auge auf den kommenden Monat. *Was fühlst du? Was denkst du? Wie wird es für dich werden? Was steht in diesem Monat an? Wohin darf sich dein Leben entwickeln? Was wünschst du dir? Mit welchen Intentionen möchtest du diesen neuen Monat begehen? Was darf beginnen?*

Höre darauf, was deine Intuition dir zuflüstert. Ohne zu denken. Einfach zuhören. Schreibe nun auf, welche Botschaften du für dich empfangen hast.

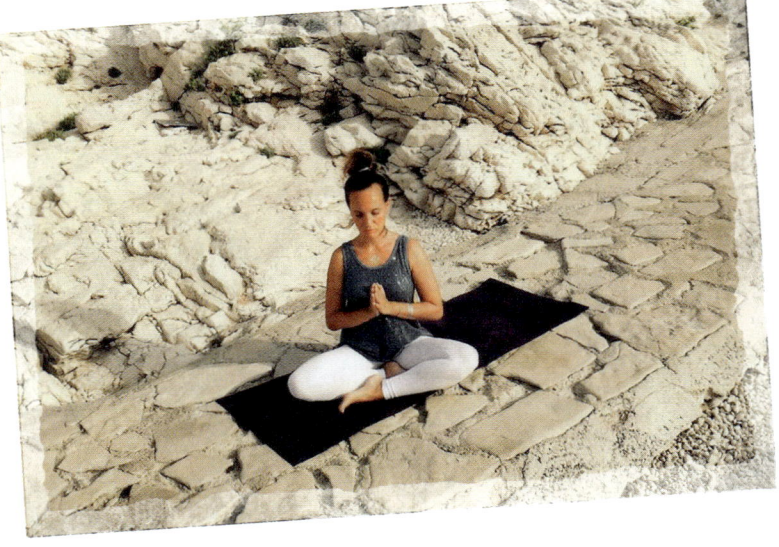

162

Atmen mit dem Mond

Die folgenden Atemübungen kannst du in deinen weiblichen Alltag einbauen, sie entweder zu einem Teil deiner täglichen Yogapraxis machen oder sie morgens nach dem Aufwachen und abends vor dem Schlafengehen durchführen. Sie werden mit der Zeit die Qualitäten deiner weiblichen Natur stärken – Hingabe, Vertrauen, Intuition, bewusstes Beobachten, Mitgefühl, Innenschau, Stille.

Wenn dein Leben sich nach diesen Qualitäten sehnt, ist es Zeit, das Atmen mit dem Mond ganz bewusst in dein Leben einzubauen.

So lange, bis du das Gefühl hast, wieder im Gleichgewicht zu sein. Ich empfehle eher, diese Atemübungen abends oder nachts zu machen, da wir dann meistens ganz automatisch zur Ruhe kommen und

uns direkter mit der Kraft des Mondes verbinden können. Doch viel wichtiger ist, dass du in dich hineinspürst, wann dir die Übungen die besten Ergebnisse bringen und wann sie dir guttun. Erforsche. Sei neugierig und vergiss nicht: Der Weg ist das Ziel.

Lunare Atmung

Suche dir einen ruhigen Platz, wo du ungestört sein kannst. Zünde eine Kerze an und gib einen Tropfen deines Lieblingsduftes auf deine Schläfen und hinter die Ohren. Setze dich in den Schneider- oder Fersensitz. Nimm in jede Hand einen kleinen Mondstein. Die Hände liegen ganz entspannt auf den Knien. Schließe die Augen und stelle dir vor, dass du nur mit dem linken Nasenloch ein und wieder ausatmest. Ganz entspannt und ohne Anstrengung darf die Atmung kommen und gehen. Mit jeder Einatmung bildet sich oben beim dritten Auge eine Schleife, die dann mit der Ausatmung durch das linke Nasenloch wieder nach unten fließt. Wenn du Schwierigkeiten hast, deine Aufmerksamkeit nur auf dem linken Nasenloch zu halten, dann verschließe das rechte mit dem Daumenballen der rechten Hand und strecke die restlichen Finger senkrecht nach oben. Bleibe für elf Minuten in der Übung. Danach lege dich für fünf Minuten auf den Rücken – decke dich zu, wenn dir kalt ist – und spüre nach.

Mondlichter

In dieser Übung verbindest du dich mit der Energie des Mondes. Suche dir einen ruhigen Platz, wo du ungestört sein kannst. Zünde eine Kerze an und gib einen Tropfen deines Lieblingsduftes auf deine Schläfen und hinter die Ohren. Setze dich in den Schneider- oder Fersensitz. Schließe die Augen. Verbinde dich mit dem Mond im Himmel. *Wo steht er in seinem Zyklus? Ist er halb voll? Halb leer? Voll oder leer? Wie fühlt sich diese Verbindung von dir zu ihm an? Was für Empfindungen kommen in dir hoch, wenn du den Mond visualisierst und dich mit ihm verbindest?* Nun stelle dir vor, wie du ihn und seine ganze Kraft einatmest und deine Ausatmung wieder zu ihm zurückschickst. Mache diese Übung für mindestens elf Minuten oder so lange, wie sie sich gut anfühlt. Notiere deine Empfindungen und Beobachtungen in deinem Tagebuch.

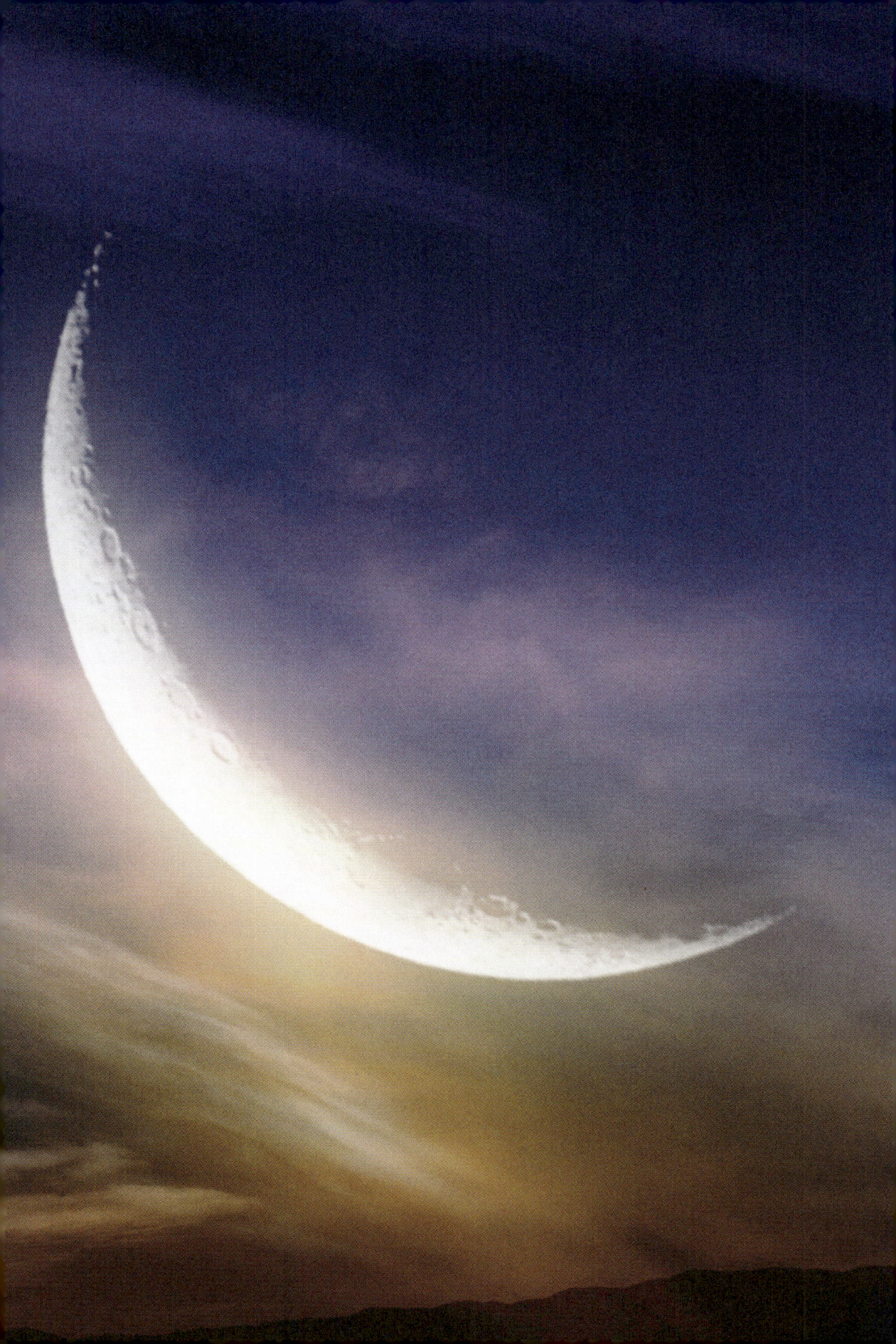

Sinnliche Rituale
für deine *innere Reise*

Diese von mir entwickelten sinnlichen Rituale kannst du immer dann machen, wenn sie dich rufen. Oder an allen Vollmond- und Neumondtagen. Ganz nach Intuition. Vertraue dir selbst. Höre auf dein Bauchgefühl. Shadana heißt diese tägliche Praxis der Rückverbindung, deine ganz persönliche Verabredung mit deiner Innenwelt.

Shadana ist deine spirituelle Praxis – deine Einkehr ins Innere. Regelmäßig, konstant und mit viel Liebe und Hingabe praktiziert, führt sie dich zu mehr Gleichgewicht, innerem Frieden und der tiefen Verbindung zu deiner urweiblichen Kraft.

Badewannen-Date mit Kokos-Zitronen-Peeling

Eines der stärksten Rituale, das ich kenne und das mich fest im Zentrum meiner Weiblichkeit verankert, ist ein Badewannen-Date mit mir selbst. Ich schätze es vor allem dann, wenn ich mich sehr ausgelaugt, müde oder gestresst fühle. Es hat die Kraft, mich in der Tiefe zu entspannen und zu harmonisieren und meine Batterien wieder aufzuladen. Ich möchte dich einladen, es auch auszuprobieren. Bereite das Kokos-Zitronen-Peeling vor (siehe Rezept rechte Seite) und lass zusätzlich etwas Kokosöl im Wasserbad flüssig werden. Nun mache es dir in deinem Badezimmer gemütlich – auf einem Handtuch bei Kerzenlicht. Gib ein paar Tropfen ätherisches Lavendelöl in deine Duftlampe. Versuche, eine entspannende, liebevolle Atmosphäre für dich zu schaffen. Nun beginne damit, deinen ganzen

Körper in sanften Bewegungen mit dem warmen Kokosöl zu balsamieren. Genieße die Berührungen. Spüre deine Haut. Spüre, wie heilsam es ist, dich selbst zu berühren, wie sehr du dadurch mit dir selbst in eine echte Verbindung treten kannst. Hülle dich in einen kuscheligen Bademantel und lass das Öl für zehn Minuten einwirken. Nun begib dich in die Dusche oder Badewanne und peele dich. Beginne bei den Füßen und reise bis zum Gesicht. Löse dich bewusst von allem Alten in dir und schlüpfe in eine frische Haut. Dusche dich danach warm ab und lass das Wasser allmählich immer kälter werden; es sollte aber noch angenehm für dich sein. Du brauchst nach diesem Ritual keine Lotion mehr, denn das Kokosöl hat sich als wunderbare Pflege sanft über die Haut gelegt. Ruhe noch einige Augenblicke, bevor du wieder in den Alltag zurückkehrst.

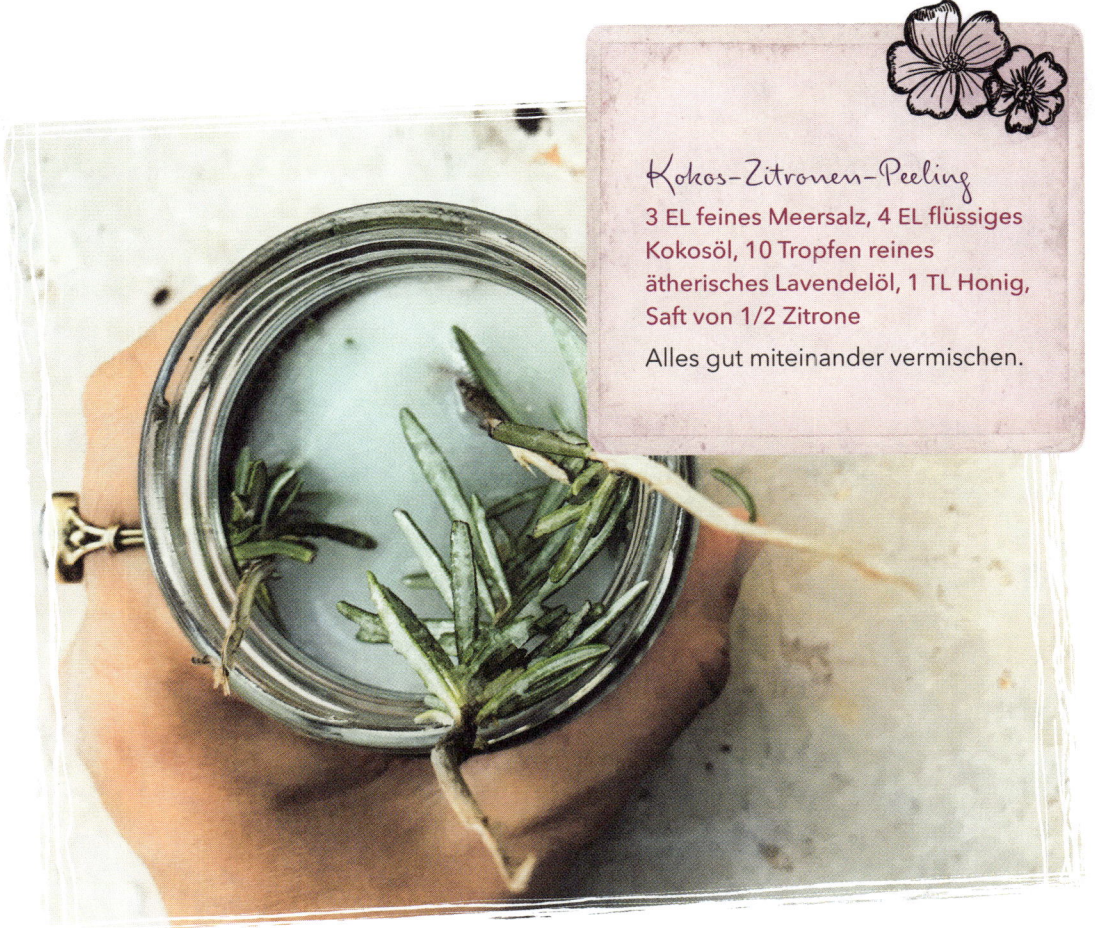

Kokos-Zitronen-Peeling

3 EL feines Meersalz, 4 EL flüssiges Kokosöl, 10 Tropfen reines ätherisches Lavendelöl, 1 TL Honig, Saft von 1/2 Zitrone

Alles gut miteinander vermischen.

Kakaozeremonie

Schon seit vielen Jahrtausenden trinken die indigenen Völker Lateinamerikas Kakao bei rituellen Zusammenkünften. Für sie ist er eine heilige Pflanze. Rohkakao ist eine der besten pflanzlichen Quellen für Magnesium und Antioxidantien. Zudem enthält er große Mengen an Aminosäuren, die eine Endorphin- und Dopaminausschüttung im Gehirn bewirken, was dazu führt, dass wir uns emotional sehr stark öffnen können.

Wir entspannen uns, werden glücklich, erfüllt, das Leben bekommt wieder Sinn: Das ist die Kakaomedizin.

Alte Legenden erzählen, dass Kakao die Kraft hat, Emotionen zu reinigen, traumatische Erfahrungen, die sich in unserem Herzen gespeichert haben, zu lösen und eine heilsame spirituelle Erfahrung in Gang zu setzen. Das ist vielleicht der Grund, wieso wir bei Trauer und Leere so gern zu Schokolade greifen.

Mit diesem Ritual genießt du nicht nur die gesunden Eigenschaften von Rohkakao, sondern machst dir deine Leere bewusst und heilst sie in einer liebevollen und achtsamen Zuwendung. Du kannst die Kakaozeremonie zu Vollmond machen oder auch zu Neumond, wenn du das Gefühl hast, etwas in dir loslassen zu wollen. Wichtig ist, dass du nicht einfach nur einen Kakao trinkst, sondern tatsächlich einen rituellen Rahmen für dich schaffst. Ich kaufe dafür oft Blumen oder eine neue Kerze in meiner Lieblingsfarbe.

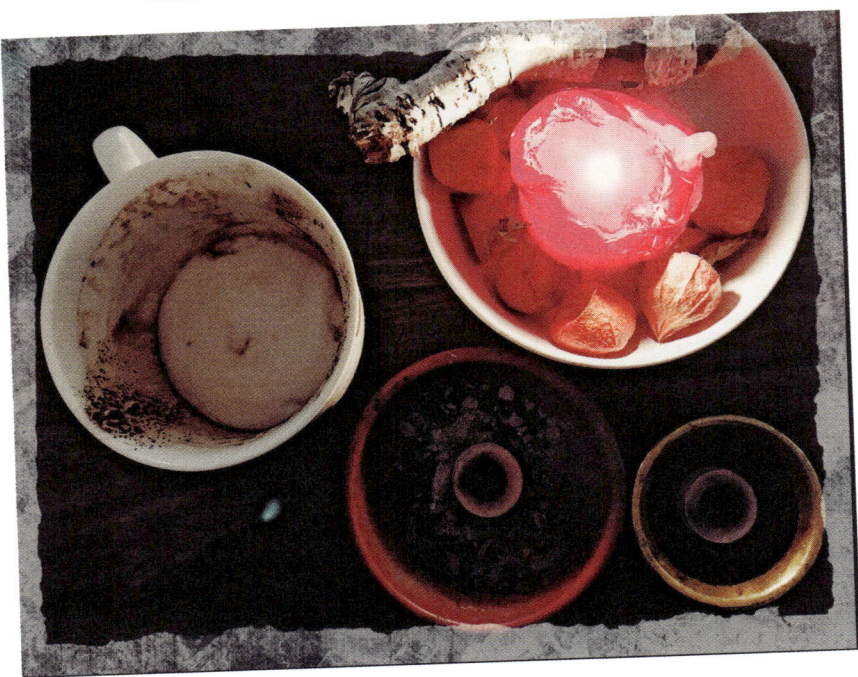

Du solltest zwei Stunden Zeit für dich haben. Bereite zunächst den Kakao vor (siehe Rezept weiter unten). Geh dann zu deinem rituellen Platz, den du für dich vorbereitet hast. Zünde Kerzen an. Setze dich im Schneidersitz auf den Boden. Schließe die Augen. Halte die Tasse mit dem Kakao in der Hand. Bedanke dich. Verbinde dich mit der Kraft des Mondes. Atme ein und aus. Komme ganz im Moment an. Werde dir bewusst. Das ist dein Körper. Der Tempel deiner Seele. Das ist dein Leben. Die Reise deiner Seele. Du kannst ein Mantra singen oder AUM tönen, je nachdem, was intuitiv in dir hochkommt. Dann trinke den Kakao in langsamen Schlucken. Spüre die Hormonausschüttung, die unmittelbar stattfindet, und beobachte, was sie in dir tut. Dann lege dich auf den Rücken. Lege die Hände aufs Herz. Lausche einer Musik, die dich gerade ruft oder gehe ganz in die Stille. Beginne, mit deinem Herzen zu atmen. Ein und aus. Immer wieder. Alles darf hochkommen, was hochkommt. Freude. Tränen. Lachen. Trauer. Lasse dich vom Kakao führen – für dich gibt es nichts zu kontrollieren, zu wollen oder zu müssen.

Begib dich mit dem Kakao auf eine tiefe Reise zu dir selbst und deinem Herzen.

Lieg einfach da, tanze, wenn dir danach ist, schreibe, wenn es dich ruft, oder schließe die Augen und tauche in eine tiefe Meditation ab. Folge ganz deinem Gefühl und deiner Intuition. Denn das ist die Ebene, auf der Kakao mit dir kommuniziert. Du kommst ins Fließen und durch das Fließen mitten im Leben selbst an. Meistens findet die Zeremonie ihren ganz natürlichen Ausklang. Oder du beendest sie ganz bewusst. Setze dich dafür in den Schneidersitz mit deinen Händen vor dem Herzen und bedanke dich beim Kakao – und auch bei dir selbst, für diese wunderbare Erfahrung.

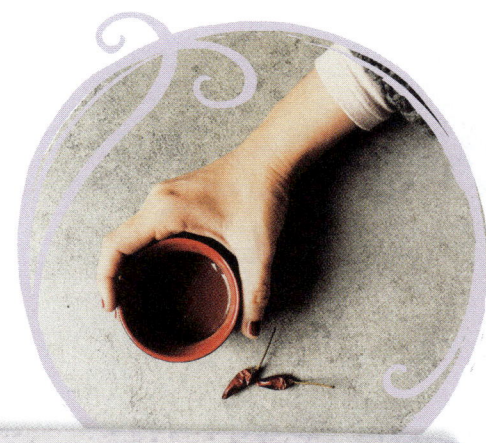

Kakao für die Kakaozeremonie

50 g Rohkakaopaste, 1 Prise Cayennepfeffer, ¼ TL Zimt, 1 Messerspitze Kardamom, etwas Honig oder Ahornsirup, 1 TL Kokosöl

Eine Tasse Wasser (250 ml) mit der Rohkakaopaste und dem Cayennepfeffer aufkochen, bis die Paste sich gut aufgelöst hat. Mit Zimt und Kardamom verfeinern. Mit Honig oder Ahornsirup süßen und Kokosöl dazugeben.

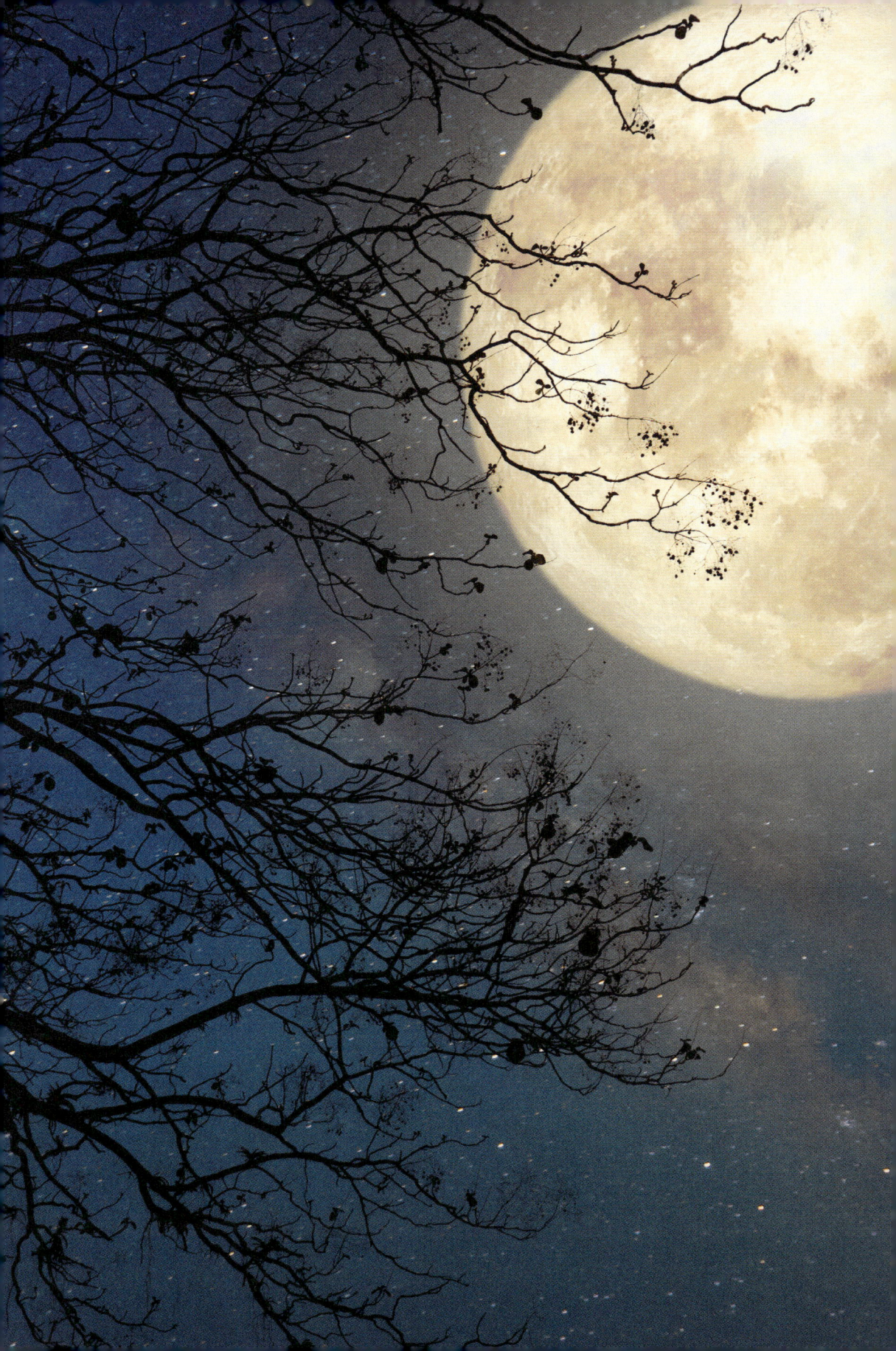

Wilder Vollmondtanz

Tanze unterm wilden Vollmond durch die Nacht, am besten barfuß, mit einem langen Rock bekleidet. Lass dich vom Vollmond bestrahlen, so, als würdest du Sonne tanken. Dann beginne, dich ganz intuitiv zu bewegen. Bewege dich so, wie dein Körper es dir zeigt. Im Fluss. Im Gefühl. In der Stille oder mit Musik aus Kopfhörern. Tanze unterm Mond für dich selbst und beobachte, wie alle angestauten negativen Gefühle wie von Zauberhand verschwinden.

Yin-Yoga-Sequenz für deine Innenschau

Rolle deine Yogamatte aus. Lass im Hintergrund sanfte Musik laufen. Manchmal mag ich klassische Pianostücke zum Yoga; sie haben die Kraft, mich wirklich tief zu entspannen und nach innen zu führen. Setze dich im Schneidersitz auf deine Matte. Wenn du das Gefühl hast, deine Wirbelsäule ist nicht ganz aufrecht oder du benötigst Unterstützung, dann lege dir ein Kissen unter das Gesäß. Achte darauf, dass die Wirbelsäule aufrecht ist, du das Brustbein hebst und deine Sitzknochen gut im Boden verankert sind. Nun schließe die Augen und beginne, bewusst tief ein- und wieder auszuatmen. So lange, bis du das Gefühl hast, ganz in deiner Mitte zu sein. Setze eine Intention:

Ich widme diese Yogastunde ganz mir selbst. Mir und meiner Weiblichkeit. Ich erlaube mir, tief in meine Entspannung abzutauchen und aus der Innenwelt all jene Botschaften zu empfangen, die derzeit wichtig für mein Leben und meine Entwicklung sind.

Beginne nun mit der Sequenz:

1 **Schmetterling:** Bring deine Fußsohlen zusammen und lass die Knie nach außen fallen. Bring die Füße so nah an dein Schambein, dass du noch das Gefühl hast, gut und entspannt zu sitzen. Du kannst eventuell die Knie mit zwei Kissen unterstützen. Nun lass den gesamten Oberkörper nach vorne zu den Füßen sinken. Der Rücken bleibt rund. Du kannst den Kopf mit den Händen oder

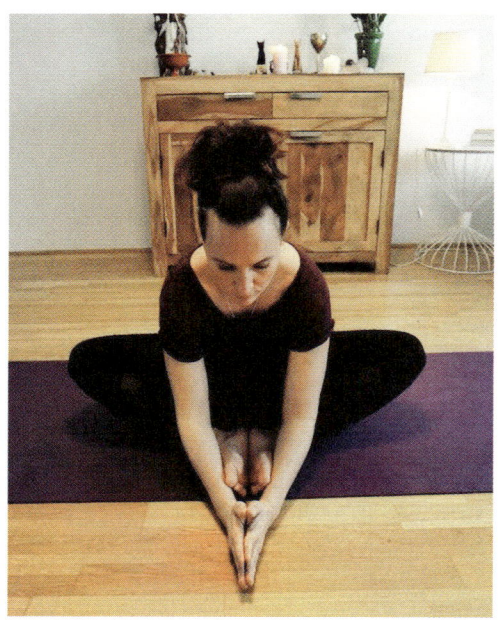

2 Bringe deine Beine in eine weite **Grätsche**. Atme ein und strecke die Arme weit über den Kopf. Atme aus und drehe dich zum linken Bein. Atme ein. Atme aus und lass den Oberkörper über das linke Bein sinken. Der Rücken ist rund. Unterstütze deinen Kopf wieder mit den Händen oder einem Block. Bleibe hier für drei Minuten und atme. Wenn der Timer klingelt, rolle Wirbel für Wirbel hoch und spüre nach: Was hat sich im Vergleich zum Beginn deiner Praxis bereits jetzt in Körper, Geist und Seele verändert? Werde zur Beobachterin. *Was tut Yoga in und mit dir? Wie schnell verändern sich deine Gedanken und zeigen dir, dass es nichts Konstantes im Leben gibt? Wie sehr kannst du loslassen, im Moment ankommen und einfach nur atmen?* Wiederhole die Übung auf der anderen Seite.

einem Block abstützen. Wichtig ist, dass die Position so entspannt wie möglich für dich ist. Finde deine Grenze, aber geh nur so weit, dass du keine Schmerzen spürst. Entspanne deine Muskeln. Halte die Stellung für fünf Minuten – stell die Zeit am besten auf einem Timer ein, damit du dich wirklich in die Position hinein entspannen kannst. Atme ganz bewusst ein und aus, immer und immer wieder, vor allem dann, wenn deine Gedanken dich aus dem Moment wegtragen. Versuche, alles zu beobachten, was hochkommt, ohne es zu bewerten oder zu verurteilen. Einfach annehmen, was da ist und durchatmen, hindurch atmen. Das Einzige, was du tun musst, ist, dich mit jeder Ein- und Ausatmung zu entspannen. Wenn der Timer klingelt, rolle Wirbel für Wirbel auf. Spüre nach.

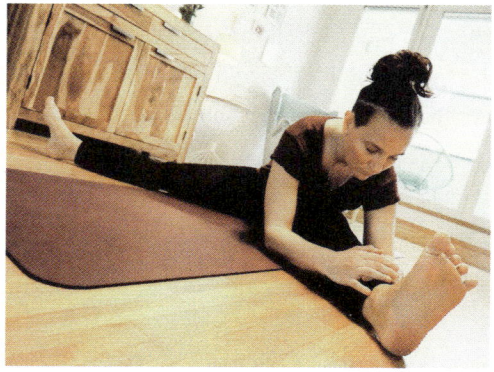

3 Nun bringe die **Beine zusammen**. Ziehe das Sitzfleisch nochmals von den Sitzknochen weg und setze dich gut auf den Boden. Atme ein. Strecke die Arme weit über den Kopf. Atme aus. Lass deinen Oberkörper über die gestreckten Beine nach vorne sinken. Rücken rund. Unterstütze deinen Kopf wieder mit den Händen oder einem Block. Bleibe hier für drei Minuten. Atme ein und aus und spüre, wie der Körper mit jeder Ausatmung ganz von alleine loslässt. Fühle, wie sich ganz kleine Muskeln in dir entspannen – nur durch die Atmung hast du die Möglichkeit, tief in deinen Körper und dadurch in deine Seele abzutauchen.

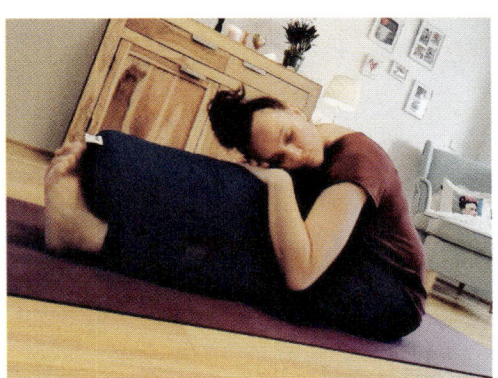

4 Beende die Sequenz mit **Kali Asana**: Stelle dich entspannt hin und bringe die Füße weiter als hüftbreit auseinander. Die Zehenspitzen schauen nach außen. Gehe nun in die Hocke. Wenn deine Fersen nicht den Boden berühren, kannst du deine Yogamatte aufrollen und unter die Fersen stellen. Bringe nun die Oberarme zwischen die Knie und falte deine Hände vor dem Herzen. Die Arme drücken die Knie auseinander und die Knie drücken gegen die Oberarme. Du hebst das Brustbein und lässt dein Steißbein nach unten Richtung Boden sinken. Spüre die Aufrichtung nach oben und die Erdung nach unten. Dein Becken ist schwer und stark. Schließe die Augen und bleibe hier für drei Minuten. Atme ein. Und aus. Mit jeder Einatmung wächst du nach oben. Mit jeder Ausatmung lässt du dein Steißbein nach unten fließen. Du kannst, wenn du dich gerufen fühlst, die letzte Minute das AUM tönen. Mit jeder Ausatmung fließt der universelle Klang – aus dem das ganze Universum entstanden ist – durch deinen Körper. Genieße und spüre die Kraft deiner Weiblichkeit.

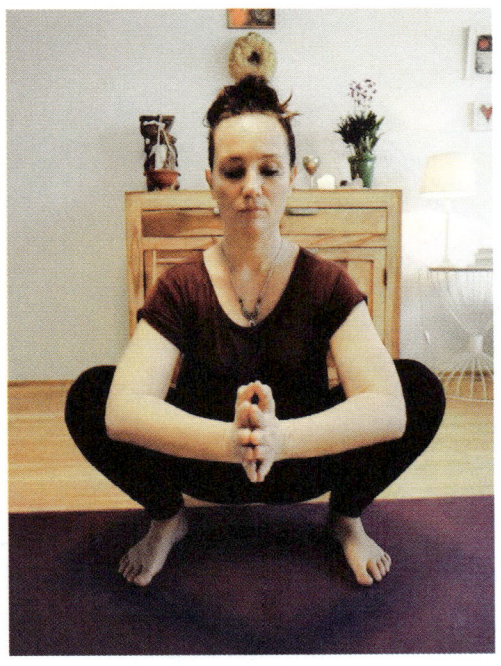

Tägliche Massage deiner Kraftzentren

Massiere täglich deine Brüste, deinen Unterbauch und deinen unteren Rücken. Vor allem morgens ist es eine sinnlich-sinnvolle Übung, deinen Körper mit Öl zu berühren und dir so eine große Portion Selbstliebe zu schenken. Verwende dafür ein selbst gemachtes Öl. Ich liebe Kokosöl mit Lavendel, Mandelöl mit Rose oder einfach ein erdendes Sesamöl.

Candlelight-Dinner mit dir selbst

Nimm dir bewusst Zeit für ein Abendessen bei Kerzenschein. Du kannst dafür einen Zeitpunkt rund um den Vollmond wählen oder einfach auf deine Intuition vertrauen –, wenn es dich ruft, ist genau die richtige Zeit, um dich mit dir selbst zu treffen. Bereite dir ein nährendes Mahl, mit ganz viel Liebe, Hingabe und Lust. Widme dem Nähren deiner weiblichen Kraft einen ganzen Abend.

Koche in Ruhe. Zünde eine Kerze an. Decke liebevoll deinen Tisch. Setze dich bequem hin. Genieße dein selbst gekochtes Essen ganz bewusst und achtsam. Spüre alle Aromen in deinem Mund und fühle, wie die Kraft der Nahrungsmittel deine Kraft nährt.

Gemüse-Nuss-Biryani

1 Zwiebel, gewürfelt, 1 TL Kurkuma, 1 TL Kreuzkümmel, 2 Lorbeerblätter, jeweils 100 g Erbsen, Brokkoli (in mundgerechten Stücken) und Karotten (in mundgerechten Stücken), 1 Handvoll Cashewkerne, 1 Tasse Basmatireis, etwas Kokosmilch, 1 Handvoll Rosinen, frischer Koriander

Die Zwiebel in etwas Kokosöl oder einem Öl deiner Wahl anrösten. Gewürze und Lorbeer hinzufügen und weiterrösten, bis die Gewürze ihren Duft abgeben. Gemüse und Cashews hinzugeben und in dem Gewürzsud schwenken. Reis zugeben und alles mit kochendem Wasser bedecken, evtl. etwas Brühe hinzufügen. Das Biryani in geschlossenem Topf bei niedriger Hitze etwa 15 Minuten kochen. Kurz vor Ende der Kochzeit auf Wunsch etwas Kokosmilch hinzufügen, um einen besonders cremigen Geschmack zu erzeugen. Dann die Rosinen untermischen, nach Belieben salzen und mit frischem Koriander bestreuen.

Vegane Panna cotta mit Feigen

500 ml Mandelmilch, 2 EL Rohrzucker, 1/2 TL Vanillepulver, 1 TL Agar-Agar, 1 Prise Kardamom, 5 Feigen, geviertelt, etwas Kokosöl, 2 EL Ahornsirup

Mandelmilch, Rohrzucker, Vanillepulver und Agar-Agar mischen, aufkochen und 3 Minuten kochen lassen. Mit Kardamom würzen, in kleine Schalen füllen und im Kühlschrank für mindestens 1 Stunde kalt stellen. In der Zwischenzeit die Feigen in etwas Kokosöl kurz anbraten und mit Ahornsirup ablöschen. Die Panna cotta aus dem Kühlschrank nehmen und für ein paar Minuten in ein heißes Wasserbad stellen. Dann auf einem Teller stürzen und die Ahornsirup-Feigen darübergeben.

Innenweltreisen zum Zentrum deiner Kraft

Die folgenden Innenweltreisen sind spezielle Meditationen, die dich in eine tiefe Begegnung mit deiner weiblichen Kraft führen. Sie können sehr intensiv sein und dir viele Erkenntnisse darüber geben, wo du stehst, was gehört und was geheilt werden will. Mache die Meditationen dann, wenn du dich dazu gerufen fühlst, nicht aus einem Gefühl des Sollens oder Müssens heraus! Dann werden sie dir zum genau richtigen Zeitpunkt das genau Richtige einflüstern, das du genau dann für deine Entwicklung brauchst.

Gebärmuttermeditation

Suche dir einen stillen Platz, wo du für dich alleine sein kannst. Schön ist es, in die Natur zu gehen und dich direkt mit Mutter Erde zu verbinden. Setze dich im Schneider- oder Fersensitz auf den Boden. Reibe deine Handflächen für ein paar Augenblicke aneinander, bis sich eine angenehme Wärme ausbreitet. Dann lege die Hände auf deinen Bauch in Höhe der Gebärmutter. Schließe deine Augen und beginne, hineinzuspüren in das stärkste Zentrum deiner Kraft. Nach ein paar Augenblicken der Bewusstwerdung beginne zu tönen: Uuuuuuuuuuu. Mit jeder Ausatmung singst du langsam und konstant: Uuuuuuuu. Mache das für elf Minuten. Dann tauche in die Stille ein. Beobachte, welche Gedanken und Gefühle in dir aufsteigen. Was kannst du dort wahrnehmen? Kannst du die Verbindung zu deiner Gebärmutter spüren? Wie fühlt sich das an?

Schreibe alles auf, wenn du dich gerufen fühlst, das zu tun. Mache diese Meditation während deiner Menstruation oder immer dann, wenn du Schmerzen und Unwohlsein in diesem Bereich deines Körpers hast.

Herzmeditation mit einer Rose

Für diese Meditation besorge dir eine Rose in einer Farbe, die dich anspricht. Ziehe dich zurück. Mache es dir gemütlich. Zünde Kerzen an und lege, wenn du magst, eine sanfte Musik auf, die dich auf dieser Reise begleitet. Schneide den stacheligen Stängel der Rose ab, sodass nur die Blüte übrig bleibt. Mische 3 Esslöffel Sonnenblumenöl mit 10 Tropfen feinster ätherischer Rosenessenz. Befreie deinen Oberkörper von jeglicher Kleidung und Schmuck. Erwärme das Öl in deinen Händen und beginne, deinen Oberkörper, deine Brüste, deine Arme, deinen Bauch sinnlich und sanft mit dem Öl zu balsamieren. Berühre dich liebevoll. Achtsam. Bewusst. Spüre die Weichheit und Zartheit deiner Brüste. Die Sensibilität ihrer Knospen. Nimm die Schwingung deines Herzens wahr. Wie fühlt sich dieser Bereich deines Körpers an? Was genau kannst du in deinem Herzen wahrnehmen? Nun lege dich auf den Rücken und gib die Blüte der Rose auf dein Herz. Schließe die Augen. Entspanne dich. Lass dich vom Boden der Erde unter dir tragen. Stelle dir vor, wie die Blüte sich mit jeder Einatmung öffnet, wie rosafarbenes Licht in dich ein-

strömt und sich in deinem ganzen Körper verteilt. Mit jeder Ausatmung schließt sich die Blüte, dein Körper entspannt sich und gibt sein Gewicht immer mehr in den Boden ab. Atme für mindestens elf Minuten tief ein und aus und tauche bewusst in diese intensive Herzmeditation ab. Beobachte, welche Gefühle und Gedanken dabei in dir hochkommen. Nimm alles an. Lass alles los. Und beobachte, wie sich dein Zustand nach der Meditation verändert hat. Schreibe alles auf, wenn du Lust dazu verspürst. Diese Meditation eignet sich vor allem an Tagen der Traurigkeit oder in Zeiten von emotionalen Herausforderungen.

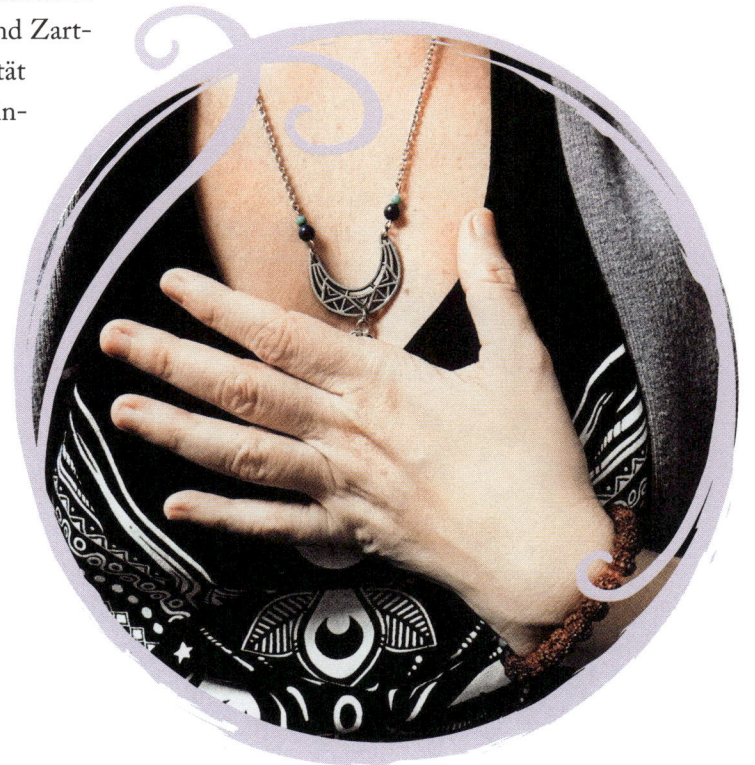

177

Beckenschwingen mit Mutter Erde

Mach dieses Ritual abends oder kurz vor dem Schlafengehen an einem ruhigen Ort. Zünde ein paar Kerzen an. Gib einige Tropfen deines Lieblingsduftes auf deine Schläfen und hinter deine Ohren. Setze dich auf den Boden, wenn möglich sogar draußen direkt auf blanke Erde. Du kannst einen weiten Rock anziehen, aber bitte keine Unterhose – deine Vagina sollte den Boden bzw. die Erde berühren. Dann lege die linke Hand aufs Herz und die rechte auf den Bauch. Beginne, dich mit deiner Atmung zu verbinden, tief ein- und auszuatmen. Spüre, wie die Atmung zunächst die Bauchdecke, dann das Brustbein, dann die Schlüsselbeine hebt und senkt. Du kannst dich in den Schneidersitz oder auf die Fersen setzen. Achte darauf, dass deine Wirbelsäule gerade ist, damit die Atmung gut durch deinen Körper fließen kann. Bleibe hier für eine Weile. Dann lege beide Hände auf deinen Bauch in der Höhe der Gebärmutter und beginne, zunächst sanfte, dann immer größer werdende Kreisbewegungen mit deinem Becken zu machen. Experimentiere mit großen und kleinen Kreisen. Wechsle auch öfter die Richtung. Bewege das Becken vor und zurück. Kreise elf Minuten lang, dann beende den bewegten Teil dieses Rituals. Bleibe still. Komme zur Ruhe. Bring die Handflächen auf dein Herz und spüre nach. Beobachte die Gefühle, Gedanken und Bilder, die in dir hochkommen – nimm wahr, ohne zu verurteilen. Stelle deiner inneren Frau folgende Fragen: *Wie fühle ich mich an? Welche Kraft sitzt in meinem Becken? Welche Form von Energie kann ich dort wahrnehmen? Wie würde sie aussehen, wenn ich sie zeichne? Mit welchen Worten könnte ich ihr Gestalt verleihen? Wie fühlt sich die Essenz meiner weiblichen Kraft an?*

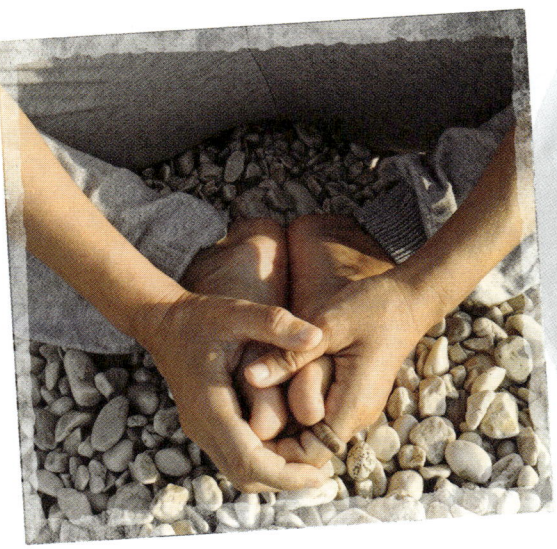

Notiere all das, was in dir hochkommt, in deinem Tagebuch. Mache diese Übung immer dann, wenn du dich fern von deiner Kraft fühlst oder Selbstzweifel, Angst und Unsicherheit dein Bewusstsein herausfordern.

Mondmeditation für jeden Tag

Setze dich an einen schönen Ort zu Hause oder auch in der Natur, wo das Mondlicht – egal, in welcher Phase sich der Mond befindet – auf dich herabscheint. Schließe deine Augen. Bring deine Aufmerksamkeit auf dein drittes Auge – den Punkt zwischen den Augenbrauen, der in den alten yogischen Weisheitslehren mit der Zirbeldrüse im Gehirn verbunden ist und dadurch eine direkte Verbindung zu unserem höheren Selbst darstellt. Stelle dir nun vor, wie du durch diesen Punkt mit der Einatmung das Mondlicht in dich aufnimmst und es mit der Ausatmung in deinem ganzen Körper verteilst. Lass dich durchfluten. Nimm das Licht des Mondes, das jeden Monat anders ist, bewusst in dich auf. *Was fühlst du? Was nimmst du wahr? In welcher Weise verändert sich dein Bewusstsein in Bezug auf dich selbst?* Bleibe hier für mindestens elf Minuten oder so lange du möchtest. Schreibe auf, was du erkannt hast.

Umgang mit negativen *Gefühlen* und Schmerzen

Der Umgang mit negativen Gefühlen und Schmerzen fällt niemand leicht. Deshalb möchte ich dir im folgenden Kapitel ein paar Anregungen geben, die dir dabei helfen können: inspirierende Worte. Rezepte, um dich aufzufangen, aber auch heilsame Worte und berührende Ideen, die dich schnell wieder in deiner weiblichen Kraft verankern, falls du den Pfad zu deiner Wildheit verlieren solltest.

Mandelmilch mit Kakao und Vanille

250 ml Mandelmilch,
1 EL Rohkakao, 1/4 TL Zimt,
¼ TL Vanille, evtl. Ahornsirup
oder Kokosblütenzucker

Mandelmilch erwärmen, Kakao und Gewürze darin verquirlen, einmal aufkochen lassen. Nach Bedarf süßen.

Traurigkeit

Traurigkeit überkommt uns manchmal einfach so, oft rund um die Menstruation. Es muss nicht immer einen Grund dafür geben und auch keine Erklärung. Traurigkeit gehört genauso wie die Freude einfach zum Leben dazu. Manchmal sind es tief in uns verborgene Dinge, die sich so ihren Weg nach Außen schaffen. Manchmal ist es der Tanz der Hormone. Sich selbst die Erlaubnis zu geben traurig zu sein, ist der erste Schritt in Richtung Selbstumarmung. Meine liebsten Helfer für traurige Tage sind: Rosenöl auf meinem Herzen, Seelenschreiberei, Rückzug und Meditation, früh schlafen gehen, Yoga … und Mandelmilch mit Kakao und Vanille.

Wut

Wut ist wichtig. Diese immense Feuerkraft, die manchmal zu einem Vulkan heranwachsen kann, sollte, wenn sie hochkommt, nach außen gebracht werden, damit sie uns nicht im Innen verbrennt. Wut entsteht, wenn wir auf Menschen, Ereignisse oder Dinge im Außen reagieren. Manchmal jedoch wachen wir auch einfach morgens auf und haben einen wütenden Tag. Bei mir ist das meistens kurz vor oder während des Eisprungs der Fall. Ich nenne solche Tage gerne meine Drachinnentage. Fast kann ich spüren, wie Feuer und Dampf aus meinen Nasenlöchern treten … Das sind die Momente, in denen ich meine Feuerkraft erkenne, die Größe, zu der sie heranwachsen kann und auch, was sie alles zerstören könnte, wenn ich nicht lerne, sie in die richtigen Bahnen zu lenken. An Wuttagen empfehle ich: Betrachte die Wut und auch die möglichen Ursachen, aus denen sie entsteht. Praktiziere kühlende Atmung, um die Wut zu besänftigen. Gut sind auch ein wilder, schweißtreibender Tanz und anschließend eine kühlende Dusche. Eine Selbstmassage mit Kokosöl. Auf einen Boxsack schlagen oder laufen gehen. In den Wald gehen und einen tiefen, lauten, aus vollem Herzen gebrüllten Urschrei von dir geben. Etwas zerbrechen.

Kühlende Atmung, um die Wut zu besänftigen

Setze dich in einen gemütlichen Schneidersitz. Du kannst dich auch an die Wand lehnen, wenn es dir ansonsten schwerfällt, aufrecht zu sitzen. Oder du legst dir einen Polster oder eine Decke unter das Gesäß. Auch das unterstützt die Wirbelsäule. Schließe deine Augen. Verschließe mit dem Daumenballen der rechten Hand das rechte Nasenloch. Die anderen Finger schauen senkrecht nach oben. Die linke Hand liegt entspannt auf dem linken Oberschenkel. Atme nun mit dem linken Nasenloch tief ein und aus. Du kannst dabei im Geist mitzählen. Mit der Einatmung drei. Mit der Ausatmung sechs. Mache das so lange, bis du spürst, dass deine Wut sich besänftigt hat.

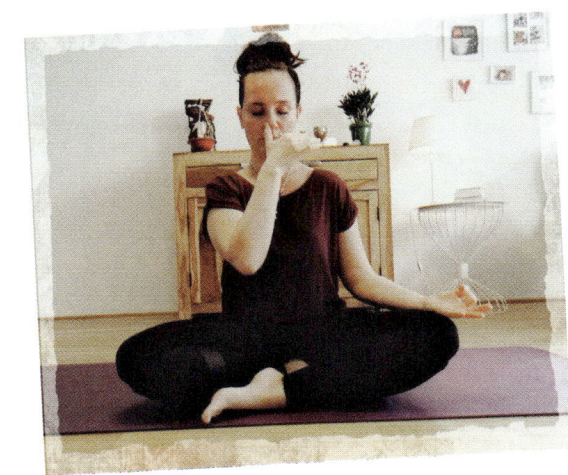

Erschöpfung

Erschöpfung zeigt dir, dass gerade mal wieder alles zu viel ist. Dass du zu viel ins Leben zurückgegeben hast, ohne dir ausreichende Ruhephasen zu gönnen. Immer wieder betone ich, wie wichtig es ist, dass Frauen auch einmal stillhalten. Ruhe geben. Nach innen reisen – denn nur dort finden sie die Quelle ihrer Urkraft, um sich wieder aufzutanken.

Wenn du erschöpft bist, hast du die Quelle in dir ausgeschöpft – es gibt nichts mehr, das du geben kannst.

Höchste Zeit, dich um dich selbst zu kümmern. Balsamiere dich mit Johanniskrautöl. Genieße frische, hochwertige und leichte Mahlzeiten. Achte darauf, viel Eisenhaltiges zu essen. Mische dir morgens 1 Esslöffel Blütenpollen in dein Müsli oder deinen Smoothie. Trink viel Matchatee und Granatapfelsaft und verzichte bewusst auf Kaffee. Schlafe viel. Nimm ein Vitamin-B-Präparat (aus natürlicher Quelle). Massiere dir vorm Schlafengehen die Füße mit Kokosöl und ätherischem Öl. Gib einen Tropfen ätherisches Lavendelöl in die Handflächen und atme für einige Sekunden tief ein und aus.

Verwirrung

Verwirrung entsteht meistens, wenn uns etwas überrascht, mit dem wir nicht gerechnet haben oder wenn wir den Zugang zur liebevollen und vertrauten Präsenz unserer Urfrau verloren haben. Verwirrung ist gut, denn sie erinnert uns daran, dass wir den Glauben daran, dass das Leben kontrolliert werden kann, manchmal einfach über Bord werfen dürfen. Verwirrung ist wie ein kleiner Stupser in Richtung Urvertrauen ins Leben – und das ist etwas, das wir in unserer Gesellschaft nicht oft trainieren. Oberflächlich betrachtet, gibt es heutzutage für fast alles eine Absicherung – doch im Endeffekt ist nur der Tod wirklich sicher. Deswegen lade ich dich ein, dich der nicht kontrollierbaren Emotion der Verwirrung einfach hinzugeben. Sie zu genießen, wenn sie dein Bewusstsein besucht. Ja zu ihr zu sagen und dich auch einmal dem Zustand, nicht zu wissen, wie es weitergehen soll, einfach hinzugeben.

Denn bald kommt wieder die Zeit, in der alles glasklar erscheint und du erkennst, dass kein Zustand des Geistes ewig ist – auch nicht die Verwirrung.

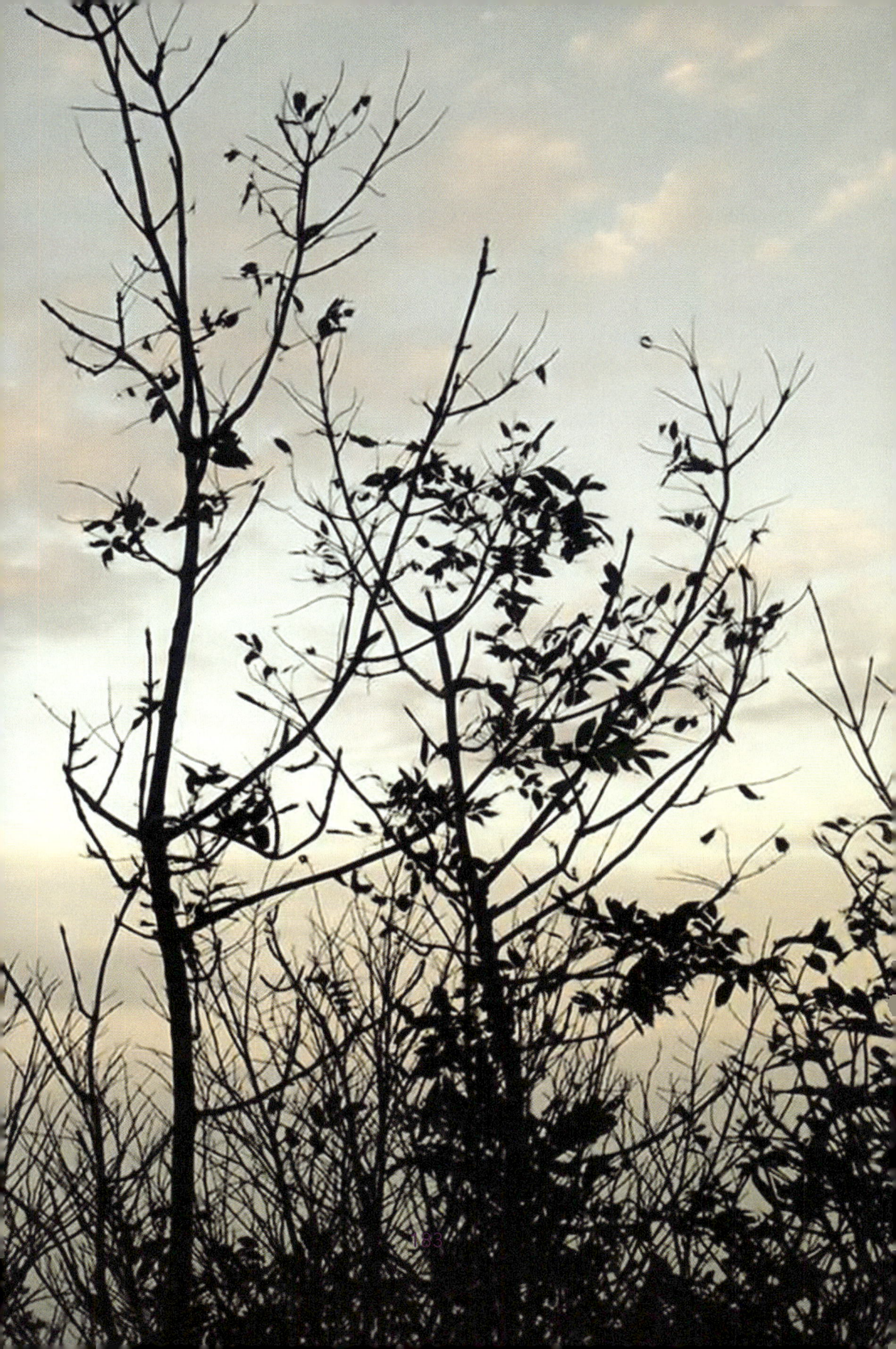

Angst

Angst ist mir sehr vertraut. Es ist ein menschliches Urgefühl, das uns vor Gefahren beschützen soll. Doch es gibt auch viele Ängste, die uns anerzogen wurden, die nicht echt sind oder zumindest nichts mit der Realität zu tun haben, Ängste, die nur in unserem eigenen Bewusstsein herumschwirren. Angst kann unser Leben retten, doch sie kann uns auch blockieren, stagnieren, abhalten von den wirklich wichtigen Entscheidungen in unserem Leben. Oft kommt Angst ganz plötzlich, bohrt ein Loch in unserem Magen und lässt unser Herz schneller schlagen. Damit die Angst deine Verbündete und nicht dein Feind wird, ist es wichtig, dass du dich mit ihr auseinandersetzt:

Wovor hast du Angst? Was würde passieren, wenn deine schlimmsten Ängste wahr würden? Male es dir aus, schreibe es auf und betrachte, ob deine Angst immer noch einen Boden hat, auf dem sie fruchten kann.

Woher kommt diese Angst überhaupt und hat sie eine wirkliche Begründung? Wichtig im Umgang mit der Angst ist: Ignoriere sie nicht. Nimm sie wahr. Rede mit ihr und empfange die Botschaft, die sie für dich hat. Sie ist da, um dir etwas zu zeigen. Und denke daran: Ängste kommen immer wieder, um dir zu zeigen, wo du stehst und welches Potenzial in dir noch darauf wartet, endlich zu erblühen. Denn eigentlich hast du nicht Angst vor deiner Dunkelheit, sondern vor deiner Größe und Kraft!

Ungeduld

Ungeduld entsteht, wenn du nicht gut geerdet bist. Nach Ayurveda fließen dann zu viel Luft und Äther durch dich hindurch. Zu viel Denken und Wollen, zu wenig Fokus auf das, was im Moment ist, haben sich deiner bemächtigt. Du brauchst nun wärmende, erdige Rituale. Ein sinnliches Fußbad mit deinem Lieblingsduft. Eine Fußmassage mit warmem Sesamöl. Zehn Mal tief ein- und ausatmen. Deine Hände aufs Herz legen und seinen Schlag spüren. In das unendliche Blau des Himmels blicken und sein Ende suchen. Drei Mal am Tag warm essen. Ganz heiß abduschen und dann schlafen gehen. Am nächsten Morgen wird die Ungeduld verflogen sein, denn auch sie ist nur ein Zustand des Geistes.

Schlafstörungen

Im Ayurveda gehört eine ausreichende und tiefe Nachtruhe zu den Grundsäulen einer langfristigen, stabilen Gesundheit. Schlafen ist nicht nur eine kuschelige Angelegenheit, sondern essenziell, damit unser Immunsystem stark bleibt, unser Gehirn sich regeneriert und entwickelt und unser Körper nachts die Entlastung bekommt, die er braucht. Die ayurvedischen Schriften empfehlen, im Rhythmus der Sonne zu leben: Um energetisch und frisch durch den Tag zu gleiten, sollen wir mit Sonnenaufgang aufstehen und mit Sonnenuntergang schlafen gehen. In der Nacht gibt der Körper alles ab, was er nicht mehr braucht: Zellen und Gewebe erneuern sich und unsere Emotionen werden stabilisiert. Zu wenig Schlaf kann dazu führen, dass wir zunehmen, weil ein Schlafdefizit oft durch übermäßiges Essen ausgeglichen wird. Laut den ayurvedischen Texten ist ausreichend Schlaf auch äußerst wichtig, damit du dich spirituell weiterentwickeln kannst.

Doch was ist, wenn du nicht zur Ruhe kommst? Wenn Tausende Gedanken in deinem Kopf kreisen und du einfach nicht abschalten, den Tag zu Ende gehen lassen kannst? Versuche zum Beispiel eine Fußmassage mit selbst gemachten Lavendelöl. Oder eine yogische Atemübung, die du im Bett machen kannst: Decke dich gut zu und schließe deine Augen. Richte deine Aufmerksamkeit auf die Atmung. Beobachte, wie sie kommt und geht. Zähle bei der nächsten Einatmung langsam bis vier und mit der nächsten Ausatmung langsam bis acht. Wiederhole dies mindestens zehn Mal oder so lange, bis du in den Schlaf sinkst. Beende deinen Tag mit einem warmen Tee – Baldrian-, Lavendel-, Kamillentee oder einer Gute-Nacht-Teemischung. Alternativ trinke ein Glas warmes Wasser mit einer Prise Muskatnuss. Versuche, abends nur leichte Mahlzeiten zu dir zu nehmen. Achte darauf, nicht nach 19.00 Uhr bzw. spätestens drei Stunden vor dem Schlafengehen zu Abend zu essen, denn unser Körper fährt abends die Verdauung herunter. Am besten eignen sich warme Suppen, Reis mit Gemüse oder eine Reispasta mit Pesto. Kohlenhydrate erden dich, während die warme Komponente des Abendessens deine Verdauung sanft umschmeichelt und dir Stabilität und Ruhe schenkt. Wenn du dann mit deinen geölten Füßen im Bett liegst und deinen Tee schon genossen hast, dann setze dir Kopfhörer auf und tauche mit der wunderbaren Geräuschkulisse von Meeresrauschen oder Waldgeräuschen in das Traumland ein. Gute Reise!

PMS und Beschwerden während der Menstruation

Viele Frauen haben PMS und/oder Beschwerden während der Menstruation, obwohl das nicht natürlich ist. Eine Frau sollte keine Schmerzen während und vor ihren Tage spüren – und wenn doch, gibt es einige Möglichkeiten, wie du diese besondere Zeit im Monat trotzdem für dich angenehm, entspannend, befreiend und erneuernd erleben kannst. Die Tage kurz vor der Menstruation zeigen mir immer wieder, ob ich kraftvoll durch den Monat getanzt bin, ob die letzten Wochen sehr stressig waren oder ob mich bestimmte Ereignisse aus dem Gleichgewicht gebracht haben. Mit den Jahren und der zunehmenden Vertrautheit mit meiner Weiblichkeit habe ich gelernt, die Emotionen und Zustände kurz vor meiner Menstruation bewusst wahrzunehmen und wirklich auf mein Gefühl zu hören, was ich an diesen Tagen für mich machen kann. Wenn du starkes PMS hast, versuche zu beobachten, ob du viel Stress hast oder gerade in einer emotional anstrengenden Phase deines Lebens steckst. Du kannst auch ein Tagebuch führen, um dir selbst auf die Fährte zu kommen. Meine Empfehlungen für diese Zeit sind: Ein Fußbad mit etwas Basensalz und Lavendelöl nehmen. Leichte Nahrung wie Suppen und Gemüse-Reis-Gerichte bevorzugen. Rohkakaoschokolade genießen. Eine Bauchmassage mit PMS-Öl. Gönne dir viel Ruhe, ziehe dich zurück, schreibe dir alles von der Seele, das dich belastet, und lass die Tage einfach vorübergehen. Nimm sie so an, wie sie kommen, ohne dich dagegen zu wehren. Versuche, alles in dir zu umarmen und diese Tage, vor allem dann, wenn sie für dich schwer sind, genussvoll, entspannend und schön für dich zu gestalten. Bald kommt die Erleichterung.

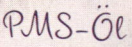

PMS-Öl

100 ml Sesamöl, 10 Tropfen ätherisches Lavendelöl, 5 Tropfen ätherisches Rosenöl, 8 Tropfen ätherisches Muskatellersalbeiöl

Öl mischen, in einer dunklen Flasche gut verschließen und kühl lagern. Für eine wohltuende Massage etwas Öl im Wasserbad erwärmen und den Unterbauch in sanften, kreisenden Bewegungen massieren.

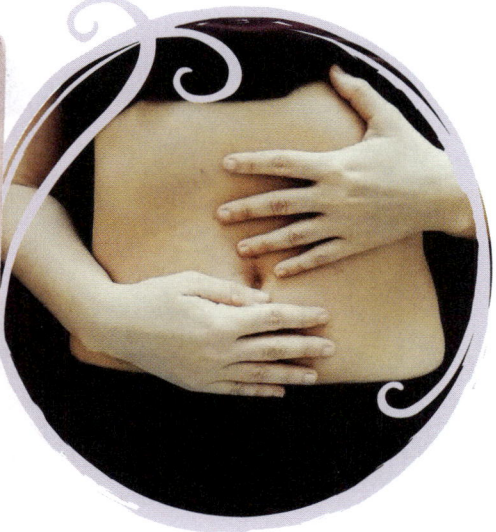

Rückenschmerzen

Rückenschmerzen kennt jede Frau, egal, wie fit und gesund sie ist. Wir Frauen tendieren dazu, viele Lasten zu tragen – Lasten des Alltags, aber auch Lasten von anderen. Rückenschmerzen können ein Ausdruck dafür sein, dass du im wahrsten Sinne des Wortes überlastet bist. Es ist Zeit, loszulassen, dich frei zu machen, dir eine Auszeit zu gönnen. Wenn du zu Rückenschmerzen im Nackenbereich neigst, deutet das auf zu viel Stress hin. Bei Ungleichgewichten im Bereich der Lendenwirbelsäule fehlt dir die Verbindung zur stabilisierenden Kraft der Erde. Bei allen Variationen von Rückenbeschwerden hilft diese Übung: Auf dem Boden auf den Rücken legen, mit der Einatmung bewusst frische Kraft und Energie in dich aufnehmen. Mit der Ausatmung stellst du dir vor, wie deine Schmerzen in den Boden unter dir abfließen. Etwa zehn Minuten üben. Du kannst auch ein warmes Bad mit ein paar Tropfen ätherischem Öl von Kampfer, Rosmarin, Mandarine, Teebaumöl oder Pfefferminze nehmen oder dich massieren lassen.

Die Kraft der Kristalle

Kristalle gehören zu den ältesten Formationen unseres Planeten. Sie tragen altes Wissen in sich und erinnern uns daran, dass die Schönheit von Mutter Erde grenzenlos ist. Ihre Struktur ist so aufgebaut, dass sie leicht alles, was sie umgibt, als Schwingung aufnehmen und wieder abgeben können. Kristalle können dich bei den Herausforderungen des Alltags und der Reise zu deiner Frauenkraft unterstützen. Es gibt unterschiedliche Arten, um mit der Heilkraft von Steinen zu arbeiten. Für ein Mondelixier legst du bei Vollmond den Stein deiner Wahl in ein Glas Wasser. Dieses stellst du für eine Nacht in das Licht des Mondes und trinkst es am nächsten Morgen aus. Du kannst die Heilkraft der Steine als Schmuck auch direkt auf deiner Haut tragen. Oder du legst sie dir während einer Meditation oder in der Yoga-Ruhestellung Savasana auf den Teil deines Körpers, an dem du gerade ein Ungleichgewicht verspürst. Verfahre sowohl in der Auswahl der Kristalle als auch in der Art und Weise, wie du sie verwendest, ganz intuitiv. Dein Gefühl wird dich leiten.

- Rosenquarz ist gut für die Tage, an denen du dich traurig und trostlos fühlst. Lege ihn auf dein Herz oder beschenke dich selbst mit einem schönen Schmuckstück aus Rosenquarz.

- Bergkristall ist dein Begleiter, wenn du Klarheit in Gedanken und Geist brauchst. Lege ihn unter dein Kissen oder trage ihn in deiner Handtasche immer bei dir.

- Onyx hüllt dich wie ein schützender Mantel ein.

- Smaragd ist gut für Frauen, die ihren Selbstwert fühlen wollen und sich nach einer Verbindung zu ihrem Herzen sehnen.

- Saphir stärkt deine weibliche Intuition und verankert dich in der friedvollen Qualität von Blau.

- Perle zeigt dir, dass aus einem Sandkorn etwas Wunderbares entstehen kann. Es erinnert dich an dein größtes Potenzial, das in deiner Sanftheit wohnt.

- Aventurin ist ein wunderbarer Stein, der dich mit der Heilkraft der weiblichen Liebe verbindet. Gerade an Tagen, wo du Sanftheit, Entspannung und Ruhe brauchst, kann dieser schöne grüne Stein dir Gleichgewicht schenken.

- Amethyst ist für die Wissende in dir. Der violette Stein verbindet dich mit einem tiefen intuitiven Wissen.

- Mondstein ist der Stein der Weiblichkeit. Er sensibilisiert, schenkt Ruhe, Innenschau und das sanfte sinnliche Sein, das nur Frauen in sich spüren können. Er verbindet dich mit den weiblichen Qualitäten des Mondes.

- Rubin stärkt die Verbindung zu deiner Weiblichkeit, Sexualität und Sinnlichkeit. Früher trugen ägyptische Tänzerinnen Rubin in ihrem Bauchnabel, um die Kraft des Svadhistana Chakra (Sakral-Chakra), des Zentrums ihrer weiblichen Kraft, zu symbolisieren und in tänzerischen Fluss zu bringen.

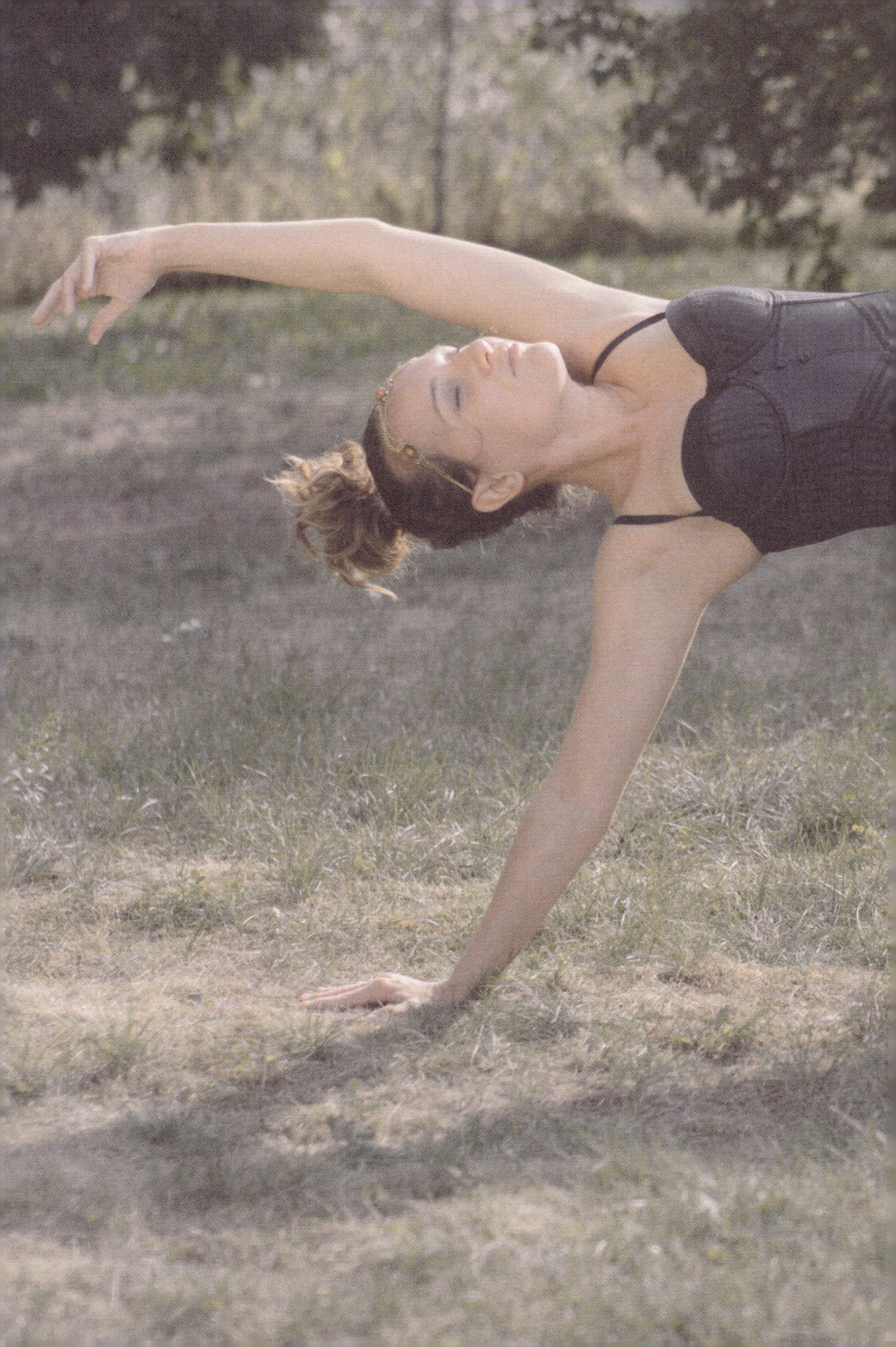

Der
weibliche Weg
der Kraft

Yoga für deine *innere Kraft*

Das Weibliche im Yoga. Feuerkraft – Wasserkraft. Wir brauchen beides, um im Gleichgewicht zu sein. An manchen Tagen ist es die schweißtreibende Kriegerin, die dich stärkt, dir Mut verleiht und dich dein eigenes Feuer spüren lässt. Dann gibt es wieder jene Tage, die dich mit sanften Vorwärtsbeugen und -Yoga-Sequenzen dazu verführen, nach innen zu reisen, in die Stille zu gehen, deine Innenwelt zu schauen.

Viele Menschen in der westlichen Welt erleben und verstehen Yoga nur auf der körperlichen Ebene der Asanas. Ihnen geht es um Leistung, Vergleich, Workout, einen schönen Körper im perfekten Outfit, tolle Instagram-Bilder von anspruchsvollen Posen. Doch das yogische Bild des Menschen geht weit über das physische hinaus. Die westlichen Werte haben sich über die Weisheiten dieser jahrtausendealten Wissenschaft vom Leben gelegt und entfernen sie so von ihrem ursprünglichen Sinn. Denn im Yoga geht es um die Reise in die Tiefe. Yoga wirklich zu leben bedeutet, dass du beginnst, eine Beziehung zu dir selbst aufzubauen und dabei nicht an der Oberfläche deines Körpers stehen bleibst. Yoga ist Transformation. Es kann, wenn du es ihm erlaubst, dein Wesen von Grund auf verwandeln und dich in ein Leben führen, das von tiefer Weisheit und tiefem Frieden beseelt ist. Und das ist mitunter ein lebenslanger Weg.

Für mich ist der weibliche Weg des Yoga jener, der dich lehrt, deine Bedürfnisse zu erkennen, anzunehmen und zu nähren. Genau hineinzuspüren, was du an bestimmten Tagen in deinem Zyklus brauchst, um in deiner Kraft zu erwachen.

Ohne Müssen und Sollen, mit einer Prise Disziplin und einer guten Portion Leichtigkeit. Es lehrt dich, dir selbst Liebe zu schenken. Dich in deinem Körper zu verankern, um dadurch in Kommunikation mit deiner Seele zu treten.

Es geht beim Yoga nicht um den tollen Handstand in der Hundert-Euro-Leggings oder den perfekt durchtrainierten Po. Vielmehr sollst du erkennen, wo du mit deinem Körper stehst und was er genau jetzt, in diesem Moment, braucht, um im Gleichgewicht zu sein. Yoga eröffnet dir einen Weg zurück zu dir selbst. In deine Innenwelt, wo du in die Tiefe reist und deine Gefühle und Gedanken beobachten lernst. Yoga ist ein Ritual. Ein Gebet. Eine Verabredung mit dir selbst, mit deinem Selbst. Eine bewusste Entscheidung, nicht nur eine Beziehung zu deinem Körper aufzubauen, sondern dich selbst als ganzheitliches Wesen kennenzulernen. Es geht nicht darum, deine Gedanken wegzumeditieren, sondern darum, bewusst zu beobachten, wie sie einen nie enden wollenden Strom bilden, den du lenken kannst – dorthin, wo du ihn haben willst. Der weibliche Weg des Yoga ist Shakti – die Kraft der Veränderung. Die Kraft der Bewegung. Die Kraft des Selbstausdrucks in der Welt.

Yoga kann dir helfen, mehr Gleichgewicht und weniger Stress in deinem Leben zu etablieren, um dadurch deinen Menstruationszyklus auszugleichen und deine Werte als Frau im Innen zu finden. Er kann dich auf einen transformierenden Weg zur Selbstliebe begleiten, denn wenn du mutig und entschlossen den Pfad des Yoga beschreitest und nach innen reist, wirst du deine Weiblichkeit nicht mehr in den Schönheitsbildern im Außen suchen, sondern in den schönen Bildern in deinem Inneren. Dabei ist der weibliche Weg des Yoga jener, der deine Intuition, Körperintelligenz und innere Weisheit stärkt und dich auf einen bewussten und achtsamen Weg zu dir selbst zurückführt.

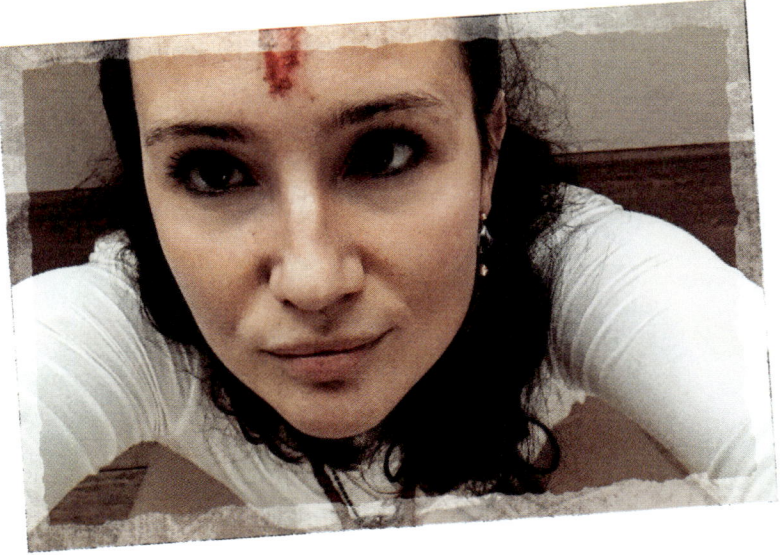

Die vier weiblichen
Kraftzentren (Chakren)

Im Laufe des Alltags ist Frau mit vielen Herausforderungen des Lebens konfrontiert: Kinder, Haushalt, Beruf, soziale Beziehungen, die Beziehung zu sich selbst. Viel zu oft verliert sie die tiefe innere Verbindung zu sich und damit das Empfinden von Erdung, Stabilität, Ruhe, Kraft und Vertrauen. Oft sind Frauen im Laufe eines Tages hin- und hergerissen zwischen dem, was sie im Außen erledigen müssen und der »fehlenden Zeit«, die sie eigentlich für sich selbst brauchen, als Quelle, um ihre eigenen Ressourcen auf allen Ebenen des Seins aufzuladen.

Denn Frau braucht Zeit für sich selbst, um ganz zu sein. Ganz in ihrer Mitte und ganz in ihrer Kraft. Um ganz da zu sein, für das Leben und die Menschen, die sie liebt.

Im feinstofflichen Körper der Frau gibt es vier Zentren der Kraft, die dich dabei unterstützen, ganz bei dir selbst anzukommen. Ich habe am mir selbst beobachtet, wie heilsam es ist, wenn ich mich diesen besonderen Kraftquellen in mir täglich zuwende, sie ausbalanciere und nähre. Es sind die Verwurzelung, die Lebenslust, die Herzkraft und die Vision, die mich immer wieder in meine Mitte bringen, egal, wie stürmisch es da draußen gerade ist. Ich muss gut in meinem Körper verankert sein. Den Bereich meines Beckens, wo meine kreative weibliche Kraft liegt, fühlen. Das Leben mit den Augen meines Herzens betrachten, auch wenn es manchmal schwer ist. Und mich gerade dann, wenn Zweifel und Angst über mich kommen, an die Vision meines Lebenstraumes erinnern. In Verbindung mit diesen Seelenbildern erhält mein Leben Sinn – und ich entdecke Freude und Frieden in meinem Inneren. Fruchtbarkeit und Kreativität dürfen sich entfalten, und ich finde Raum für meinen Selbstausdruck. Aus der Tiefe heraus.

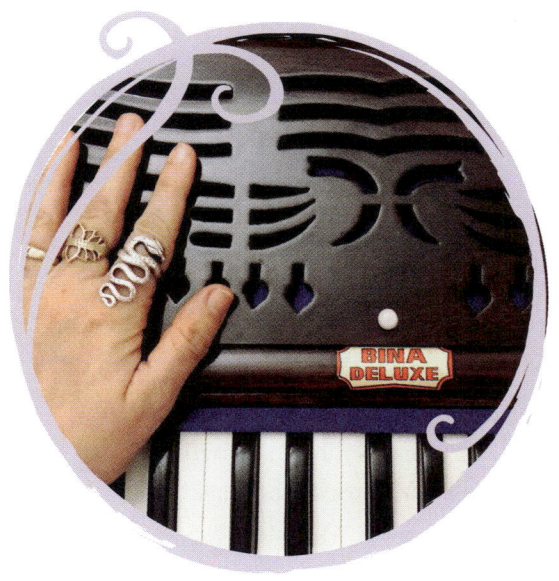

Yoga betrachtet den Menschen in seinem ganzen Sein. Körper, Geist und Seele. Die Arbeit mit dem Körper ist dabei das Tor, das uns nach innen führt. Dort, auf der feinstofflichsten Ebene des Körpers, begegnen uns die Chakren – die Lebensräder deines gesamten Systems, die Zentren der Lebenskraft und Kreativität. Chakren sind die Geflechte oder Zentren subtiler Lebensenergie, die sich entlang der Wirbelsäule entfalten und mit der Großhirnrinde verbunden sind. Die Chakren werden auch als *Padmas* bezeichnet, Lotusblüten. Lotusblüten sind rund und können sich öffnen und schließen. So können auch die Chakren geöffnet und geschlossen sein. Sie sind Bewusstseinszentren und Lagerplätze für Gedanken, Gefühle und Erfahrungen. Das Wissen um ihre Funktion und die Arbeit mit ihnen bringen Kraft, Motivation und Gesundheit in unser Leben. Die Aktivierung unserer Chakrenräder mit Yoga entfaltet die im Unbewussten verankerten Potenziale. Dadurch werden wir gesünder, zufriedener und ganzheitlicher in unserem Sein.

Jedes unserer sieben Chakren verkörpert ein Bewusstseinsstadium. Wenn du beginnst, bewusst mit deinen Chakren zu arbeiten, kannst du in deine persönliche Kraft kommen, zentriert sein und klare, authentische Entscheidungen treffen. Du kannst in deinen Seelentraum hineinwachsen und in das Bild, das du von dir als Frau hast. Ich möchte dich einladen, vor allem vier deiner sieben Chakren besondere Aufmerksamkeit im Alltag zu schenken. Sie in Gleichgewicht zu bringen wird dir Kraft schenken. Widme ihnen täglich ein Ritual, einen kurzen Moment in deinem täglichen Leben. Meist braucht es nicht viel, um anzukommen. Oft reicht es, nur kurz die Augen zu schließen. Tief ein- und auszuatmen und nach innen zu blicken. Morgens drei Minuten zu meditieren. Achtsam und bewusst einen Tee zu brauen und ihn mit Honig zu süßen. Wichtig ist, dass du versuchst, dich täglich mit deinen Kraftzentren zu verbinden. Eine ideale Zeit dafür ist der Morgen. Trotz meines intensiven Familienlebens und meiner Arbeit versuche ich, morgens dreißig Minuten Raum für mich zu schaffen, um den Tag damit zu beginnen, ganz bei mir anzukommen und aus dieser Verbindung in den Alltag zu starten.

Yogarituale und Essenzen für das Rad der Erde (Muladhara Chakra)

Das Rad der Erde (auf Sanskrit Muladhara Chakra) liegt zwischen Anus und Vagina. Es ist deine direkte Wurzel in die Erde und damit in all das, womit das irdische Leben zu tun hat: Arbeit, Familie, Überleben, Nahrung, Sicherheit, Stabilität. Das Mantra dieses Chakras ist:

Ich bin Körper.
Ich liebe meinen Körper.
Ich verwurzle mich täglich mit der Erde. Mein Leben steht sicher und stabil auf festen Wurzeln.
Ich vertraue meiner Schöpferinnenkraft.

Das Muladhara Chakra verbindet sich mit deinem alltäglichen Leben und deinem weiblichen Körper. Es ist das Chakra, das dir Sicherheit gibt und keinen Raum für Lebenszweifel lässt. Es wird bereits angelegt, wenn sich dein Körper in der Gebärmutter formt – dort entstehen seine tiefsten Prägungen und Glaubensmuster. Es kann sehr hilfreich sein, deine Mutter zu ihrer Schwangerschaft mit dir zu befragen, um einen Schlüssel zum Verständnis deiner eigenen Beziehung zu deinem Körper zu bekommen.

Jegliche tägliche Aktivität, die den Körper mit einbezieht, gleicht Muladhara und damit deine Beziehung zu ihm aus. Deinen Körper als wahres Wunder anzuerkennen und ihn zu lieben ist der erste Schritt, Muladhara in Balance zu bringen. Deinen weiblichen Körper als Ausdruck der irdischen Kraft zu betrachten, als Ausformung der urweiblichen Shakti-Energie, und ihn in diesem Ausdruck anzunehmen, wird dich in deiner Stabilität, deinem Urvertrauen und deiner Selbstsicherheit verankern. Oft trennt uns das moderne Leben mit all seinem Stress und den vielen Ablenkungen von einer natürlichen Verbindung zur Erde. Wir haben Angst, Zweifel, finanzielle Sorgen – und wir haben oft genug das Urvertrauen ins Leben verloren. Doch wenn wir lernen, uns in diesem Urvertrauen immer wieder zu verankern, wird es uns inneren Frieden, Leichtigkeit und Optimismus schenken. Damit du als Frau in deiner Kraft sein kannst, ist es wichtig, täglich dein Muladhara Chakra zu stärken und hineinzufühlen, ob es ausbalanciert ist.

Das unterstützt Muladhara Chakra

- **Rituale:** Fußmassagen. Zedernholz- oder Lavendelöl auf deine Fußsohlen reiben. Viel in der Natur sein. Tanzen. Erdende Yogaübungen, die deine Beine stärken. Viel Wurzelgemüse und rote Nahrungsmittel essen. Auf die Erde setzen und eine Atemmeditation machen. Kochen. Gartenarbeit. Die Früchte der Erde berühren. Barfuß über eine Wiese oder die regennasse Erde gehen. Töpfern – deine Hände in fruchtbaren Schlamm tauchen. Ein Brot backen. Dich mit deinem Menstruationszyklus verbinden. Regelmäßige Massagen des Steißbeins mit Sesamöl (ein sehr erdendes Öl). Rot tragen und beobachten, was diese Farbe in dir auslöst.

- **Atemmeditation:** Setze dich, wenn möglich, auf die Erde. Schließe deine Augen. Komme mit ein paar bewussten Atemzügen ganz bei dir an. Beginne dir nun vorzustellen, dass du mit deinem Steißbein die Einatmung aus der Erde und über deine Wirbelsäule bis zum Scheitel hochziehst und die Ausatmung über die Vorderseite deines Körpers wieder in die Erde zurückfließen lässt. Wiederhole diese kreisrunde Atmung für mindestens elf Minuten. Verweile still und spüre nach. Schreibe auf, was sich in dir getan hat.

- **Asana:** Das folgende nennt sich Vadrasana – der Fersensitz. Wähle eine der folgenden ätherischen Essenzen für diese Meditation aus: Rosmarin, Patchouli oder Zedernholz. Gib drei Tropfen in deine Hände und reibe das Öl gut in deine Handflächen ein. Setze dich in den Fersensitz, sodass deine Fersen dein Gesäß berühren. So saßen Frauen früher zusammen, als es noch keine Stühle gab. Deine Wirbelsäule ist ganz aufrecht, damit deine Atmung gut fließen kann. Forme deine Hände zu einer Schale. Führe sie zu deiner Nase und atme den Duft deines ätherischen Öls mit drei tiefen, langen Atemzügen ein. Nun lege die Hände nahe zu deinem Schambein auf deine Oberschenkel ab. Verweile hier. Beobachte deine Atmung. Lass deine Gedanken kommen und gehen. Spüre die Schwerkraft der Erde und deines Körpers in Verbindung mit ihr. Nimm den Geruch, der dein ganzes Sein umgibt, wahr. Spüre, wie schön es ist, einen Körper zu haben. Einen Tempel für deine Seele.

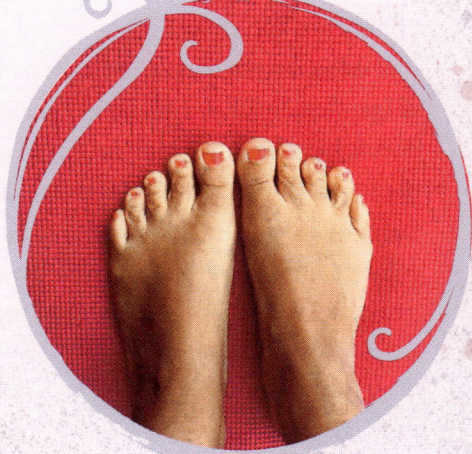

Yogarituale und Essenzen für das Rad der Sexualität (Svadhistana Chakra)

Das Rad der Sexualität (auf Sanskrit Svadhistana Chakra) liegt im Bereich deines Beckens, deiner Fruchtbarkeitsorgane, deiner Gebärmutter.

Es ist das Zentrum deiner Sinnlichkeit und deiner weiblichen Urkraft.

Denn dort, in diesem Becken, das durch deine Hüften geformt wird, liegt deine Fähigkeit, neues Leben in die Welt zu bringen. Sein Mantra ist: *Ich bin Sinnlichkeit. Ich bin Kreativität. Ich fließe durch das Leben und schöpfe täglich all das, was ich in meinem Leben als Realität erfahren möchte. Meine Sexualität ist pure Schöpferinnenkraft. Ich liebe das Leben und genieße es in vollen Zügen. Ich bin ein sinnliches Wesen. Wasser. Fluss. Fließend. Tanzend. In Freude.*
Das Rad der Sexualität verbindet dich mit deiner Fähigkeit, das Leben zu genießen und dich selbst als sinnliches, sexuelles, weibliches Wesen zu erleben. In deinem Becken – dort, wo Svadhistana sitzt – trägst du deine Fruchtbarkeit. Fruchtbar meint hier nicht nur Nachwuchs gebären, sondern allgemein die Fähigkeit, Fruchtbarkeit in dein Leben zu bringen. Fülle, Schönheit, Lebensfreude finden hier ihren Ausdruck in der Welt. Beobachte, wie viel Raum du diesen Qualitäten in deinem Leben schenkst. Wie sehr kannst du fließen, ohne alles kontrollieren zu müssen? Wie sehr lebst du deine Sinnlichkeit als Frau und spürst sie wirklich in der Tiefe sprudeln und fruchtbar werden? Wie erfüllt ist deine Sexualität? Empfindest du den Genuss von Orgasmen und erlaubst du dir diesen Genuss ohne Schuld und Scham? Ich erlebe oft in meiner Arbeit mit Frauen, dass gerade dieses Chakra mit blockierenden Glaubensmustern belegt ist – denn unsere Sexualität wurde über viele Jahrhunderte missbraucht, verdammt, verteufelt und verletzt. So viele Frauen erleben keine Orgasmen und betrachten Sexualität als einen Akt der Pflicht gegenüber dem Mann. Und so viele reduzieren sich selbst auf körperliche Attribute, machen sich zum Objekt für die Lust des Mannes, um sich in ihrem Selbstwert zu bestätigen.

Svadhistana ist bei den meisten Frauen sehr verletzt und deswegen ist es wichtig, dich diesem Zentrum deiner weiblichen Kraft bewusst und achtsam zuzuwenden. Wenn du beginnst, es zu bewegen, zu heilen und ganzheitlich aus seinen im kollektiven Unterbewusstsein gespeicherten Konditionierungen zu befreien, dann können wahre Lebenslust und Fülle wieder einen Weg zurück in dein Leben finden. Erforsche dabei, wie du Sinnlichkeit erlebst: Was hast du für einen Bezug zu deiner Vagina? Spürst du die Kraft, die deine Gebärmutter in sich trägt?

Das unterstützt Svadhistana Chakra

- **Rituale:** Beckenkreisen. Tanzen. Tägliche Bauchmassagen mit deinem Lieblings-öl. Ayurvedische Massagen. Selbstbefriedigung und den eigenen Zugang zu Orgasmen finden. Frauenmanteltee. Rosentinktur. Viele Nahrungsmittel essen, die deine Fruchtbarkeit fördern (Frauenmantel, Granatapfel, Mandelmilch mit Safran, Rosenwasser, Holunderblütensaft, Blütenpollen in Hafermilch). Viele orangefarbene Nahrungsmittel essen. Gesunde süße Speisen mit viel Kakao genießen. Meditative Arbeit mit deiner Gebärmutter. Mondsteine tragen. Mehr Dinge tun, die dir Freude bereiten. Viele Begegnungen mit Wasser. Urlaub am Meer. Bauchtanz.

- **Atemmeditation:** Lege dich auf deiner Yogamatte auf den Rücken. Lege deine Hände auf deinen Unterbauch. Spüre hinein. Wie fühlt es sich dort an? Kalt? Warm? Voll? Leer? Nimm nun einen Mondstein und lege ihn auf deinen Unter-bauch. Lege wieder deine Hände darüber. Beginne dir vorzustellen, wie du mit der Einatmung die Kraft des Mondsteins in dich aufnimmst und sie mit der Aus-atmung durch dein ganzes Becken kreisen lässt. Mache das elf Minuten lang – oder länger. Dann lege den Mondstein weg und platziere die Arme neben dei-nem Körper. Die Handflächen schauen nach oben. Spüre nach. Was fühlst du jetzt? Diese Atemmeditation ist besonders kurz vor der Menstruation oder an ihrem ersten Tag empfehlenswert. Sie gleicht aus, kühlt und entspannt.

- **Asana:** Gehe zuerst in Kali Asana – stell dich mit hüftbreit oder weiter gespreizten Beinen hin. Die Zehen schauen nach außen. Hocke dich hin und bringe deine Arme zwischen die Beine. Wenn deine Zehen nicht den Boden berühren, dann lege eine aufgerollte Yogamatte oder ein Polster darunter. Lass die Hände zum Boden gleiten. Nun rolle deinen Rücken ab und lass den Kopf Richtung Füße fallen. Bleibe hier für fünf Minuten. Atme entspannt. Lass deine Muskeln los. Nimm die Dehnung in deinem gesamten Rücken wahr. Spüre die Verbindung deines Beckens zur Erde. Lass die Atmung in dein Becken fließen und sich dort ausbreiten – wie Wasser. Dann stehe auf und beginne zu tanzen. Ganz aus dem Gefühl heraus. Lass das Becken kreisen, auch wenn es anfangs keine vollen Kreise sind. Bewerte es nicht. Mache es einfach. Komme ins Fließen. Spüre deine Sinnlichkeit – sie gehört nur dir. Erlebe sie. Atme sie ein und erfreue dich an ihr.

Yogarituale und Essenzen für das Rad des Herzens (Anahata Chakra)

Das Rad des Herzens (auf Sanskrit Anahata Chakra) befindet sich im gesamten Brustbereich und im Bereich des mittleren Rückens. Es ist dein Herz, das Zentrum der Befreiung. In ihm verbinden sich die unteren Chakren mit den oberen. In ihm wird alles eins. Dort schlummert Ojas und die Kraft der Seele. Dort ist unser Zuhause. Sein Mantra ist: *Ich liebe und nähre. Mich selbst und andere. Ich bin offen für alles, was das Leben mir bringt. Ich schließe und öffne mich. Ich öffne mich. Für alles, was das Leben mir bringt. Ich sehe mit den Augen des Herzens. Denn nur dort kann ich die Essenz des Lebens erkennen. Nur mit dem Herzen sehe ich die Dinge so, wie sie wirklich sind.*

Die Dinge mit dem Herzen zu sehen ist sehr heilsam. Es ist fast magisch, wie schnell und leicht sich Negativität, Schwere und Leid auflösen können, wenn wir beginnen, diese Sichtweise zu praktizieren. Das Leben wird einfacher. Fließender. Unkomplizierter. Wichtig ist die tägliche Praxis. Verbinde dich mit deinem Herzen, indem du deine Hände darauf legst, drei Mal tief ein- und wieder ausatmest und dann die Welt betrachtest. Aus dem Herzen heraus. Wenn du spürst, dass Blockaden hochkommen, dann atme noch tiefer und öffne die Augen deines Herzens noch weiter, bis du ein Gefühl der Erleichterung verspürst.

Das Herz ist das erste Organ, das sich beim Embryo entwickelt. Es ist das Organ in unserem Körper mit dem stärksten, weitesten und breitesten Energiefeld. Es hat mehr Nervenzellen als das Gehirn und es ist unser Wegweiser durchs Leben. Auch einige der größten Persönlichkeiten der Menschheitsgeschichte waren sehr in ihrem Herzen verankert: Jesus, Mutter Theresa, Gandhi.

Es gibt keine schönere Frau als eine mit einem weit geöffneten Herzen – es strahlt durch ihre Augen und ihr Lachen.

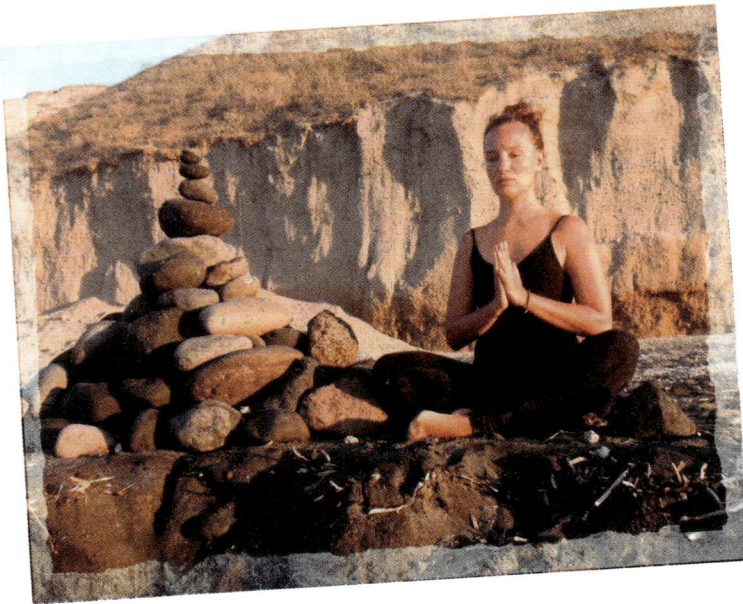

Das unterstützt Anahata Chakra

- **Rituale:** Massiere dein Herz regelmäßig mit einer ätherischen Rosenessenz. Iss viel grünes Gemüse. Trage einen Rosenquarz. Praktiziere die Rosenmeditation (siehe das Kapitel »Innenweltreisen zum Zentrum deiner Kraft«). Schreibe auf, was dein Herz belastet, wenn du traurig bist. Lege öfter im Alltag deine Hand aufs Herz – einfach nur, um es zu spüren. Was spricht die Kraft deiner Seele, die dort wohnt, zu dir? Mache täglich etwas für andere – selbstlos und ohne Erwartungen. Das schult die Kraft des Herzens.

- **Atemmeditation:** Gehe in den Wald – egal, welche Jahreszeit gerade herrscht. Suche dir einen schönen Platz, an dem du dich wohlfühlst. Du kannst dich hinsetzen oder stehen bleiben. Schließe die Augen. Versuche, mit deinem Herzen deine Umgebung wahrzunehmen. Wie weit geht deine Wahrnehmung? Was kannst du alles fühlen? Den nächsten Baum? Die Tiefe und die Kraft des Waldes? Beginne nun, durch die Nase einzuatmen und beim Ausatmen AAAAAA zu tönen. A ist ein Laut, der über das Herz-Chakra nach außen dringt und es dadurch öffnet. Bleibe hier für elf Minuten. Dann gehe in die Stille. Spüre noch einmal nach. Hat sich deine Herzwahrnehmung ausgebreitet? Nimmst du den Wald nun intensiver wahr? Was kannst du nun mit den Augen deines Herzens sehen?

- **Asana:** Stelle dich entspannt mit hüftbreit geöffneten Beinen hin. Die Knie sind leicht gebeugt, der Bauchnabel wird sanft zur Wirbelsäule gezogen. Nun verschränk deine Hände hinter dem Steißbein. Beuge die Ellbogen und hebe das Brustbein. Strecke jetzt die Arme ganz durch und ziehe die verschränkten Hände Richtung Boden, sodass das Brustbein sich noch mehr anhebt. Bringe die Schulterblätter zueinander und hebe den Kopf. Bleibe hier – mit weit geöffneter Brust. Atme zehn Mal tief ein und aus. Dann setze dich in den Fersensitz. Lege die Hände auf dein Herz und spüre nach. Was kommt hoch an Gedanken und Gefühlen? Beobachte, ohne zu beurteilen.

Yogarituale und Essenzen für das Rad der Vision (Ajna Chakra)

Das Rad der Vision (auf Sanskrit Ajna Chakra) ist der Bereich zwischen deinen Augenbrauen, auch drittes Auge genannt. Es ist das Zentrum deiner Intuition, deiner höheren Vision, deines Lebenstraumes. Es ist das Tor, durch das du in Meditation trittst. Es ist direkt mit deiner Zirbeldrüse verbunden und damit ein direkter Draht zu deinem höheren Selbst. Dort sitzen Klarheit und Traum. Es ist das Rad, mit dem du dich verbinden kannst, um das ganze Bild deines Lebens zu sehen – von einer höheren Perspektive aus. Sein Mantra ist: *Meine Vision trägt mich durch das Leben. Ich habe einen Traum. Ich vertraue ihm. Ich bin verbunden. Ich bin in Frieden. Ich bin in meiner Mitte. Ich höre meine innere Stimme und ich gebe mich ihr hin. Sie ist die Weisheit in meinem Leben.* Ajna Chakra ist dein direktes Tor in deine Seelenkraft. Dort verlässt du die Ebene deines Körpers und betrittst das Reich des Überbewusstseins. Dort öffnet sich das Tor der Meditation und du kannst Erleuchtung

erfahren. Dort wirst du eins mit den unendlichen Weiten des Kosmos, der unsere Erde umgibt. Dort erfährst du dich als spirituelles Wesen. Wenn du das Gefühl hast, dass dich die alltäglichen Herausforderungen auslaugen und du den Sinn deines Lebens aus den Augen verlierst, dann ist es Zeit, zum Rad der Vision zu reisen. Es wird dir Klarheit, Ausrichtung und einen tiefen Glauben daran schenken, dass dein Leben einen höheren Sinn hat – und du wirst lernen, diesem Sinn zu vertrauen.

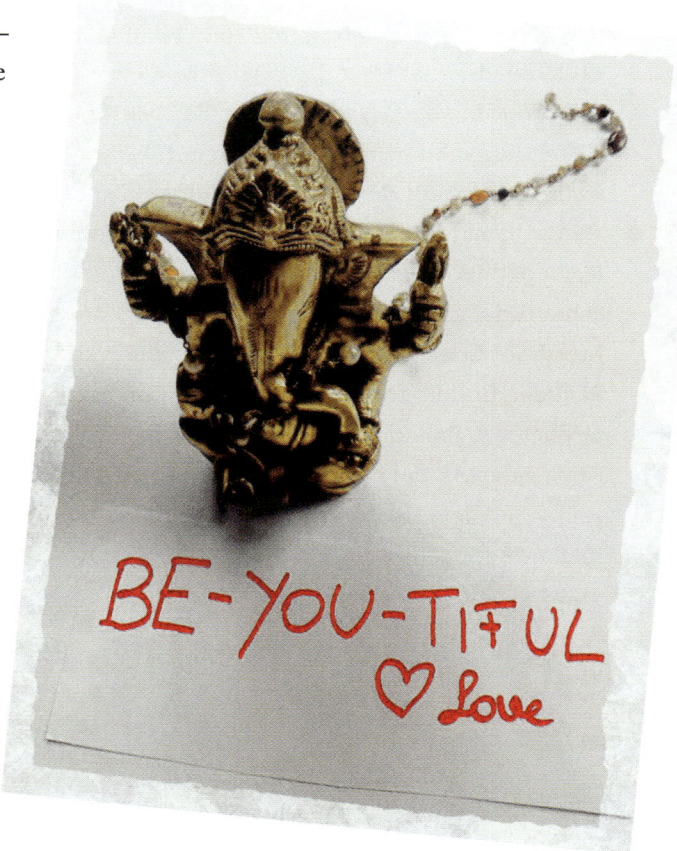

Das unterstützt Ajna Chakra

- **Rituale:** Massiere dich mit einem Visionsöl. Mische dafür 50 Milliliter Mandelöl mit jeweils drei Tropfen ätherischem Weihrauch-, Myrrhe- und Rosenöl. Massiere das Ajna Chakra täglich oder wenn du es gern möchtest. Meditiere regelmäßig. Versuche, dich an deine Träume zu erinnern – führe ein Traumtagebuch. Wovon träumt dein Leben wirklich? Gib deinen Fantasien und Tagträumen Raum – sie sind für deine Lebensfreude und Kreativität essenziell.

- **Atemmeditation:** Setze dich in den Schneidersitz oder Fersensitz. Schließe die Augen. Komme mit ein paar tiefen, langen Atemzügen ganz bei dir an. Stelle dir nun vor, wie du mit dem Punkt zwischen deinen Augen einatmest, und lasse die Ausatmung einige Male um deinen ganzen Kopf kreisen. Wiederhole das elf Mal. Dann stelle dir vor, wie du mit dem Punkt zwischen deinen Augenbrauen einatmest und die Ausatmung über dein Scheitel-Chakra zum Himmel schickst. Wiederhole elf Mal. Dann lege dich auf den Rücken und lege einen Amethyst auf den Punkt zwischen deine Augenbrauen. Bleibe hier für elf Minuten. Atme ruhig ein und aus. Entspanne dich. Beobachte alles, was in dir hochkommt. Lass es kommen und gehen, ohne daran festzuhalten. Schreibe auf, was du erfahren und ob du bestimmte Botschaften über dich selbst erhalten hast.

- **Asana:** Komme in einen Fersensitz und bringe die Knie weit auseinander. Nun lege deine Stirn auf den Boden. Der Rücken ist lang, die Arme sind ganz weit nach vorne ausgestreckt. Das Brustbein kann entspannt Richtung Boden fließen. Das Steißbein darf sich entspannen. Bleibe hier für fünf Minuten. Spüre die Berührung zwischen deinem Ajna Chakra und der Erde. Entspanne. Lass los. Gehe nach innen. Begegne dir selbst auf einer tiefen Ebene.

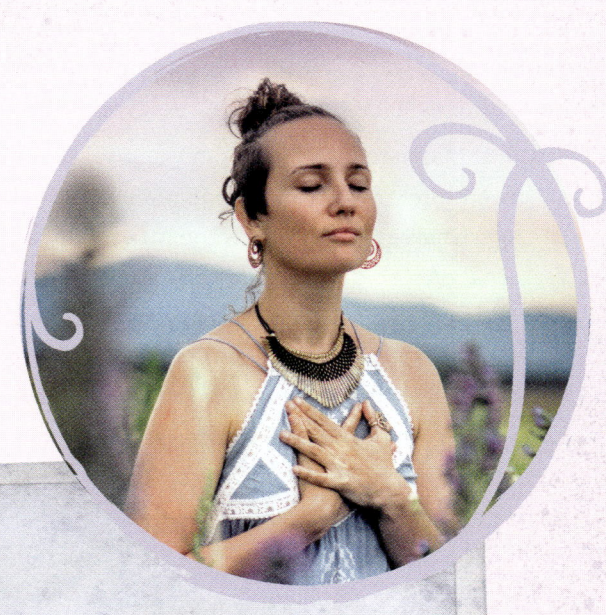

Epilog

Und so vollende ich dieses Buch. Pünktlich zum
Vollmond. Pünktlich zum Beginn eines neuen
Zyklus. In Dankbarkeit für dein Herz, mit dem
du dieses Buch gelesen hast. Ich hoffe, es inspiriert
dich, den Kurs in Weiblichkeit zu einem täglichen
Ritual für dich zu machen, Schritt für Schritt in
deine Urfrauenkraft zu gehen. Denn so wird das
Weibliche zu seiner wahren Kraft erwachen.
Durch und mit jeder Einzelnen von uns. Das ist
mein Traum.

Love Nives

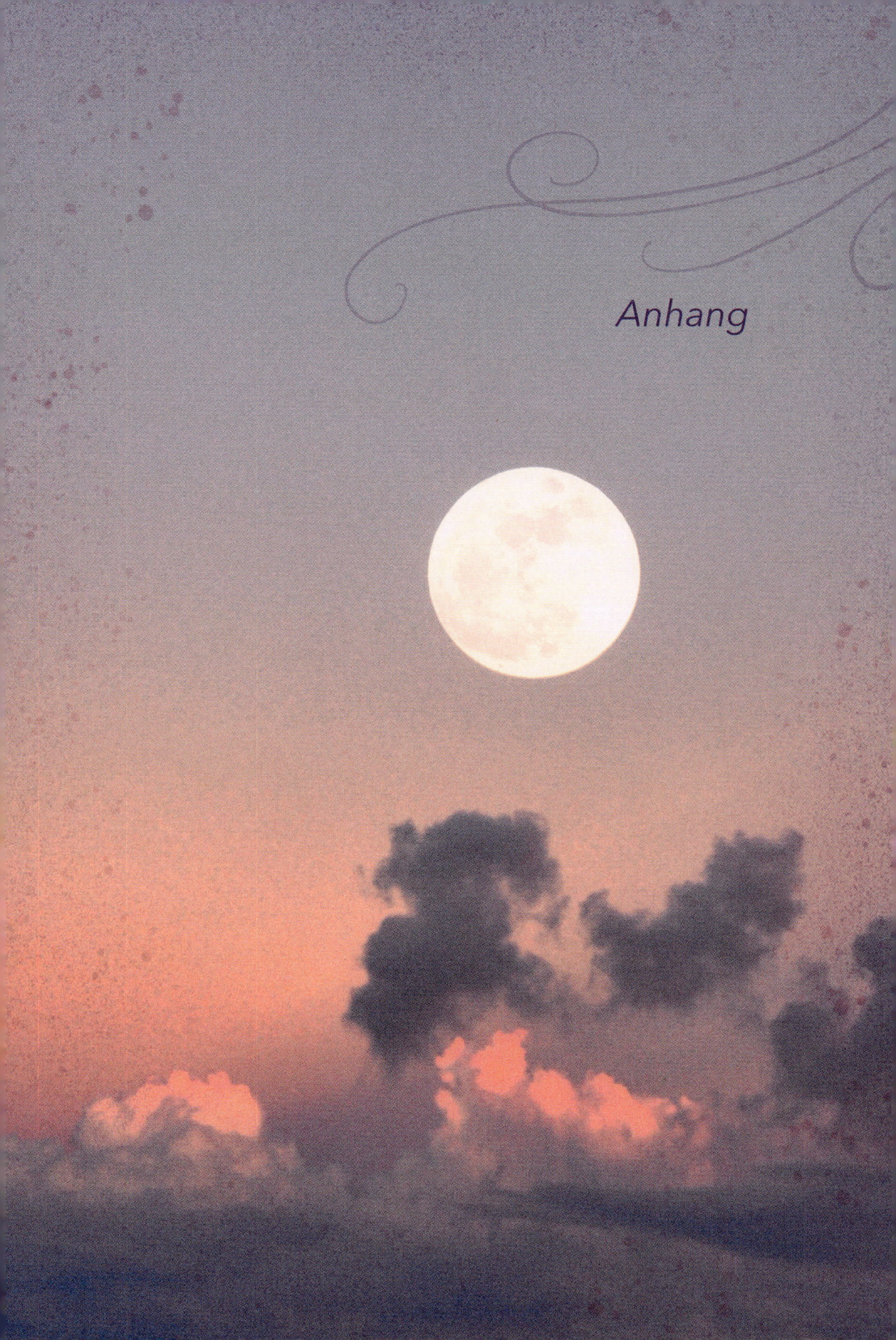

Anhang

Quellen und Inspirationen

Duerk, Judith: *Circle of Stones*, Novato, 2004

Estés, Clarissa Pinkola: *Women Who Run with the Wolves*, New York, 1996

Fischer-Rizzi, Susanne: *Medizin der Erde. Heilanwendung, Rezepte und Mythen unserer Heilpflanzen*, Aarau, 2010

Hutter, Daniela: *Das Yin Prinzip. Entdecke deine weibliche Essenz*, München, 2016

Raichur, Pratima /Cohn, Marian: *Wahre Schönheit kommt von innen*, München, 2004

Rosenberg, Kerstin: *Das Ayurveda-Praxisbuch für Frauen. Gesund, schön und sinnlich*, Aarau, 2004

Seibel, Machelle M. /Khalsa, Hari Kaur: *A Woman's Book of Yoga. Embracing Our Natural Life Cycles*, New York, 2002

Storl, Wolf-Dieter: *Kräuterkunde*, Bielefeld, 2011

Tiwari, Bri Maya: *The Path of Practice. A Woman's Book of Ayurvedic Healing*, New York, 2001

Walker, Barbara: *Das geheime Wissen der Frauen. Ein Lexikon*, Frankfurt am Main, 1993

Walker, Barbara: *Die geheimen Symbole der Frauen*, Basel, 1997

Wolf, Naomi: *The Beauty Myth*, New York, 2002

Wolf, Naomi: *Vagina: Eine Geschichte der Weiblichkeit*, Reinbek, 2013

Yogi Bhajan: *Ich bin eine Frau – kreativ, heilig & unverwundbar*, Groß-Umstadt, 2014

Rezeptverzeichnis

Sollte diese Publikation Links auf Webseiten Dritter
enthalten, so übernehmen wir für deren Inhalte keine
Haftung, da wir uns diese nicht zu eigen machen,
sondern lediglich auf deren Stand zum Zeitpunkt
der Erstveröffentlichung verweisen.

Bildnachweis
© Marija ZOI Photography: 8, 11, 15–17, 21, 43, 68–69, 73, 76, 86, 91,
94–96,129, 136, 141, 154, 156–158, 190–191, 204
Nives Gobo: 41, 45, 49, 51, 59, 64, 75, 77–84, 89, 93, 98–119, 125–128, 131,
134, 144, 145, 155, 159, 162, 167–169, 172–178, 181–185, 187, 193–202,
Umschlaginnenklappen
Pixabay.com: 19 (StockSnap); 26 (cristi21tgv); 37 (Arcaion); 47 (LoboStu-
dioHamburg); 58 (rdp135); 71 (AliceKeyStudio); 121 (skeeze); 123 (Pexels);
135 (PatricioHurtado); 139 (firalivet); 146 (petrafaltermaier); 161 (arthax-
immo); 174 (pixel2013); 179 (LindenP)
Shutterstock.com: Rezepthintergrund (Valentin Agapov); 33 (vovan);
38 (Triff); 54, 164–165 (yaalan); 61 (boonsutti); 132 (Guy' s Art);
151 (vesna cvorovic); 153 (Malykalexa); 170 (jakkapan); 186 (jaboo2foto)

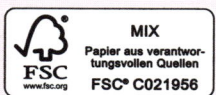

Verlagsgruppe Random House FSC® N001967

Copyright © 2018 Kösel-Verlag, München,
in der Verlagsgruppe Random House GmbH,
Neumarkter Str. 28, 81673 München
Umschlaggestaltung: Weiss Werkstatt, München
Umschlagillustration: © Marija Zoi Šalković
Satz und Layout: Veronika Preisler, München
Redaktion: Sylvie Schlichter
Druck und Bindung: Litotipografia Alcione, Lavis
Printed in Italy
ISBN 978-3-466-34689-9
www.koesel.de

Dieses Buch ist auch als E-Book erhältlich.